Protocoles en gynécologie obstétrique

Chez le même éditeur

Gynécologie pour le praticien, 9e édition, par J. Lansac, H. Marret, 2018, 656 pages.

Obstétrique pour le praticien, 7e édition, par J. Lansac, G. Magnin, 2019, à paraître.

Protocoles en gynécologie obstétrique

Coordonné par Henri-Jean Philippe

Collège national des gynécologues et obstétriciens français

Avec la collaboration de l'Association des gynécologues obstétriciens en formation

4e édition

Elsevier Masson

ELSEVIER
Elsevier Masson SAS, 65, rue Camille-Desmoulins, 92442 Issy-les-Moulineaux cedex, France

Protocoles en gynécologie obstétrique, 4e édition, Collège national des gynécologues et obstétriciens français, coordonné par Henri-Jean Philippe, avec la collaboration de l'Association des gynécologues obstétriciens en formation.

ISBN : 978-2-294-76033-4
e-ISBN : 978-2-294-76086-0

Table des matières

II Obstétrique

Préface à la quatrième édition

Après avoir coordonné la première édition de ces protocoles en gynécologie-obstétrique, il m'a semblé important d'augmenter le nombre de thèmes traités en gynécologie et en obstétrique pour faciliter le travail de nos jeunes internes et peut-être des moins jeunes dans les différentes étapes de nos pratiques : les consultations, les urgences, la salle de naissance et les blocs opératoires, et les unités d'hospitalisation.
À travers cette 4e mise à jour de ce livret de poche, le CNGOF remplit totalement ses fonctions d'apporter des données actualisées aux médecins et aux sages-femmes pour la prise en charge de la santé des femmes.
La gynécologie et l'obstétrique évoluent et font des progrès ; les RPC du CNGOF réalisées tous les ans depuis des années sont la synthèse de ces progrès. Elles sont une base essentielle dans ce livret.
Profitez-en largement pour la santé des femmes.

Henri-Jean Philippe
Professeur des universités, praticien hospitalier,
hôpital Cochin, faculté de médecine Paris-Descartes
Membre du conseil d'administration du CNGOF

Remerciements

Le coordinateur souhaite remercier les praticiens qui ont apporté leur contribution essentielle à la rédaction des protocoles des 4 éditions :

Yannick Bacq (PH, CHU Tours)
Jean-Jacques Baldauf (PU-PH, CHU Strasbourg)
Anne-Sophie Bats (PU-PH, AP-HP)
Paul Berveiller (PH, CHI Poissy-St-Germain)
Paul Chatel (chef de clinique assistant, AP-HP)
Élodie Clouqueur (PH, CHU Lille)
Marion Cornuau (PH, CHU Tours)
Carine Crochet (chef de clinique, CHU Tours)
Philippe Deruelle (PU-PH, CHU Lille)
Marc Dommergues (PU-PH, AP-HP)
Véronique Equy (PH, CHU Grenoble)
Brigitte Fatton (PH, CHU Nîmes)
René Gabriel (PU-PH, CHU Reims)
Marion Guckert (interne, CHU Lille)
Iris Kellal (chef de clinique, CHU Tours)
Odile Launay (PU-PH, AP-HP)
Jacques Lepercq (PU-PH, AP-HP)
Vincent Letouzey (chef de clinique, CHU Nîmes)
Dominique Luton (PU-PH, AP-HP)
Laurent Mandelbrot (PU-PH, AP-HP)
Florent Masia (chef de clinique, CHU Nîmes)
Eve Mousty (chef de clinique, CHU Nîmes)
Lobna Ouldamer (chef de clinique PU-PH, CHU Tours)
Vincent Pez (interne, CHU Lille)
Olivier Pouget (chef de clinique, CHU Nîmes)
Anne-Gaëlle Pourcelot (PH, AP-HP)
Guy Putet (PU-PH, CHU Lyon)
Emilie Raimond (chef de clinique, CHU Reims)
Thameur Rakza (PH, CHU Nîmes)
Pauline Roux (PH, AP-HM, CHU Marseille)
Laurent Salomon (PU-PH, AP-HP)
Emmanuel Simon (chef de clinique, CHU Tours)
Nathalie Trignol-Viguier (PH, CHU Tours)
Martine Wallon (PH, CHU Lyon)
Sophie Wylomanski (PH, CHU Nantes)

Abréviations

AAH	Allocation adulte handicapé
ABP	Antibioprophylaxie
Ac	Anticorps
ACAN	Anticorps antinucléaire
ACC	Anticoagulant circulant
ACE	Antigène carcinoembryonnaire
ACL	Anticorps anticardiolipine
ACOG	*American College of Obstetricians and Gynecologists*
ACR	*American College of Radiology*
ADN	Acide désoxyribonucléique
AES	Accident d'exposition au sang
AFP	Alphafœtoprotéine
AFS	*American Fertility Society*
Ag	Antigène
AGC	*Atypical Glandular Cell*
AI	Auscultation intermittente
AINS	Anti-inflammatoire non stéroïdien
AIS	Adénocarcinome *in situ*
ALAT	Alanine-aminotransférase
ALR	Anesthésie locorégionale
AME	Aide médicale d'État
AMH	*Antimullerian Hormone*
AMM	Autorisation de mise sur le marché
AMP	Assistance médicale à la procréation
Anaes	Agence nationale d'accréditation et d'évaluation en santé
API	Allocation d'impotent
ARCF	Anomalie du rythme cardiaque fœtal
ASA	*American Society of Anesthesiologists*
ASAT	Aspartate-aminotransférase
ASC-H	*Atypical Squamous Cell evocating High grade lesion*
ASC-US	*Atypical Squamous Cell of Unknowned Significance*
ASMR	Amélioration du service médical rendu
ASP	Abdomen sans préparation
ASRM	*American Society of Reproductive Medicine*
ASS	Allocation de solidarité spécifique
AT	Antithrombine
ATB	Antibiotique
ATCD	Antécédent
ATS	Antithyroïdien de synthèse
AVAC	Accouchement vaginal après césarienne
AVB	Accouchement voie basse
AVK	Antivitamine K

AVP	Accident de la voie publique
AZT	Zidovudine
BAT	Bas anti-thrombose
BAV	Bloc atrioventriculaire
BDC	Bruit du cœur
BEP	Bléomycine, étoposide, cisplatine
BGN	Bacille de Bordet-Gengou
BH	Bilan hépatique
BIP	Diamètre bipariétal
BIRADS	*Breast Imaging-Reporting And Data System*
BPCO	Bronchopneumopathie chronique obstructive
BU	Bandelette urinaire
C1G	Céphalosporine de 1re génération
C2G	Céphalosporine de 2e génération
C3G	Céphalosporine de 3e génération
CA	*Cancer Antigen*
CAF	Caisse d'allocations familiales
CAT	Conduite à tenir
CFA	Compte des follicules antraux
CG	Concentré globulaire
CGH	*Comparative Genomic Hybridization*
CI	Contre-indication
CIG	Cholestase intra-hépatique gravidique
CIN	*Cervical Intraepithelial Neoplasia*
CIS	Cancer *In Situ*
CISIH	Centre d'information et de soins de l'immunodéficience humaine
CIV	Communication interventriculaire
CMU	Couverture médicale universelle
CMV	Cytomégalovirus
CN	Clarté nucale
CNAOP	Conseil national d'accès aux origines personnelles
COP	Contraception œstroprogestative
CPAC	Césarienne programmée après césarienne
CPAM	Caisse primaire d'assurance-maladie
CPDPN	Centre pluridisciplinaire de diagnostic prénatal
CRAT	Centre de renseignements sur les agents tératogènes
CRO	Compte-rendu opératoire
CRP	*C Reactive Protein*
CT	*Chlamydiae trachomatis*
CTG	Cardiotocographie
CU	Contraception d'urgence
CU	Contraction utérine
CV	Charge virale
CVO	Crise vaso-occlusive
DA	Délivrance artificielle
DAN	Diagnostic anténatal
DC	Doppler cérébral
DES	Diéthylstilbestrol
DG	Diabète gestationnel
DGID	Diabète gestationnel insulinodépendant

DIU	Dispositif intra-utérin
DLG	Décubitus latéral gauche
DMPA	*Depot Medroxyprogesterone Acetate*
DO	Doppler ombilical
DPI	Diagnostic préimplantatoire
DPNI	Diagnostic prénatal non invasif
DV	Doppler veineux
E2	Œstradiol
EBV	*Epstein-Barr Virus*
ECBLA	Examen cytobactériologique du liquide amniotique
ECBU	Examen cytobactériologique des urines
ECBV	Examen cytobactériologique du vagin
ECG	Électrocardiogramme
EDTA	Éthylène diamine tétra-acétique
EE	Éthinylœstradiol
EFR	Épreuves fonctionnelles respiratoires
EG	État général
EMA-CO	Étoposide, dactinomycine, méthotrexate – cyclophosphamide, vincristine
EN	Échelle numérique
ENS	Échelle numérique simple
EP	Embolie pulmonaire
EPF	Estimation du poids fœtal
ERCF	Enregistrement du rythme cardiaque fœtal
ESF	Équipe de sages-femmes
ESGO	*European Society for Gynaecological Oncology*
ESMO	*European Society for Medical Oncology*
ESTRO	*European Society for Radiotherapy & Oncology*
EVA	Échelle visuelle analogique
FC	Fausse couche
FC	Fréquence cardiaque
FCS	Fausse couche spontanée
FCT	Fausse couche tardive
FCV	Frottis cervico-vaginal
FEC 100	5-fluoro-uracile, épirubicine, cyclophosphamide
FIGO	*International Federation of Gynecology and Obstetrics*
FIV	Fécondation *in vitro*
FO	Fond d'œil
FOATI	Foyer, ovaires, adhérences, trompes, inflammation
FR	Fréquence respiratoire
FSH	*Follicle Stimulating Hormone*
FTA-ABS	*Fluorescent Treponemal Antibody Absorption*
FVL	Facteur V Leiden
GEU	Grossesse extra-utérine
GIU	Grossesse intra-utérine
GnRH	*Gonadotropin Releasing Hormone*
HAS	Haute Autorité de santé
Hb	Hémoglobine
HbA1c	Hémoglobine glyquée
HBPM	Héparine de bas poids moléculaire
hCG	*human Chorionic Gonadotropin*

HELLP *Hemolysis, Elevated Liver enzymes, Low Platelets*
HGPO Hyperglycémie *per os*
HNF Héparine non fractionnée
HNPCC *Hereditary Non-Polyposis Colorectal Cancer*
HSO Hyperstimulation ovarienne
HPP Hémorragie du post-partum
HPV *Human Papillomavirus*
HRP Hématome rétroplacentaire
HSG Hystérographie
HSIL *High grade Superficial Intra-epithelial Lesion*
HSV *Herpes Simplex Virus*
HT Hystérectomie totale
HTA Hypertension artérielle
HTAP Hypertension artérielle pulmonaire
HU Hauteur utérine
HVB Hépatite virale B
HVC Hépatite virale C
IA Index d'avidité
IADE Infirmier anesthésiste diplômé d'État
IBODE Infirmier de bloc opératoire diplômé d'État
IC 95 % Intervalle de confiance à 95 %
ICIQ-SF *International Consultation Incontinence Questionnaire Urinary Incontinence Short Form*
ICSI *Intra Cytoplasmic Sperm Injection*
IDR Intradermoréaction
IEC Inhibiteur de l'enzyme de conversion
Ig Immunoglobuline
IGH Infection génitale haute
IM Intramusculaire (voie)
IMC Indice de masse corporelle
IMG Interruption médicale de grossesse
INCa Institut national du cancer
INTI Inhibiteur de la transcriptase inverse
IP Inhibiteur de la protéase
IR Insuffisance rénale
IRM Imagerie par résonance magnétique
IRS Inhibiteur de la recapture de la sérotonine
IST Infection sexuellement transmissible
ITT Interruption temporaire de travail
IUE Incontinence urinaire d'effort
IUM Incontinence urinaire mixte
IUU Incontinence urinaire par urgenturie
IV Intraveineuse (voie)
IVD Intraveineuse directe (voie)
IVG Interruption volontaire de grossesse
IVL Intraveineuse lente (voie)
IVSE Intraveineuse à la seringue électrique (voie)
LA Liquide amniotique
LCC Longueur cranio-caudale
LCR *Ligase Chain Reaction*

LDH	Lactate-déshydrogénase
LF	Longueur fémorale
LH	*Luteinizing Hormone*
LHR	*Lung over Head Ratio*
LHRH	*Luteinizing Hormone Releasing Hormone*
LNG	Lévonorgestrel
LOSA	Lésion obstétricale du sphincter anal
LSD	*Lysergic Acid Diethylamide*
LSIL	*Low grade Superficial Intra-epthelial Lesion*
MAE	Médicament antiépileptique
MAF	Mouvements actifs fœtaux
MAP	Menace d'accouchement prématuré
MAVU	Malformation artérioveineuse utérine
MFIU	Mort fœtale *in utero*
MICI	Maladie inflammatoire chronique de l'intestin
MIU	Mort *in utero*
MLU	Masse latéro-utérine
MNI	Mononucléose infectieuse
MRIDTI	*Magnetic Resonance Direct Thrombus Imaging*
MS	Marqueur sérique
MSF	Mutilation sexuelle féminine
MSM	Marqueur sérique maternel
MTEV	Maladie thromboembolique veineuse
NFS	Numération formule sanguine
NIL/M	*Negative for Intraepithelial Lesion or Malignancy*
NP	Numération plaquettaire
OAP	Œdème aigu pulmonaire
OATS	Oligoasthénotératospermie
OGE	Organes génitaux externes
17 OH-P	17-hydroxyprogestérone
OMI	Œdème des membres inférieurs
OMS	Organisation mondiale de la santé
OP	Œstroprogestatif
PA	Périmètre abdominal
PA	Pression artérielle
PAD	Pression artérielle diastolique
PAG	Petit poids pour l'âge gestationnel
PAM	Plaque aréolo-mamelonnaire
PAM	Pression artérielle moyenne
PAPP-A	*Pregnancy Associated Plasma Protein A*
PAS	Pression artérielle systolique
PC	Périmètre céphalique
PCA	*Patient Control Analgesia*
PCR	*Polymerase Chain Reaction*
PCT	Procalcitonine
PDF	Produit de dégradation du fibrinogène
PE	Prééclampsie
PFC	Plasma frais congelé
PG	Prostaglandine
PG5	Polyionique G5

PLA	Ponction de liquide amniotique
PMI	Protection maternelle infantile
PNP	Préparation à la parentalité
PSF	Ponction de sang fœtal
PTAI	Purpura thrombopénique auto-immun
PTI	Purpura thrombopénique immunologique
PTU	Propylthio-uracile
PUPP	*Pruritic Urticarial papules and Plaques of Pregnancy*
PV	Prélèvement vaginal
r	Ritonavir
RAI	Recherche d'agglutinines irrégulières
RAS	Rien à signaler
RCF	Rythme cardiaque fœtal
RCIU	Retard de croissance intra-utérin
RCP	Réunion de concertation pluridisciplinaire
RH	Récepteur hormonal
Rh	Rhésus
ROT	Réflexe ostéotendineux
RPC	Recommandations pour la pratique clinique
RPCA	Résistance à la protéine C activée
RPDE	Rupture de la poche des eaux
RPM	Rupture prématurée des membranes
RR	Risque relatif
RS	Rapport sexuel
RSM	Rupture spontanée des membranes
RTE	Radiothérapie externe
RU	Révision utérine
SA	Semaine d'aménorrhée
SAP	Seringue auto-pulsée
SAPL	Syndrome des antiphospholipides
SC	Sous-cutanée (voie)
SCC	*Squamous Cell Carcinoma*
SDHA	Sulfate de déhydroépiandrostérone
SDRA	Syndrome de détresse respiratoire aiguë
SERM	*Selective Estrogen Receptor Modulator*
SF	Sage-femme
SFAR	Société française d'anesthésie réanimation
SFOG	Société française d'oncologie gynécologique
SFU	Signes fonctionnels urinaires
SGA	Streptocoque du groupe A
SGB	Streptocoque du groupe B
SHA	Solution hydroalcoolique
SIU	Système intra-utérin
SOB	Salpingo-ovariectomie bilatérale
SOPK	Syndrome des ovaires polykystiques
SPM	Splénomégalie
SPRM	*Selective Progesterone Receptor Modulator*
STA	Syndrome thoracique aigu
STT	Syndrome transfuseur-transfusé
T°	Température

T21 Trisomie 21
T3 Tri-iodothyronine
T3L Tri-iodothyronine libre
T4 Tétra-iodothyronine
T4L Tétra-iodothyronine libre
TAAN Technique d'amplification des acides nucléiques
TAG 1 ou 2 Transformation atypique de grade 1 ou 2
TAT Thoraco-abdomino-pelvien
TCA Temps de céphaline activée
TCK Temps de céphaline kaolin
TDM Tomodensitométrie
TEP Tomographie par émission de positons
TG Thyroglobuline
THM Traitement hormonal de la ménopause
TIU *Tomographic Ultrasound Imaging*
TNF *Tumor Necrosis Factor*
TNM *Tumor Node Metastasis*
TOT *Transobturator Tape*
TP Taux de prothrombine
TPE Traitement de prophylaxie post-exposition
TPHA *Treponema Pallidum Hemagglutinations Assay*
TPO Thyroperoxydase
TR Toucher rectal
TRH *Thyreotropin Releasing Hormone*
TSH *Thydroïd Stimulating Hormone*
TSHus *Thydroïd Stimulating Hormone* ultrasensible
TTG Tumeur trophoblastique gestationnelle
TV Toucher vaginal
TVBAC Tentative de voie basse après césarienne
TVP Thrombose veineuse profonde
TVT *Tension-free Vaginal Tape*
VCT Variation à court terme
VDRL *Venereal Disease Research Laboratory*
VHA Virus de l'hépatite A
VHB Virus de l'hépatite B
VIH Virus de l'immunodéficience humaine
VME Version par manœuvre externe
VMI Version par manœuvre interne
VPN Visite postnatale
VS Vitesse de sédimentation
VVP Voie veineuse périphérique

I

Gynécologie

1 Échographie en gynécologie

La sonde d'échographie est souvent considérée comme la « troisième main » du gynécologue, cependant l'échographie reste un examen complémentaire devant venir trouver sa place uniquement après un examen clinique et un interrogatoire attentifs.
Toute échographie, y compris pratiquée aux urgences gynécologiques, doit donner lieu à la rédaction d'un compte rendu dont un exemplaire sera remis à la patiente. Celui-ci doit comporter : la date, l'identité de la patiente, l'indication, la réponse aux objectifs de l'examen ainsi que l'iconographie illustrant ces objectifs.
Il doit également comporter l'identité et la signature de l'opérateur ainsi que les informations concernant l'appareil d'échographie et sa date de mise en service.
Les clichés réalisés doivent permettre une relecture facile par une tierce personne.
Ceci ne peut être obtenu qu'en systématisant au maximum les différentes coupes.

Urgences gynécologiques

1. Hémopéritoine

À l'échographie, on voit une lame liquidienne soit hypoéchogène, soit finement échogène du cul-de-sac de Douglas (recto-utérin), dont on peut mesurer la hauteur en coupe sagittale. Les images peuvent être plus hétérogènes en présence de caillots sanguins.
Si l'épanchement dépasse le fond utérin en coupe sagittale, le volume de l'hémopéritoine est d'environ 300–400 mL.
Si l'épanchement atteint l'espace de Morisson, les pertes sont > 1 L et il s'agit d'une urgence chirurgicale.

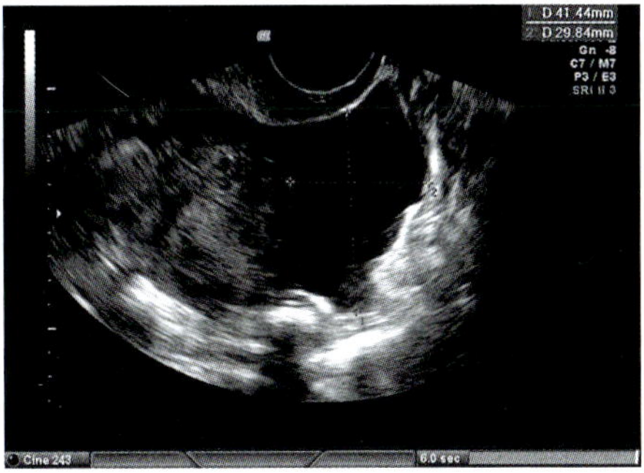

2. GEU

Signes directs	Signes indirects
• Masse latéro-utérine (MLU) échogène, sensible et fixe • ± image liquidienne en son sein, ± vésicule vitelline, ± activité cardiaque	• Vacuité utérine ou pseudo-sac • Corps jaune homolatéral à la MLU • Épanchement du cul-de-sac de Douglas

→ S'aider des repères vasculaires iliaques et du doppler sur le corps jaune : couronne hypervasculaire du corps jaune. La MLU n'a pas de couronne vasculaire au doppler.

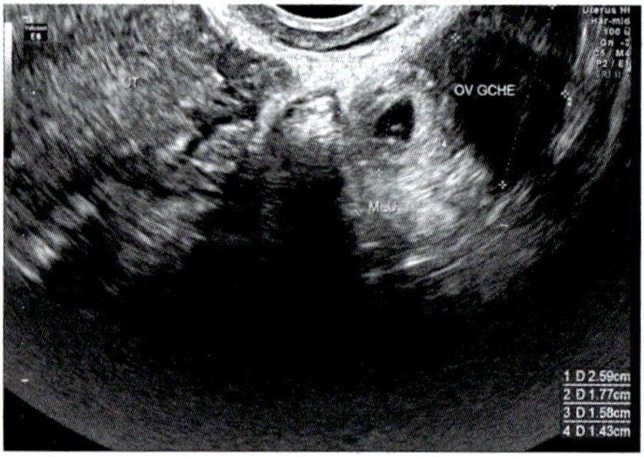

→ On doit pouvoir distinguer sur le même cliché : l'utérus, la MLU et le corps jaune ovarien.

3. Torsion d'annexe

Le diagnostic et l'indication chirurgicale restent cliniques, cependant l'échographie retrouvera une masse annexielle ovarienne ou tubaire.
Le doppler a un intérêt limité, plus pronostique que diagnostique puisque la vascularisation annexielle est double (pédicule lombo-ovarien et utérin).

Pathologies ovariennes

1. Kyste ovarien

On s'attachera à définir : sa taille, la présence de septa, la présence de structures solides, la présence de végétations de plus de 3 mm (projections papillaires), l'épaisseur de la paroi, le contenu du kyste, la vascularisation.
Attention aux kystes lutéiniques et hémorragiques qui peuvent mimer tous ces aspects.

2. Ovaire polykystique et syndrome des ovaires polykystiques

On parle d'ovaire polykystique s'il est porteur de $\geq$ 12 follicules de 2 à 9 mm par ovaire et/ou si son volume est > 10 mL.
Le SOPK associe :

- les critères échographiques
- une oligo-anovulation
- une hyperandrogénie clinique et/ou biologique

Pathologies de l'endomètre

1. Hypertrophie de l'endomètre

L'échographie met en évidence un épaississement diffus de l'endomètre d'épaisseur > 15 mm en coupe sagittale. La jonction avec le myomètre reste nette et la ligne endocavitaire reste centrale. Elle signe une hyperœstrogénie dont l'origine peut être multiple.

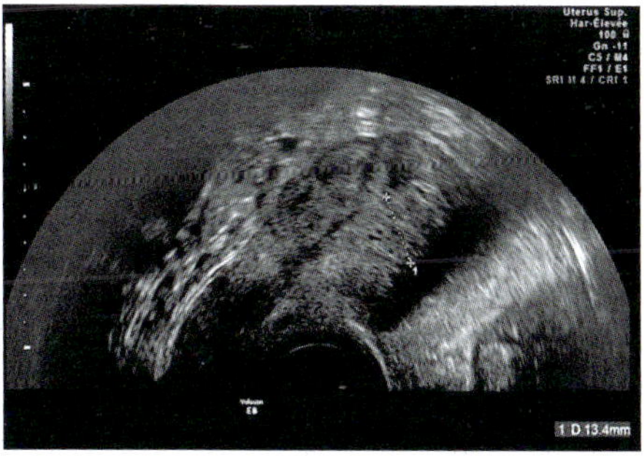

2. Polypes

Les polypes sont des structures intra-utérines de petite taille arrondies ou ovalaires, hyperéchogènes. Le doppler peut permettre d'identifier son pédicule vasculaire.
Ils sont au mieux observés en début de cycle lorsque l'endomètre est hypoéchogène.

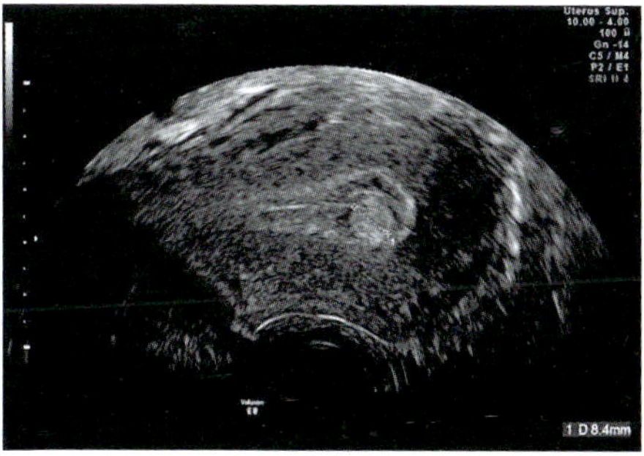

Pathologie du myomètre

1. Myomes

Il faudra préciser : leur nombre, leur taille, leur localisation et l'épaisseur de la paroi utérine en arrière du fibrome (mur postérieur) en vue d'un traitement hystéroscopique.
Le fibrome sous-muqueux fibreux est souvent plus volumineux qu'un polype et hypoéchogène. Leur examen est également idéal en 1re partie de cycle.

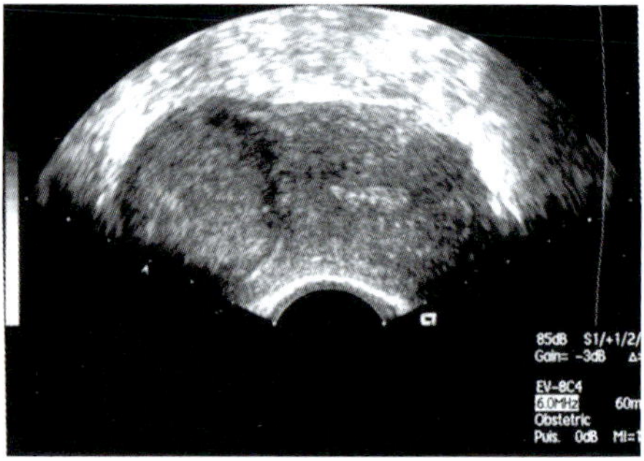

2. Atrophie de l'endomètre

L'endomètre chez la femme ménopausée en l'absence de traitement hormonal substitutif est normalement < 5 mm en coupe sagittale. Dans le cas contraire, une hystéroscopie et une biopsie peuvent s'avérer nécessaires.

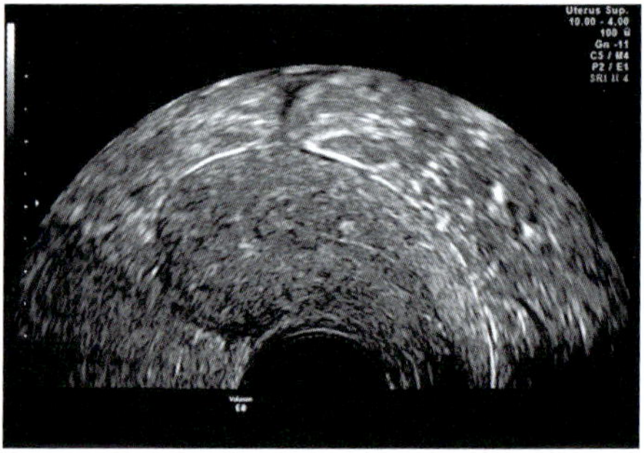

3. Adénomyose

Il s'agit de la présence de glandes endométriales au sein du myomètre. Les symptômes en sont peu spécifiques : ménométrorragies, dysménorrhée.
À l'échographie, on observe des images anéchogènes kystiques intramyométriales. Les parois utérines sont asymétriques en coupe sagittale.

Autre

Dispositif intra-utérin

Lorsqu'il est bien placé, la distance entre le haut du DIU et le contour externe du fond utérin doit être < 2 cm.

2 Douleurs pelviennes chroniques

La principale erreur à ne pas commettre devant une symptomatologie à début plus ou moins ancien et pouvant, de ce fait, avoir un retentissement psychologique, est de s'orienter trop rapidement vers une origine psychologique ; celle-ci doit toujours rester un diagnostic d'élimination.
Les grandes lignes de la conduite à tenir reposent sur :

- **interrogatoire** : périodicité de la douleur par rapport aux règles, évolutivité, position antalgique, efficacité des antalgiques, type de douleur, facteurs déclenchants, signes d'accompagnement, antécédents, profil psychologique et socio-économique
- examen clinique +++
- **évaluation de la douleur** par EVA (échelle visuelle analogique) ou EN (échelle numérique)
- **examens complémentaires en fonction du contexte et des éléments d'orientation** (NFS plaquettes, CRP, dosage quantitatif des β-hCG plasmatiques, échographies pelviennes, etc.)
- traitement selon l'orientation étiologique

Douleurs pelviennes chroniques cycliques

1. Syndrome intermenstruel

- Survient vers J14
- Pesanteur pelvienne diffuse de courte durée (1 j en général)
- Parfois métrorragie intermenstruelle
- Gonflement abdominopelvien
- Signes d'imprégnation œstrogénique
- Examens complémentaires inutiles (voire échographie)
- Prise en charge symptomatique par un traitement antalgique

2. Syndrome prémenstruel

- Dans la 2de phase de cycle, précédant les règles et disparition avec l'apparition de celles-ci
- Mastodynies, congestion pelvienne
- Irritabilité et anxiété
- Céphalées, migraines cataméniales, œdèmes
- Examen gynécologique normal
- Prise en charge symptomatique (antalgique) ou progestatifs en 2de partie de cycle ou œstroprogestatifs afin de régulariser le cycle et éventuellement d'assurer la contraception

3. Dysménorrhées, algoménorrhées

Primaires (le plus souvent fonctionnelles)

- Hypercontractilité du myomètre
- Troubles hormonaux
- Facteurs psychologiques
- Examen gynécologique normal mais rechercher une malformation génitale responsable d'une rétention menstruelle (imperforation hyménéale, diaphragme vaginal, hémivagin borgne, etc.)
- Traitement : abstention ou AINS ou œstroprogestatifs

Secondaires ou organiques

Endométriose (cf. fiche 3)

- Douleurs chroniques à recrudescence per menstruelle, parfois associées à une dyspareunie profonde, une dyschésie, des troubles urinaires, une infertilité
- Diagnostic orienté par la clinique (nodule de la cloison rectovaginale, ligaments utérosacrés tendus voire nodulaires, masse latéro-utérine)
- Examens complémentaires :
  - Échographie : recherche de kyste(s) annexiel(s) évocateur(s) d'endométriome
  - IRM (en cas de forte suspicion clinique après échec d'un test thérapeutique par AINS, œstroprogestatif, progestatif) : topographie des lésions profondes sous-péritonéales, ovariennes voire péritonéales
- Cœlioscopie à visée thérapeutique et non pas uniquement diagnostique. Le diagnostic d'endométriose et la topographie des lésions doivent être établis avant la chirurgie

La prise en charge est adaptée en fonction de la symptomatologie présentée (douleur, infertilité ou les deux). Le traitement chirurgical visera à réaliser l'ablation des lésions péritonéales, profondes et ovariennes en veillant à épargner au maximum le cortex ovarien.

Adénomyose utérine

- Il s'agit d'une maladie classiquement de la périménopause de diagnostic parfois difficile :
  - ménométrorragies et/dysménorrhée
  - utérus globuleux, mou, sensible
- Examens complémentaires :
  - échographie : utérus globuleux, augmenté de volume ; asymétrie d'épaisseur entre le mur postérieur et le mur antérieur, myomètre hétérogène
  - hystéroscopie : orifices des diverticules, zones d'hypervascularisation focale, cornes utérines dilatées
  - IRM : adénomyome, parfois épaississement de la zone jonctionnelle

Traitement médical peu efficace, en dehors du SIU au lévonorgestrel (Mirena®). Progestatifs des groupes prégnane et surtout norprégnane (J5-J25), agonistes GnRH seulement en préopératoire pour diminuer le risque d'anémie postopératoire.

Traitement généralement chirurgical : endométrectomie ou destruction de l'endomètre (Thermachoice®, Novasure®) en connaissant le risque de récidive (risque plus important si adénomyose profonde), hystérectomie (traitement radical constamment efficace).

Malformations utérovaginales, sténoses organiques du col

- Douleur croissante pendant les règles, devenant aiguë, à type de colique expulsive
- Étiologies :
  - congénitales : malformations utérovaginales, imperforation hyménéale
  - acquises : antécédents de chirurgie du col (essentiellement conisation), antécédents de curetage avec synéchies cervico-isthmiques
- Clinique : aspect de l'hymen, du col, diaphragme hyménéal complet bombant sous la pression d'un hématocolpos
- Échographie : recherche d'une hématométrie
- Traitement en fonction de l'étiologie

Douleurs pelviennes chroniques non cycliques

1. Infections génitales chroniques

- Rechercher des antécédents de gestes intra-utérins, de salpingites
- Pesanteur pelvienne, leucorrhées, métrorragies
- Évolution marquée par des poussées subaiguës fébriles
- Examen clinique : rechercher une douleur à la mobilisation utérine et/ou annexielle, voire une masse annexielle
- Examens complémentaires :
  - syndrome inflammatoire biologique
  - prélèvement bactériologique vaginal et de l'endocol avec recherche de *Chlamydiae* et *Neisseria*
  - échographie : normale ou hydrosalpinx, abcès tubo-ovariens, épanchement intrapéritonéal
- Traitement : drainage sous contrôle radiologique (échographie ou scanner) ou cœlioscopie avec drainage de l'abcès, voire salpingectomie ou annexectomie
- Antibiothérapie probabiliste par voie IV, puis orale pendant 2 semaines, secondairement adaptée au germe (*cf.* fiche 22)

2. Endométriose pelvienne

Cf. supra.

3. Fibrome utérin (*cf.* fiche 56)

- Plutôt pesanteur pelvienne si utérus volumineux
- Examen clinique : augmentation de volume de l'utérus au TV
- Examens complémentaires :
  - échographie : confirme le diagnostic, taille, nombre et topographie des fibromes
  - hystérosonographie ou hystéroscopie : en complément de l'échographie, confirment le caractère intracavitaire d'un fibrome
- IRM : intérêt en préopératoire avant myomectomie sur utérus polymyomateux, ou en cas de traitement par embolisation des artères utérines. Précise le nombre, la taille et la topographie exacte des myomes
- Traitement : en fonction de l'âge et du désir de grossesse :
  - abstention si asymptomatique et si taille < 10 cm
  - traitement médical : efficacité importante des SPRM (modulateurs sélectifs des récepteurs à la progestérone – Esmya®) sur les saignements et plus rapide que les analogues de la LHRH, obtenue dans les 8 j qui suivent le début du traitement. Les progestatifs (prégnanes et surtout norprégnanes) sont moins efficaces pour diminuer les saignements liés aux anomalies endométriales associées
- Traitement chirurgical : myomectomie unique ou multiple, hystérectomie par voie cœlioscopique (totale ou subtotale), par voie vaginale ou par laparotomie (réservée aux volumineux utérus non accessibles par une autre voie). La réduction du volume obtenue par les SPRM et analogues de la LHRH peut permettre d'améliorer l'accessibilité opératoire

4. Tumeurs ovariennes bénignes ou malignes

- Pesanteur pelvienne si kystes volumineux, mais aussi parfois en cas de complications douloureuses telles que torsion ou rupture

- Examen clinique à la recherche d'une masse latéro-utérine
- Examens complémentaires :
  - échographie pelvienne : recherche de critères de malignité
    - taille > 5 cm
    - cloisons
    - végétations endo ou exokystiques
    - tumeur mixte (composante liquidienne + composante solide)
    - épanchement intrapéritonéal
  - CA125, CA19-9

En l'absence de critère de malignité, un contrôle pourra être réalisé à 3 mois.

Stratégie thérapeutique en cas de kyste organique :

- on pourra proposer la cœlioscopie avec kystectomie intrapéritonéale ou l'annexectomie après cytologie péritonéale première en fonction de l'âge
- en cas de suspicion de cancer de l'ovaire : *cf.* fiche 32.

5. Malpositions utérines

Douloureuses uniquement dans deux cas :

- rétroversion utérine fixée par des adhérences (endométriose, infection, antécédents chirurgicaux)
- rétrodéviation du syndrome de Master et Allen (notion d'accouchement traumatique, douleur pelvienne orthostatique, exagérée à la fatigue, soulagée par le décubitus, dyspareunie profonde, utérus rétroversé douloureux et très mobile)

Il s'agit de situations très rares : les indications de traitement chirurgical sont exceptionnelles, voire discutables.

6. Causes extra-gynécologiques

- Digestives : maladies inflammatoires chroniques de l'intestin (MICI), troubles du transit, colites fonctionnelles
- Urologique : cystite chronique
- Névralgie pudendale : le diagnostic de syndrome canalaire du nerf pudendal est un diagnostic avant tout clinique. Il n'y a aucun marqueur clinique ou paraclinique spécifique de cette pathologie. Un faisceau d'arguments permet cependant d'évoquer le diagnostic. Les critères indispensables au diagnostic sont : l'existence d'une douleur située dans le territoire anatomique du nerf pudendal, aggravée en station assise, ne réveillant pas la nuit, sans hypoesthésie objective à l'examen clinique mais avec un bloc anesthésique du tronc du nerf pudendal positif.

Elles relèvent d'un traitement spécifique.

7. Douleurs dites essentielles

- Sans substratum organique
- Diagnostic d'élimination à poser avec la plus grande prudence après un bilan complet
- Nécessité d'une prise en charge psychologique

3 ENDOMÉTRIOSE

D'après les RPC de la HAS et du CNGOF 2017.

Définition

Présence de tissu endométrial comportant à la fois des glandes et du stroma en dehors de la cavité utérine.

Données cliniques générales

1. Évolution de l'endométriose

- L'endométriose n'a pas systématiquement de conséquences pathologiques.
- Pas d'argument en faveur d'une progression de l'endométriose (que ce soit en termes de volume ou de nombre des lésions).
- Pas nécessaire de faire une surveillance systématique par imagerie chez une patiente traitée pour endométriose et asymptomatique.

2. Endométriose et dépistage

- Pas de dépistage de l'endométriose dans la population générale ni dans des populations à risque augmenté, que ce soit sur des facteurs génétiques (endométriose chez une apparentée) ou sur des facteurs de risque menstruels (volume menstruel augmenté, cycles courts, premières règles précoces).
- L'endométriose est une maladie multifactorielle, résultant de l'action combinée de facteurs génétiques et environnementaux, et de facteurs liés aux menstruations (premières règles précoces, volume menstruel important, cycles courts).

3. Endométriose et cancer

- Pas de dépistage du cancer de l'ovaire chez les patientes souffrant d'une endométriose.
- Le lien causal entre endométriose et cancer de l'ovaire n'est pas démontré.

Stratégie diagnostique

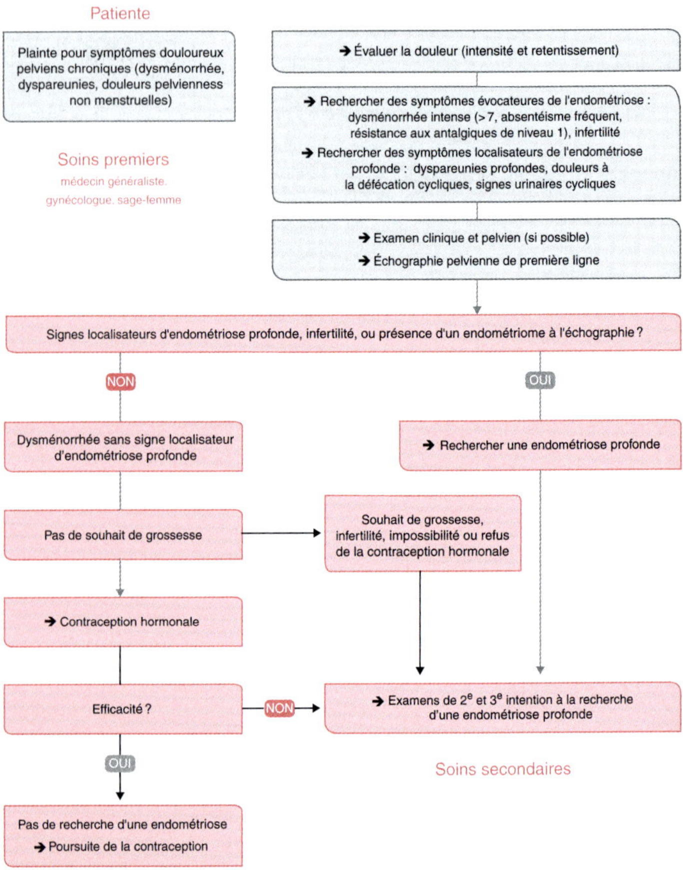

HAS. Prise en charge de l'endométriose - Démarche diagnostique et traitement médical. 2017. Nous remercions la Haute Autorité de santé de nous avoir autorisés à reproduire ces extraits. L'intégralité de ces documents sont consultables sur le site www.has-sante.fr rubrique Évaluation & recommandation.

1. Examens de 1re intention

- Examen clinique (gynécologique si possible)
- Échographie pelvienne

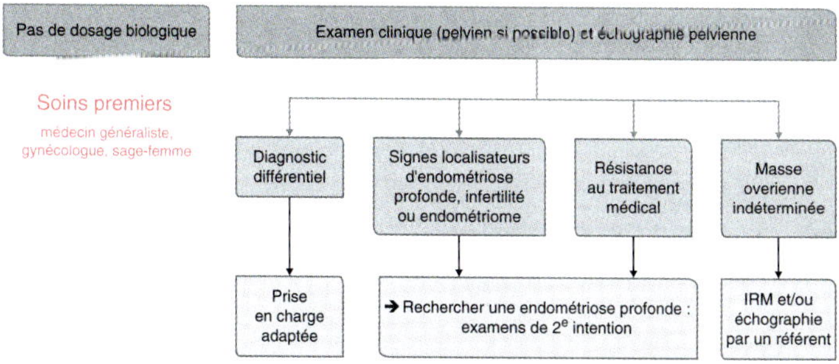

HAS. Prise en charge de l'endométriose - Démarche diagnostique et traitement médical. 2017. Nous remercions la Haute Autorité de santé de nous avoir autorisés à reproduire ces extraits. L'intégralité de ces documents sont consultables sur le site www.has-sante.fr rubrique Évaluation & recommandation.

GYNÉCOLOGIE

2. Examens de 2e intention

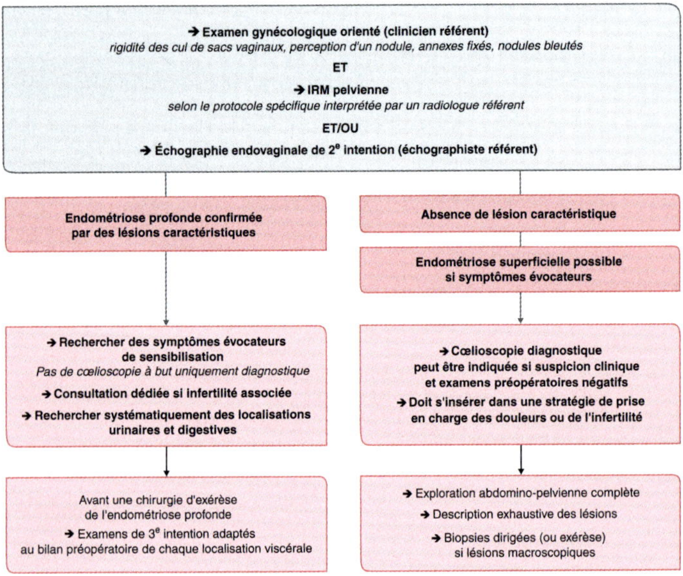

HAS. Prise en charge de l'endométriose - Démarche diagnostique et traitement médical. 2017. Nous remercions la Haute Autorité de santé de nous avoir autorisés à reproduire ces extraits. L'intégralité de ces documents sont consultables sur le site www.has-sante.fr rubrique Évaluation & recommandation.

3. Examens spécifiques

Ces examens complémentaires de 3e intention sont demandés par le spécialiste en fonction de situations particulières.

En cas de suspicion d'endométriome

L'échographie endovaginale permet d'affirmer ou infirmer le diagnostic d'endométriome, en présence d'un aspect typique.
Le diagnostic d'endométriome (endométriose ovarienne) doit être posé avec prudence après la ménopause pour ne pas méconnaître une tumeur maligne.

En cas de suspicion d'endométriose rectosigmoïdienne

- Échoendoscopie rectale pour les localisations rectosigmoïdiennes
- Coloscanner pour les localisations coliques

En cas de suspicion d'endométriose urinaire

IRM ou échographie de référence pour explorer une atteinte vésicale ou urétérale de l'endométriose (rechercher une dilatation urétéropyélocalicielle).

Cœlioscopie

Il n'y a pas lieu de réaliser une cœlioscopie dans le seul but de confirmer le diagnostic lorsque l'imagerie objective une endométriose sur des éléments caractéristiques et spécifiques (kyste et/ou lésions profondes).
Elle est indiquée en cas de suspicion clinique d'endométriose alors que les examens préopératoires n'en ont pas fait la preuve ou afin d'éliminer une endométriose (si exploration satisfaisante de la région abdominopelvienne et pas de mise en évidence de lésions macroscopiques visibles).

Information de la patiente

Dispenser à la patiente une information éclairée en tenant compte de ses attentes et de ses préférences :

- sur les alternatives thérapeutiques, le risque de récidive, la fertilité ;
- avant la chirurgie, sur son déroulement, son objectif, les bénéfices escomptés et ses possibles complications.

Traitement

L'endométriose nécessite une prise en charge lorsqu'elle a un retentissement fonctionnel (douleur, infertilité) ou lorsqu'elle entraîne une altération du fonctionnement d'un organe.
Le choix de ce traitement doit être guidé par les contre-indications, les effets indésirables potentiels, les traitements antérieurs et l'avis de la patiente.

1. Traitement hormonal

Les traitements hormonaux en **1re intention** dans la prise en charge de l'endométriose douloureuse sont :

- la contraception par œstroprogestatifs ;
- le SIU au LNG à 52 mg.

En raison du risque thromboembolique, se référer aux règles de bonne pratique concernant l'usage des COP (HAS 2013).

Les traitements hormonaux de **2e intention** sont :

- la contraception microprogestative orale au désogestrel ;
- l'implant à l'étonogestrel ;
- les agonistes de la GnRH en association à une add-back thérapie ;
- le diénogest.

En cas de prescription d'un GnRHa dans un contexte d'endométriose :

- prescrire une add-back thérapie comportant un œstrogène afin de prévenir la baisse de densité minérale osseuse et améliorer la qualité de vie des patientes. L'AMM recommande d'y adjoindre un progestatif ;
- prescrire l'add-back thérapie avant le 3e mois pour limiter les effets indésirables.

Traitements hormonaux en association avec une chirurgie de l'endométriose

- **Avant chirurgie :** un traitement hormonal préopératoire n'est pas systématique.
- **Après chirurgie :** un traitement hormonal (COP ou SIU au lévonorgestrel 52 mg en 1re intention) permet de réduire le risque de récidive douloureuse et d'améliorer la qualité de vie des patientes (en l'absence de souhait de grossesse). Lors de la prescription d'une COP en postopératoire, privilégier une administration continue en cas de dysménorrhée.
- **Après chirurgie d'endométriome :** la prescription d'une COP en postopératoire permet de prévenir le risque de récidive (en l'absence de souhait de grossesse).
- Il n'y a pas lieu de prescrire des GnRHa en postopératoire dans le seul but de prévenir la récidive d'endométriome.

Cas particulier de l'adolescente

En 1re intention, prescrire une contraception œstroprogestative ou microprogestative, en l'absence de contre-indication.

Il n'y a pas lieu de prescrire les GnRHa en 1re intention, en raison des risques de déminéralisation osseuse.

2. Autres thérapeutiques

Antalgiques

- La prescription d'AINS au long cours est à éviter en raison d'effets indésirables importants gastriques et rénaux.
- En cas de suspicion d'une origine neuropathique de la douleur : proposer un traitement spécifique.

Options thérapeutiques non médicamenteuses

Acupuncture, ostéopathie, yoga.

Ces options peuvent être proposées en complément de la prise en charge médicale de l'endométriose.

Place des « nouveaux traitements » de l'endométriose

- Il n'y a pas lieu de prescrire les antiaromatases, les SERM, les SPRM et les anti-TNF-α.
- Il n'y a pas lieu de prescrire de SERM en postopératoire d'une chirurgie d'endométriose.

3. Traitement chirurgical

Le choix du traitement chirurgical est guidé par :

- l'efficacité et les effets indésirables des traitements ;
- l'intensité et la caractérisation de la douleur ;
- la sévérité et la localisation de l'endométriose ;
- les attentes de la patiente et un éventuel souhait de grossesse.

Lors d'un traitement chirurgical de l'endométriose, la voie d'abord chirurgicale cœlioscopique est recommandée.

Endométriose pelvienne minime à légère (stades I et II ASRM)

- La chirurgie réduit les douleurs à court et moyen terme.
- Chez une patiente infertile, la chirurgie par exérèse ou destruction, associée à l'adhésiolyse, permet une augmentation du taux de grossesses spontanées.

Endométriome ovarien

- Avant la chirurgie, discuter avec la patiente des possibilités de préservation de la fertilité.
- La chirurgie des endométriomes ovariens peut réduire la réserve ovarienne, avec de possibles effets négatifs sur la fertilité postopératoire, en particulier en cas d'endométriomes volumineux, récidivants ou bilatéraux.
- Rechercher d'éventuelles autres localisations pelviennes de l'endométriose.

Endométriose profonde infiltrant la vessie

La chirurgie par cystectomie partielle peut être proposée chez les patientes symptomatiques.

Endométriose profonde des uretères

La chirurgie par des techniques conservatrices (urétérolyse) ou radicales (résection urétérale avec anastomose terminoterminale ou résection urétérale et réimplantation vésicale) peut être proposée. Une surveillance postopératoire par imagerie est nécessaire compte tenu du risque de sténose de l'anastomose urétéro-urétérale ou du site de réimplantation urétérovésicale et du risque d'atrophie rénale progressive paucisymptomatique.

Endométriose profonde infiltrant le côlon et le rectum

- La chirurgie pour endométriose colorectale peut être proposée chez les patientes symptomatiques.
- Risque de complications postopératoires graves dont les patientes doivent être informées.
- En cas d'endométriose du bas rectum : une dérivation digestive temporaire (iléostomie ou colostomie) doit être discutée.

Intérêt de l'hystérectomie conservatrice ou avec annexectomie bilatérale

- Peut être proposée dans le but de réduire le risque des récidives, chez les femmes sans souhait de grossesse.
- La conservation ovarienne doit être discutée avec la patiente.
- Un traitement hormonal de la ménopause (THM) peut être proposé en cas d'endométriose.

Endométriose extra-pelvienne : pariétale, diaphragmatique, thoracique

- La chirurgie peut être proposée chez les patientes symptomatiques en raison d'un effet favorable sur les douleurs.
- Une consultation avec un gynécologue est conseillée, compte tenu de la prévalence de l'atteinte pelvienne associée (50 à 80 %).

Prise en charge de l'infertilité

Elle doit être conduite par des équipes pluridisciplinaires comprenant des radiologues spécialisés en imagerie de la femme, des gynécologues médicaux, des chirurgiens gynécologues, urologues et digestifs, des praticiens spécialisés en AMP, des praticiens de la douleur et des psychologues.

Les résultats de la prise en charge en AMP par FIV ne semblent pas affectés par l'existence d'une endométriose ou par son stade. En cas d'endométriose, le nombre d'ovocytes recueillis semble être plus faible, notamment en cas d'endométriose sévère.

Les études sur la stimulation de l'ovulation pour FIV ne montrent pas d'aggravation des symptômes liés aux lésions d'endométriose, ni d'accélération de son évolution, ou d'augmentation du taux de récidive de la maladie.

En cas d'endométriose et FIV : mettre en place un prétraitement avant stimulation par analogues agonistes de la GnRH ou par contraception œstroprogestative.

4 Prise en charge des anomalies du frottis cervical

D'après les Recommandations de l'INCa 2017.
La colposcopie est la pierre angulaire de la stratégie de diagnostic et de prise en charge des précurseurs du cancer du col après un (ou des) test(s) de dépistage. De nouvelles recommandations pour la prise en charge des anomalies du frottis de dépistage viennent d'être établies à l'INCa. Elles concernent des anomalies exprimées conformément à la nomenclature en vigueur en France.
La colposcopie peut être effectuée à tout moment du cycle en dehors des règles, idéalement en phase préovulatoire. Chez les femmes ménopausées sans THM, il est souhaitable de l'effectuer après une préparation œstrogénique.
On peut distinguer des indications de la colposcopie en 1re intention, c'est-à-dire immédiate après la réception du résultat cytologique, et des indications de la colposcopie en 2de intention après l'obtention d'un résultat positif d'un examen de triage demandé pour certaines anomalies cytologiques (ASC-US et AGC).

Indications de la colposcopie

1. En 1re intention

- En cas de cytologie = ASC-H :
  - une colposcopie doit être pratiquée en 1re intention ;
  - si la colposcopie est satisfaisante et normale, un test HPV **ou** une cytologie est recommandé(e) à 12 mois ;
  - si la colposcopie est non satisfaisante, un contrôle colposcopique après préparation et/ou un curetage de l'endocol (en dehors de la grossesse) doivent être proposés ;
  - enfin, si la colposcopie montre une anomalie, la biopsie dirigée permet d'identifier la lésion histologique déterminant la prise en charge selon les recommandations en vigueur pour chaque type de lésion (*cf. infra*).
- En cas de cytologie = lésion malpighienne intra-épithéliale de bas grade (LSIL) :
  - une colposcopie doit être pratiquée en 1re intention ;
  - un double immunomarquage p16INK4A/Ki67 réflexe peut être pratiqué si le frottis initial a été réalisé en milieu liquide ;
  - en cas d'impossibilité de réaliser une colposcopie ou un double immunomarquage, une cytologie peut être proposée à 12 mois, avec contrôle à 24 mois ;
  - **N.B. :** Dès la 2e anomalie à la cytologie et ou en cas d'un double immunomarquage p16INK4A/Ki67 positif, la colposcopie devient indispensable.
- En cas de cytologie = lésion malpighienne intra-épithéliale de haut grade (HSIL) et/ou suspicion de cancer épidermoïde :
  - une colposcopie doit être pratiquée en 1re intention ;
  - l'exploration du vagin doit être systématique, que la colposcopie soit satisfaisante ou non ;

- en cas de colposcopie non satisfaisante et sans lésions cervicales ou vaginales apparentes, une conisation à visée diagnostique est indiquée.

2. En 2de intention

- En cas de frottis ASC-US :
  - une recherche d'HPV à haut risque est recommandée ;
  - pour les femmes de moins de 30 ans, si le frottis initial a été réalisé en milieu liquide, un double immunomarquage p16 INK4A/Ki67 réflexe peut être proposé à la place du test HPV ;
  - à l'issue de ce 1er examen de triage, la conduite à tenir recommandée est la suivante :
    - si le résultat du test HPV est négatif, une cytologie est recommandée à 3 ans,
    - si le résultat du double immunomarquage est négatif, une cytologie est recommandée à 12 mois ;
  - si le résultat du test HPV (tout type de génotype haut risque) ou du double immunomarquage est positif, une colposcopie est recommandée avec prélèvement biopsique si une anomalie est identifiée :
    - si la colposcopie est satisfaisante (ZT1 ou ZT2) et normale, un test HPV **ou** une cytologie est recommandé(e) à 12 mois,
    - si la colposcopie est non satisfaisante, un contrôle colposcopique après préparation et/ou un curetage de l'endocol (en dehors de la grossesse) doivent être proposés,
    - enfin, si la colposcopie montre une anomalie, la biopsie dirigée permet d'identifier la lésion histologique déterminant la prise en charge selon les recommandations en vigueur pour chaque type de lésion.
- En cas de cytologie = AGC :
  - un test HPV est recommandé en 1re intention :
    - s'il est négatif, une cytologie est recommandée à 3 ans,
    - s'il est positif, une colposcopie et un curetage endocervical sont recommandés ;
  - **N.B. :** Chez les patientes âgées de plus de 45 ans, une exploration endo-utérine est recommandée (échographie pelvienne, biopsie endométriale, hystéroscopie diagnostique, etc.).

Principes thérapeutiques des CIN (*Cervical Intraepithelial Neoplasia*)

1. Bilan préthérapeutique

- Lésions découvertes en général après un frottis cervical : une colposcopie avec biopsie est impérative avant tout traitement :
  - la qualité de la colposcopie est mentionnée (visibilité de la totalité des lésions ou non, visibilité de la jonction ou non) ;
  - on tient compte de la nature des images colposcopiques :
    - présence de signes de gravité,
    - classification des lésions colposcopiques ;
  - les biopsies sont effectuées sur les zones les plus suspectes (schéma nécessaire).
- Une exploration clinique des autres sites pelviens des lésions HPV est requise : vagin, vulve et périnée, anus.

2. Méthodes thérapeutiques

Elles sont de 2 types :

- destruction :
  - principalement par vaporisation laser ou par cryothérapie,
  - taux de récidive : 2–10 %,
  - avantages :
    - simplicité d'exécution et faible coût,
    - technique à moindres répercussions obstétricales ;
  - inconvénients : l'absence de pièce opératoire empêche :
    - d'apprécier le caractère complet ou non de l'exérèse,
    - de juger de la sévérité exacte de la lésion : 0,5 à 8 % des cancers micro-invasifs ou invasifs sont retrouvés sur les pièces de conisation ;
- exérèse :
  - conisations :
    - principalement effectuées à l'anse diathermique,
    - taux de récidive : 2–10 %,
    - avantages : simplicité d'exécution et faible coût (possibilité de chirurgie ambulatoire),
    - inconvénients : la conisation expose à des complications obstétricales directement corrélées à la hauteur du conisat (infertilité d'origine cervicale, fausse couche tardive, accouchement prématuré et dystocies cervicales) ;
  - hystérectomie : intra ou extrafasciale par voie haute (laparoscopique ou laparotomique) ou par voie basse, de principe conservatrice :
    - traitement d'exception : excessif et inadapté dans la majorité des cas,
    - expose au risque de sous traitement d'une lésion micro ou invasive et aux difficultés du diagnostic de récidive vaginale (8–10 %), en particulier au niveau des 2 extrémités de la tranche vaginale

3. Indications thérapeutiques

Selon la méthode thérapeutique

- La vaporisation laser est réservée aux lésions de petite taille totalement visibles en colposcopie avec une colposcopie satisfaisante (c.-à-d. avec une jonction vue en totalité) : en pratique, des lésions parfaitement caractérisées lors de la colposcopie-biopsie.
- L'hystérectomie est réservée aux patientes :
  - dont le col n'est plus surveillable (sténose) en colposcopie après conisation *non in sano* pour CIN3 ou adénocarcinome *in situ*, ou après conisation pour lésion mico-invasive (sténose),
  - ayant une pathologie associée intercurrente à celle du col proprement dit, pour lesquelles la conisation n'est techniquement plus faisable (en général, disparition du massif cervical après conisations itératives).
- La conisation est réservée aux autres cas.

Selon la sévérité cervicale

CIN1

Leur potentiel évolutif est faible mais difficilement prévisible, y compris en cas d'infection à HPV à haut risque (guérison d'environ 70 % des CIN1) ; deux options sont possibles :

- la surveillance :
  - elle expose au risque de progression des lésions non traitées, en particulier en cas d'abandon de la surveillance par la patiente,
  - elle requiert des conditions strictes :
    - concordance entre la cytologie (ASC-US ou LSIL), la colposcopie et l'histologie,
    - suivi cytologique – colposcopique – histologique tous les 12 mois durant 24 mois (la guérison survient en règle dans les 18 mois après le diagnostic de CIN1),
    - après guérison : surveillance cytologique annuelle durant 2 ans avant de retourner au dépistage triennal par frottis;
- la conisation. Elle peut être proposée en cas :
  - de lésions de CIN1 persistantes au-delà de 2 ans,
  - d'aggravation,
  - de discordance cyto-histo-colposcopique.

CIN de haut grade (CIN2 et 3)

- L'abstention thérapeutique est envisageable pour des lésions de CIN2 (ou la vaporisation laser pour des lésions de CIN3) en cas de :
  - lésions de petite taille;
  - vues en totalité avec une colposcopie satisfaisante (jonction vue en totalité);
  - sans signes de gravité avec une concordance cyto-colpo-histologique;
  - chez des patientes jeunes (< 30 ans) ayant un désir de grossesse;
  - et acceptant une surveillance semestrielle.
- Toute aggravation lésionnelle ainsi que la persistance des lésions au-delà de 24 mois conduit à la conisation.
- La conisation est le traitement de référence avec des taux de succès supérieurs à 90 % quelle que soit la méthode choisie (conisation à l'anse diathermique, au laser ou à la lame froide) :
  - le caractère complet de l'exérèse est souhaitable : le risque de présenter une lésion de haut grade persistante après conisation est de 3 % en cas de résection complète *versus* 18 % en cas de résection incomplète (RR = 6,09 [IC 95 % : 3,97–9,60]),
  - toutefois, une 2ᵉ conisation ne doit pas être proposée en l'absence de preuve histologique de lésions résiduelle en cas de conisation non *in sano* (les 62 à 91 % d'absence de lésion résiduelle constatée lors des re-conisations après une 1ʳᵉ conisation incomplète sont dus aux effets tissulaires induits par l'anse électrique et la coagulation hémostatique, ou le processus naturel de cicatrisation qui favorise la clairance virale des HPV responsables des lésions); parmi les exceptions à cette règle figurent les exérèses incomplètes :
    - d'une lésion micro-invasive ou d'un adénocarcinome *in situ*,
    - d'un CIN avec une sténose cervicale post-thérapeutique empêchant un suivi cytologique, colposcopique et histologique fiable.

Adénocarcinomes in situ (AIS)

- Les AIS ont comme particularités :
  - le fait qu'ils soient accompagnés dans 50 % des cas de lésions malpighiennes qui ont souvent constitué le point d'appel,

- leur caractère multifocal dans environ 15 % des cas avec la possibilité d'une atteinte endocervicale haute,
- leurs difficultés diagnostiques (liées à leur caractère endocervical et à l'atteinte des cryptes glandulaires de l'endocol qui pénètrent le stroma cervical).

- Le traitement repose sur une exérèse large (conisation avec des marges endocervicales et en profondeur de 10 mm) :
  - complété souvent par une hystérectomie chez les patientes ne désirant plus d'enfant, même en cas d'exérèse *in sano*,
  - l'existence de marges envahies expose au risque de lésions glandulaires résiduelles de 60 % en moyenne dont 8 à 20 % d'adénocarcinomes invasifs. Une nouvelle conisation est indiquée en cas d'exérèse *non in sano*.
- En cas de désir de grossesse, le traitement conservateur peut être proposé chez une patiente informée des risques et du caractère imparfait des examens de suivi qui se soumet à une surveillance semestrielle cytologique, colposcopique et histologique.

Surveillance postopératoire

- Objectifs : détection des lésions résiduelles ou récurrentes avant leur évolution vers le cancer tant au niveau cervical qu'au niveau vaginal :
  - elles surviennent le plus souvent lors des premières années ;
  - mais l'augmentation de risque de cancer persiste pendant 20 à 25 ans, y compris chez les patientes hystérectomisées (lésions vaginales).
- Modalités de surveillance : elles tiennent compte :
  - de la sensibilité imparfaite des examens de surveillance ;
  - du risque d'abandon de surveillance qui augmente avec le délai postopératoire pour atteindre 30 % après 12 mois.
- Surveillance recommandée :
  - l'Anaes a recommandé en 2002 un suivi cytologique et colposcopique au 1er contrôle entre 3 et 6 mois :
    - des biopsies dirigées et ou un curetage endocervical peuvent être effectués selon l'aspect colposcopique et la situation de la jonction squamo-cylindrique,
    - ces examens normaux sont répétés dans un délai de 6 mois à 1 an,
    - puis une surveillance cytologique annuelle doit être maintenue pendant au moins 20 ans,
    - des anomalies conduisent à un traitement spécifique selon leur nature histologique ;
  - un nouveau traitement n'est indiqué qu'en cas de récidive ou de persistance d'une lésion prouvée par la biopsie ou le curetage endocervical

Pour en savoir plus : https://ansfl.org/document/inca-2017-cat-devant-une-femme-ayant-une-cytologie-cervico-uterine-anormale/

5 Fausses couches à répétition

Après deux FCS, nécessité d'un bilan complet.

- Il faut rechercher :
  - un diabète
  - un syndrome des antiphospholipides (SAPL)
  - une hypothyroïdie avec présence d'AC antithyroperoxydase et antithyroglobuline
  - une carence vitaminique (B9, B12)
  - une hyperhomocystéinémie
  - une hyperprolactinémie
  - une altération de la réserve ovarienne
  - une malformation utérine
  - une anomalie utérine acquise (les anomalies utérines s'investiguent par l'échographie, l'hystérosalpingographie ou l'hystéroscopie)
- Il faut réaliser un caryotype du couple.

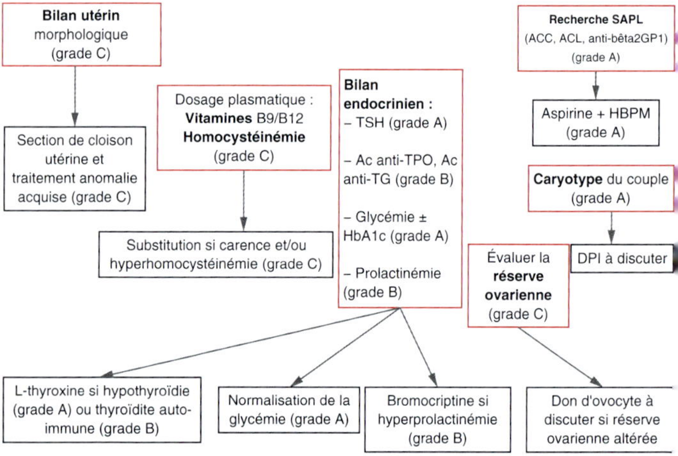

6 Interruption volontaire de grossesse (IVG)

Législation

- IVG = mission d'État
- Terme limite : 14 SA
- Délai de réflexion : était de 7 j ou délai d'urgence de 48 h pour ne pas dépasser 14 SA. Suppression du délai de réflexion (loi 2015)
- Entretien psychosocial proposé systématiquement, **obligatoire** si femme mineure
- Autorisation parentale ou adulte référent si mineure
- Choix entre aspiration (anesthésie générale ou locale) et méthode médicamenteuse (avec ou sans hospitalisation) sous réserve du terme et des contre-indications
- Groupe rhésus, RAI, injection d'immunoglobulines anti-D (Rhophylac®) 200 µg si rhésus négatif
- Bulletin statistique national anonyme
- Clause de conscience possible (comme pour tout acte médical) mais obligation d'adresser à un médecin qui pourra pratiquer l'IVG ; sinon il s'agit d'un délit d'entrave à l'IVG (loi Neiertz)

Parcours de la femme en demande d'IVG

- Consultation pré-IVG précédée d'un accueil par une conseillère conjugale et familiale
- Échographie de datation systématique conseillée (non obligatoire dans la loi) : permet aussi de repérer les grossesses arrêtées, les GEU, etc.
- Si décision prise : rendez-vous d'IVG fixé 7 j plus tard
- Si ambivalence, la patiente sera revue une ou plusieurs fois si besoin + proposition d'un entretien +++
- Rendez-vous avec une assistante sociale si besoin de prise en charge
- Rendez-vous pour une visite de contrôle entre J14 et J21 ± entretien psychosocial post-IVG

1. IVG chirurgicale

- **Aspiration** uniquement (jamais de curetage) jusqu'à 14 SA (BIP 32 mm, soit 97e percentile de 14 SA)
- Exemple de protocole (pas de consensus) :
  - mifépristone : 1 cp la veille au soir
  - misoprostol le matin au réveil : 2 cp si pas de saignement, 1 seul si saignement post-mifépristone
  - alprazolam (Xanax®) et zolpidem (Stilnox®) facultatifs la veille au soir
- Si aspiration sous anesthésie locale :
  - kétoprofène (Profénid®) suppositoire + alprazolam (Xanax®) 0,5 mg à l'arrivée
  - lidocaïne (Xylocaïne®) 1 % 10 cm^3 dans le col ou culs-de-sac

- mélange gazeux oxygène + protoxyde d'azote (Kalinox®)
- si terme > 12 SA :
  - durée d'hospitalisation : 4 h
  - perf. G 5 % + 1 g de paracétamol (Perfalgan®) + guidage échographique conseillé
  - antibioprophylaxie systématique :
  - *patientes de moins de 25 ans* (prévalence élevée de *Chlamydiae trachomatis* ou CT, absence de politique de dépistage du CT) ou autre groupe à risque de IST : doxycycline, azithromycine (1 g *per os*)
  - *patientes de plus de 25 ans :* métronidazole 500 mg *per os* au moment de l'IVG puis 500 mg *per os* 4 et 8 h après

- Si aspiration sous anesthésie générale :
  - consultation pré-anesthésique avec bilan préopératoire
  - utérus moins tonique, risque de perforation utérine per-IVG plus important
- Le choix de l'anesthésie devrait être laissé à la femme mais dépend de chaque centre
- Le vécu de l'IVG ne dépend pas de la méthode mais du choix de la femme

2. IVG médicamenteuse

- Terme : efficace quel que soit le terme
- Avant 7 SA : 2 temps :
  - mifépristone 200 mg
  - suivie 24–48 h après de misoprostol 400 μg (2 cp *per os*, par voie sublinguale ou en intravaginal)
- Après 7 SA : 2 temps :
  - mifépristone 200 mg
  - suivie 24–48 h après de misoprostol 400 μg (la voie sublinguale ou intravaginale est supérieure à la voie orale)
- Si hospitalisation : surveillance 3 h après le misoprostol
- Si IVG à domicile : donner les consignes de surveillance ++ et prendre le numéro de téléphone
- Expulsion :
  - 2–5 % après mifépristone
  - 90–95 % après misoprostol, dans les 48 h (pic de fréquence : H3-H12)
  - échec : 2–5 %
- En cas d'IVG médicamenteuse à domicile :
  - consultation pré-IVG en établissement ou avec médecin libéral
  - par qui ? Un gynécologue ou un médecin généraliste (expérimenté) ayant signé une convention avec le centre référent
  - conditions : < 7 SA, domicile à moins d'une heure du centre référent avec plateau technique, patiente accompagnée
  - rôle du centre référent : accueillir les patientes si prise en charge impossible par le médecin prescripteur en cas de complications (conseils, urgence hémorragique, échec de la méthode)

3. Complications à court terme les plus fréquentes

Hémorragie

- Quantifier le saignement
- Rassurer ou réagir +++ car l'importance du saignement peut justifier une aspiration en urgence

- En cas de fièvre : elle ne doit pas dépasser 24 h
- Douleurs : elles doivent céder aux antalgiques de niveau 1 ou 2, s'étalent sur plusieurs jours, sans dépasser 8 à 10 j
- Leucorrhées : elles ne doivent pas être malodorantes ou purulentes
- Cas particulier de l'hématométrie :
  - survient précocement, dans les heures qui suivent l'IVG
  - douleur intense avec palpation abdominopelvienne retrouvant une hauteur utérine anormalement élevée
  - un seul geste à réaliser : **réaspirer en urgence** pour un soulagement immédiat de la patiente

Syndrome du 3e–5e jour

- Survient entre J3 et J5 d'une IVG
- Associe :
  - fièvre à 39 °C pendant 24 h
  - expulsion de caillots pouvant être volumineux
  - douleurs pelviennes réactivées :
    - **rassurer** +++ la patiente
    - ne pas hospitaliser ni réintervenir
    - syndrome cédant spontanément dans un délai de 24 à 48 h : revoir le diagnostic si les symptômes persistent au-delà de 48 h

Rétention post-IVG

- Il s'agit d'une urgence relative : ne pas se précipiter
- Rétention ovulaire complète, que la grossesse soit évolutive ou non : elle justifie une aspiration ou une hystéroscopie
- Rétention trophoblastique ou hématique : nuance pas toujours évidente à l'échographie, dosage des β-hCG : décroissance < 10 % à J14, réaspiration ou hystéroscopie non urgente, voire traitement médicamenteux par misoprostol : non consensuel

Aspects psychologiques

L'IVG est toujours une épreuve dans la vie d'une femme. Cependant, la réalisation d'une IVG n'expose pas systématiquement à des complications psychiques : les complications à type de dépression sont moins fréquentes en post-abortum qu'en post-partum. La prise en charge des femmes, dans le respect de leur choix et de leur histoire de vie, doit être bienveillante, pluridisciplinaire si nécessaire (médecin, assistante sociale, conseillère conjugale, psychologue) et être l'occasion pour la femme d'une réflexion sur elle-même.

Contraception post-IVG

Elle n'a aucune spécificité, si ce n'est de comprendre avec la femme les circonstances de survenue de sa grossesse pour lui proposer les moyens de contraception qui existent et lui permettre de choisir celui qui est le mieux adapté à sa situation. La meilleure contraception est celle que la femme choisit sous réserve des contre-indications.

Les différentes modalités :

- contraception hormonale orale, percutanée, sous-cutanée, retard : à commencer le jour même et anneau vaginal à partir de J5
- DIU (cuivre ou lévonorgestrel) : peut être posé en per-IVG par aspiration, ou à J10 en cas d'IVG médicamenteuse après contrôle échographique de la vacuité utérine
- avec réévaluation contraceptive lors de la consultation de contrôle et bilan vaccinal (rubéole)

7 INTERRUPTION MÉDICALE DE GROSSESSE (>15 SA)

Principes généraux

- Certificat anténatal rempli et signé par le centre pluridisciplinaire de diagnostic prénatal ou CPDPN (deux médecins référents)
- Demande d'interruption médicale de grossesse (IMG) signée par la patiente
- Consultation pré-IMG avec le médecin, ou sage-femme de DAN et proposition de rencontre avec le psychologue
- Médecin ou sage-femme référent
- Bilan préopératoire (carte de groupe à jour, RAI < 72 h) avec consultation d'anesthésie
- Programmation de l'IMG (par la cadre du bloc obstétrical ou par la secrétaire)
- Anticiper le besoin, ou non, d'un fœticide

Étapes

1. 48 h avant l'hospitalisation

Mifépristone 200 mg : 3 cp *per os* sauf si conditions locales très favorables.

2. Hospitalisation

- Le soir : mise en place de Dilapan® dans le col utérin
- Le jour même :
  - à jeun
  - transfert en salle d'accouchement
  - pose d'une voie veineuse
  - mise en place de l'analgésie péridurale
  - retrait des Dilapan®
  - rupture des membranes (ou, sinon, dès que possible)

Fœticide

Uniquement pour grossesse > 22 SA par un praticien du DAN (selon protocole)

Déclenchement

- 1er examen clinique de référence
- 2 cp misoprostol/4 h par voie intravaginale (max : 8 cp/24 h). En cas d'utérus cicatriciel, si la voie basse est acceptée : 100–200 µg/4–6 h (voie vaginale), à réévaluer en fonction de la réponse
- Après 34 SA, attention au risque de déclenchement du travail après la prise de mifépristone (Mifégyne®)
- Possibilité de renouveler le même protocole le lendemain
- Examen des conditions locales/4 h (sauf si intensification des contractions utérines)
- Sous péridurale
- Si péridurale contre-indiquée :
  - si douleurs : paracétamol (Perfalgan®) 1 g 3 fois/j
  - si insuffisant : nalbuphine 1 amp 20 mg IV diluée dans un flacon de 100 mL de G5 sur 30 min, peut être à renouveler 1 fois/4 h

Expulsion

- Contrôle échographique systématique de la vacuité utérine ± révision utérine si < 18 SA
- Surveillance classique de l'hémorragie du post-partum

Après expulsion

- S'assurer de l'accompagnement psychologique (psychologue, sage-femme formée, etc.)
- S'assurer que les démarches administratives sont mises en place
- Prévenir la montée laiteuse dès 18 SA : cabergoline (Dostinex®) 2 cp
- **Prévention allo-immunisation si rhésus négatif :** immunoglobulines anti-D (Rhophylac®)

3. Visite post-IMG à prévoir

Selon étiologie (*cf.* consultation pré-IMG).
Il est toujours souhaitable que le praticien soit accompagné par un autre soignant afin d'assurer la cohérence du discours, la diversité de l'écoute et la continuité dans le soutien.
Inscrire tous les actes et informations pratiqués dans le dossier, idéalement *via* un sous-dossier « IMG » structuré pour tracer chaque étape.
Rassembler les éléments d'exploration (autopsie, biologie, radiographies, etc.) nécessaires au staff de synthèse du CPDPN.

IMG : procédure de prise en charge

Étapes	Opérations	Oui/Date	Non/ Explications
Diagnostic • Annonce • Aménager les conditions de l'annonce initiale • Choisir le moment et le lieu de l'annonce • Suivi individualisé et privilégié	Écho : découverte d'une anomalie		
	Écho de contrôle – confirmation de l'anomalie		
	Entretien avec le médecin référent		
	Examens complémentaires éventuels		
	Entretien avec la cadre		
	Liaison avec la psychologue		
Décision • Communiquer autour des certitudes et incertitudes • Préserver l'avenir	Présentation du dossier en staff anténatal pluridisciplinaire		
	Présentation des conclusions du staff au couple lors d'un entretien individualisé		
	Décision d'IMG		
	Rendez-vous avec la cadre pour informations administratives		
	Décision concernant le corps		

Hospitalisation • Accompagner les parents • Écoute • Objectivation du deuil	Présentation du dossier au staff Application du protocole thérapeutique obstétrical
Acte médical • Entourer l'enfant comme identité • Accompagner les parents • Organiser le travail en équipe	Expulsion en présence du médecin référent Réalisation des photos (dans enveloppe) Réalisation des prélèvements et radios du squelette selon protocole Présentation du corps sur demande par la sage-femme + chef ou cadre Finaliser les documents administratifs par le médecin référent ou la SF Dépôt du corps en anatomopathologie ou à la chambre mortuaire
Séjour en hospitalisation • Préparer la sortie	Explications médicales Présentation des associations de parents endeuillés, groupes de parole, etc. Proposition de suivi ± conseil génétique = traçabilité Clôture du dossier avec compte rendu d'hospitalisation

8 Contraception

La méthode contraceptive doit être adaptée à chaque femme et choisie par et avec elle, en fonction de sa réalité quotidienne et des éventuelles contre-indications. Pour une information complète sur les moyens de contraception : site Internet de la HAS http://www.has-sante.fr (contraception chez la femme adulte en âge de procréer hors post-partum et post-IVG)

Hormonale

1. Contraceptions œstroprogestatives les plus courantes

- 35 gammas : Diane® 35 – Effiprev®
- 30 gammas : Trinordiol® – Daily® – Varnoline® – Jasmine® – Optilova®
- 20 gammas : Leeloo® – Lovavulo® – Meliane® – Jasminelle® – Yaz® – patch (Evra®)
- 15 gammas : Melodia® – Minesse® – anneau vaginal (Nuvaring®)
- Méthodes de choix : jeune fille nullipare
- Primo-prescription : prescrire une COP contenant un progestatif de 2e génération (lévonorgestrel) car le risque thromboembolique est plus faible qu'avec les pilules de 3e et 4e générations (contenant un progestatif type désogestrel ou gestodène)
- Contre-indications absolues :
  - antécédents thromboemboliques veineux ou artériels
  - antécédents cancers hormonodépendants
  - tabac après 35 ans
  - diabète/dyslipidémie sévère
  - lupus
  - affections hépatiques
  - migraines avec aura
- Pour Diane® 35, l'efficacité est modérée dans le traitement de l'acné. Les indications sont :
  - femmes en âge de procréer
  - acné modérée à sévère
  - après échec d'un traitement de 1re intention (topiques et antibiothérapie par voie générale)
- Surveillance :
  - clinique : 1 fois/an
  - biologique : glycémie, cholestérol, triglycérides dans les 3 à 6 mois après début de prise sauf antécédent puis tous les 5 ans

Prescrire contraception d'urgence sur la même ordonnance +++

2. Progestatifs

Microprogestatifs (micropilule)

- Désogestrel (Cerazette®)
- Lévonorgestrel (Microval®)
- À prendre en continu à heures fixes (maximum 3 h de retard pour Microval®)
- Contre-indications :
  - antécédents thromboemboliques évolutifs
  - tumeurs sensibles aux progestatifs
  - pathologies hépatiques sévères
  - effets indésirables (*spottings*)

Nexplanon® (étonogestrel)

Implant contraceptif sous-cutané, efficace 3 ans (à moduler en fonction de l'IMC de la patiente)

Macroprogestatifs

- Lutényl® – Lutéran® – Androcur® : 20 ou 21 j/28
- Contre-indications :
  - antécédents thromboemboliques veineux récents
  - pas d'AMM comme contraceptif

3. DIU ou stérilet

- Méthodes de choix : chez la femme multipare (mais possible chez la nullipare)
- Efficace 5 ans (cuivre et Mirena®), 3 ans pour Jaydess®
- Cuivre *versus* progestérone (Mirena®/Jaydess® : permet de lutter contre les hémorragies fonctionnelles et renforce l'efficacité contraceptive)
- Contre-indications :
  - grossesse soupçonnée
  - infections génitales hautes récentes
  - malformations utérines
  - saignements utérins non explorés
- Contre-indications du stérilet progestatif : les mêmes que pour la micropilule
- Effets indésirables :
  - malaise vagal à l'insertion
  - perforation à l'insertion
  - endométrite
  - ménorragies (pour les DIU au cuivre)

4. Locale

- Préservatifs masculins et féminins : contraception de choix si partenaires occasionnels ou multiples :
  - ± couplés avec une pilule contraceptive
  - seul moyen de prévention des IST
- Diaphragmes, spermicides : pas de prévention des IST

9 Contraception d'urgence

Objectif

Permettre à toute femme exposée à la grossesse, à la suite d'un rapport sexuel mal protégé, d'en diminuer le risque.

Quelles situations exposent au risque de grossesse ?

- Tout rapport sexuel (RS) non ou mal protégé, quel que soit le jour du cycle, y compris les « rapports incomplets » avec éjaculation à la vulve
- Tout oubli de contraception œstroprogestative (COP) ou microprogestative (Cerazette®) > 12 h (si RS dans les 5 j qui précèdent) ou microprogestatif dans les 3 h
- Vomissement ou forte diarrhée : si RS dans les 5 j précédents

Trois contraceptions d'urgence (CU) sont à notre disposition :

- deux hormonales : Norlevo®, Ellaone®
- une mécanique : DIU

Norlevo®

- 1,5 mg de lévonorgestrel, progestatif de référence de 2e génération
- Excellente tolérance
- Aucune contre-indication : en vente libre en officine (gratuit pour les mineures)
- Prise unique facile
- Efficacité : d'autant plus grande qu'elle est prise tôt : l'idéal étant dans les 24 premières heures après le RS et jusqu'à 3 j
- En cas de doute sur l'utilité de prendre une CU : mieux vaut la prendre pour rien que de prendre un risque de grossesse non désirée… pouvant aboutir à l'IVG

Messages importants

- Aucun risque à prendre plusieurs comprimés de Norlevo® sur le même cycle
- Pointer l'importance d'un test de grossesse (urinaire) à partir de J15 au moindre doute :
  - retard de règles
  - règles d'aspect, durée ou quantité inhabituels
  - signes sympathiques de grossesse
  - besoin de réassurance
- Renouveler le test de grossesse si négatif et persistance du doute, ou passe à un test sanguin de β-hCG
- Expliquer l'importance d'un recours à la CU mais l'utilité aussi d'en profiter pour prendre une contraception limitant la prise de risque (COP, patch anneau, implant, DIU)

Cas particulier des « récidivistes »

- Récidivistes : terme extrêmement péjoratif, dans le jugement. Ces femmes qui ont recours à plusieurs reprises à la CU sont d'autant plus exposées au risque de grossesse
- Se poser la question de la qualité du dialogue précédent pour que la situation ne se représente pas
- Reprendre les explications, sensibiliser de nouveau au risque de grossesse, mais toujours redire que, en cas de nouveau besoin, il ne faut pas hésiter à revenir

Ellaone®

- 30 mg d'ulipristal
- L'ulipristal est un agoniste antagoniste du récepteur à la progestérone (modulateur sélectif des récepteurs à la progestérone)
- AMM à J5 en contraception post-coïtale
- ASMR 4
- Sur ordonnance uniquement, remboursée depuis septembre 2010

Quelle CU privilégier entre Norlevo® et Ellaone® ?

- Âge, prescription et habitudes contraceptives à prendre en compte
- Ne pas perdre de vue qu'avec Ellaone® :
  - pas plus de 1 cp par cycle (pour Norlevo®, pas de limite)
  - rapports protégés jusqu'aux règles suivantes (pour Norlevo®, règle des 5 j)
  - pas d'utilisation simultanée de Norlevo®
  - ordonnance obligatoire
  - mineures : pas de délivrance gratuite et anonyme

Stérilet ou dispositif intra-utérin (DIU)

- Ne peut être délivré que sur prescription médicale
- Indication : quand le RS à risque de grossesse est > 3 j
- Peut compléter une prise de CU au-delà de 3 j
- Peut être posé jusqu'à 5 j après l'ovulation théorique
- N'est pas contre-indiqué chez la nulligeste
- Peut faire « d'une pierre deux coups » : contraception post-coïtale et contraception au long cours
- Efficace à 99 %

	Lévonorgestrel (LNG) *per os* (dose unique de 1,5 mg)	Ulipristal acétate (UPA) *per os* (dose unique de 30 mg)	Dispositif intra-utérin (DIU) au cuivre
Mode d'action	Progestatif agissant principalement en inhibant ou en retardant l'ovulation	Modulateur sélectif des récepteurs à la progestérone agissant principalement par inhibition ou retardement de l'ovulation	→ Effet cytotoxique du cuivre sur les gamètes inhibant ainsi la fécondation → Inflammation locale de l'endomètre empêchant l'implantation dans l'utérus de l'ovocyte fécondé
Délai d'utilisation possible	D'autant plus efficace qu'elle est utilisée précocement après le rapport non ou mal protégé		→ **Jusqu'à 120 h (5 j)** après un rapport sexuel non ou mal protégé
	→ **Jusqu'à 72 h (3 j)** après un rapport sexuel non ou mal protégé (indication de l'AMM) **mais de préférence dans les 12 h après le rapport**, à n'importe quelle période du cycle menstruel sauf en cas de retard des règles	→ **Jusqu'à 120 h (5 j)** après un rapport sexuel non ou mal protégé, à n'importe quelle période du cycle menstruel, sauf en cas de retard des règles	
Principales contre-indications	→ Hypersensibilité au LNG	→ Hypersensibilité à l'UPA → Grossesse	→ Celles des DIU (en particulier malformations utérines, infections en cours ou saignements inexpliqués) → La nulliparité/nulligestité n'est pas une contre-indication

Source : HAS. Fiche Mémo. Contraception d'urgence. 2013 (Mise à jour en 2015). Nous remercions la Haute Autorité de santé de nous avoir autorisés à reproduire ces extraits. L'intégralité de ces documents sont consultables sur le site www.has-sante.fr rubrique *Évaluation & recommandation*.

Schéma simplifié de gestion des oublis de pilule (d'après C. Jamin)

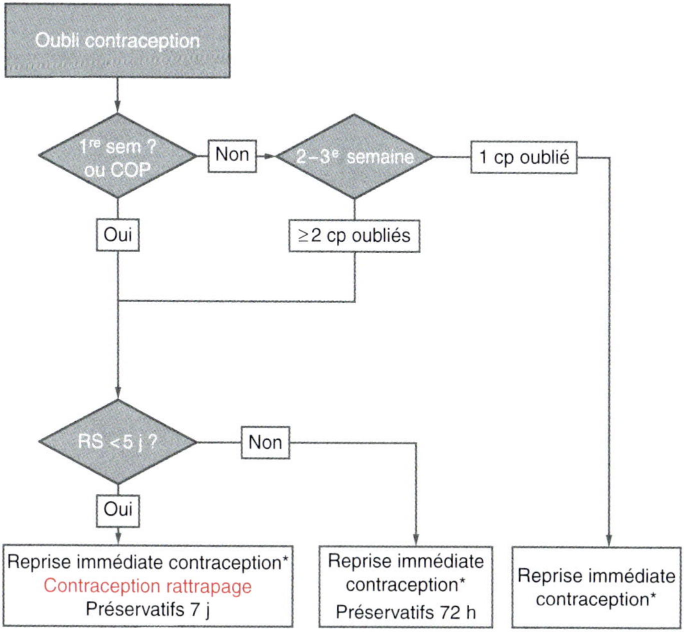

* S'il reste moins de 7 cp actifs sur la plaquette en cours, enchaîner avec la plaquette suivante sans interruption en jetant, s'il y en a, les éventuels comprimés inactifs

10 Demande de stérilisation tubaire

Consultation initiale

Réalisable par tout médecin chez une patiente majeure, dûment informée et en respectant le délai légal de 4 mois (loi de 2001), ses objectifs sont les suivants :

- s'assurer du motif de la demande et de son bien-fondé (âge, tuteur éventuel, absence de stérilité définitive préexistante, etc.)
- retracer l'historique de la contraception et des grossesses chez la patiente justifiant sa demande
- rechercher les facteurs de risque de complications liées à la contraception
- informer et recueillir l'avis de la patiente concernant l'alternative possible que constitue la stérilisation masculine
- rechercher des contre-indications relatives ou définitives aux méthodes de stérilisation : contre-indication à l'anesthésie générale, antécédents de laparotomie(s) obstruction tubaire potentielle (antécédent de GEU, chirurgie tubaire, infertilité tubaire connue, etc.)
- donner l'information sur les différentes techniques de stérilisation avec leur voie d'abord (cœlioscopie, mini-laparotomie ou voie basse)
- exposer la balance bénéfices/risques à la patiente et le caractère définitif et irréversible de la stérilisation
- informer du délai de réflexion légal de 4 mois à dater de la 1re consultation
- remplir le formulaire justifiant la consultation en précisant la date
- confier la patiente à un chirurgien réalisant ce type d'intervention

Seconde consultation

Réalisée par le chirurgien responsable de l'intervention, elle a pour but de :

- s'assurer que lors de la 1re consultation, tous les éléments décrits ci-dessus ont été respectés et compris
- renouveler l'information sur les différentes techniques
- recueillir le choix de la technique par la patiente ou effectuer le choix de la technique selon les contre-indications et recommandations en cours pour la cœlioscopie et la pose de clip de Filshie, sur chaque trompe :
  - avantages : exceptionnel échec de réalisation, efficacité immédiate, pas d'interférence sur le cycle utérin en l'absence de répercussion sur la fonction ovarienne
  - inconvénients : nécessité d'une anesthésie générale, risques de la cœlioscopie
- prévoir consultation d'anesthésie et bilan préopératoire si besoin selon les habitudes de l'équipe
- récupérer le consentement signé par la patiente (ou son tuteur)

Le jour de la procédure

- S'assurer de l'absence de grossesse (β-hCG urinaires)
- S'assurer de la prémédication pour la cœlioscopie
- Vérifier que le consentement de la patiente figure bien dans le dossier

Conduite à tenir en postopératoire

- En cas de pose de clips :
  - sortie le soir même souvent possible (acte prévu en ambulatoire)
  - pas de contrôle particulier ni de contraception
  - ordonnance pour l'ablation des fils + prescriptions d'antalgiques
  - éventuelle prescription d'anticoagulant adaptée selon les facteurs de risque thromboemboliques de la patiente

11 Bilan pré-FIV (fécondation *in vitro*) et infertilité

Plan administratif

- Autorisation de l'assistance médicale à la procréation ou AMP (formulaire orange) avec :
  - deux photos d'identité (Monsieur et Madame)
  - photocopie des pièces d'identité (Monsieur et Madame)
  - certificat de mariage ou certificat de vie commune de plus de 2 ans
- 100 % de la patiente en cours de validité (formulaire violet, art. 322.3-12)

Bilan

1. Chez la femme

- Poids, taille (IMC)
- Notion de durée et régularité des cycles
- Hystérosalpingographie (ou cœlioscopie avec épreuve au bleu)
- Échographie pelvienne avec compte des follicules antraux (CFA)
- Bilan hormonal à J3 : FSH, LH, œstradiol (E2), AMH
- Sérologies datant de moins d'un an : VIH-1 et 2, AgHBs, Ac anti-HBS, Ac anti-HBc, hépatite C, TPHA-VDRL, toxoplasmose, rubéole
- Et, accessoirement, en fonction du dossier :
  - hystéroscopie, biopsie d'endomètre, compte rendu de cœlioscopie
  - prolactinémie, TSHus, testostérone, Δ4-androstènedione, SDHA, 17 OH-P
  - échographie doppler (compte des follicules antraux en début de phase folliculaire, endomètre, index de pulsatilité des artères utérines en phase lutéale)

2. Chez l'homme

- Spermogramme, spermocytogramme et test de migration survie
- Spermoculture
- Sérologies datant de moins d'un an : VIH-1 et 2, Ag HBs, Ac anti-HBS, Ac anti-HBc, hépatite C, TPHA-VDRL
- Et, accessoirement, en fonction du dossier :
  - dosages hormonaux (FSH, testostérone, LH), prolactine
  - consultation avec urologue
  - caryotype et recherche des microdélétions de l'Y si ICSI envisagée avec recherche de microdélétion si OATS très sévère ou azoospermie et prélèvement testiculaire

Modalités pratiques

- Couple prévenu (tél................) pour :
  - entretien
  - réunion d'information des couples
  - consultation d'anesthésie
- Se référer aux procédures de l'unité de médecine de la reproduction

12 Mutilation sexuelle féminine

Les mutilations sexuelles féminines désignent toutes les interventions aboutissant à une ablation partielle ou totale des organes génitaux externes de la femme ou toute autre mutilation de ces organes pratiquée pour des raisons culturelles ou autres et non à des fins thérapeutiques (OMS 1997).

Typologie des mutilations sexuelles

L'OMS a établi une typologie des différentes mutilations génitales féminines en 4 catégories :

- **type I** : circoncision avec excision du prépuce clitoridien sans excision du clitoris
- **type II** : excision du clitoris avec excision partielle ou totale des petites lèvres (80 % des mutilations)
- **type III** : infibulation avec fermeture quasi complète de l'orifice vulvaire (15 % des mutilations)
- **type IV** : autres procédés de mutilation – toute autre opération sur les organes génitaux de la femme, y compris, piqûre, percement

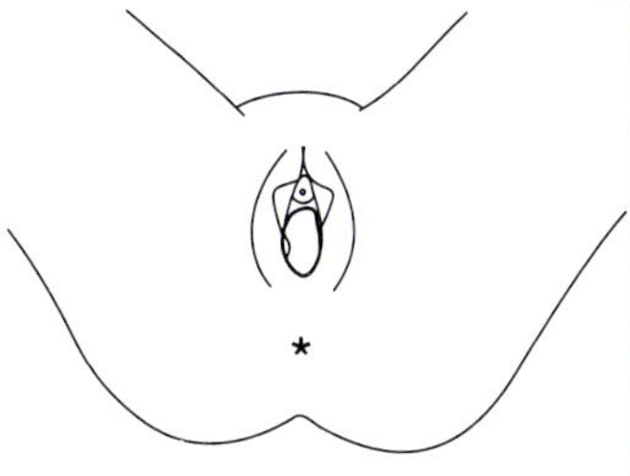	Type I Circoncision clitoridienne le plus souvent associé à une clitoridectomie partielle ou complète.
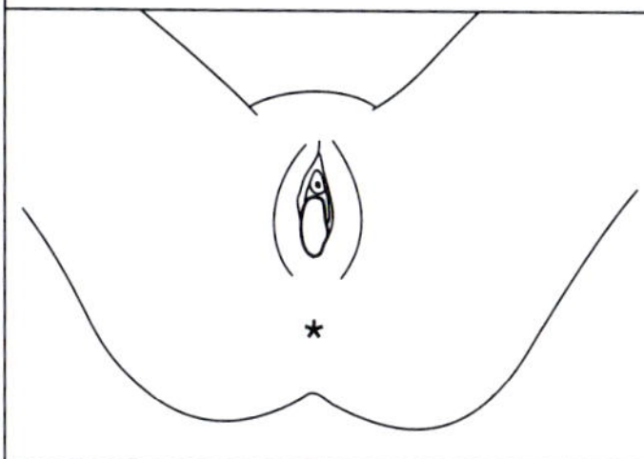	Type II Excision du prépuce, du clitoris, et excision partielle ou totale des petites lèvres.

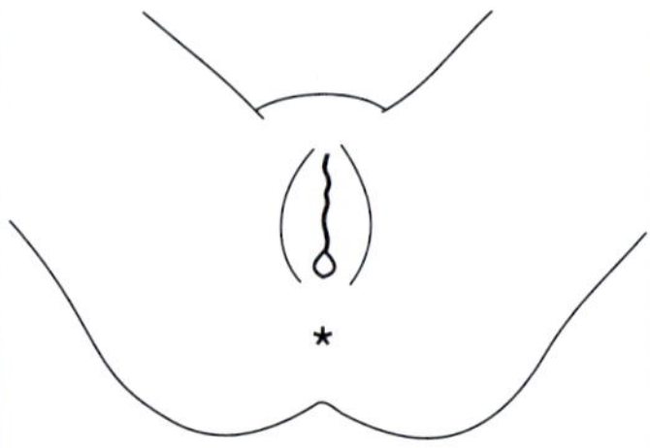

Type III

Excision partielle ou totale
des organes génitaux externes
et suture/rétrécissement
de l'orifice vaginal (infibulation).

Type IV

Il regroupe toutes les interventions non classés :
- Piqûres, perforation ou incision du clitoris et/ou des grandes levrés ;
- Étirement du clitoris et/ou des lèvres ;
- Cautérisation par brûlure du clitoris et du tissu avoisinant ;
- Grattage de l'orifice vaginal ou incision du vagin ;
- Introduction de substances corrossives dans le vagin pour provoquer des saignements ou introduction de plantes pour resserrer ou rétrécir le vagin.

Illustration de la classification des mutilations génitales féminines proposée par l'OMS (1996)
Carcopino X, Shojai R, Boubli L. Les mutilations génitales féminines : généralités, complications et prise en charge obstétricale. Journal of Gynecology Obstetrics and Human Reproduction *2004 ; 33(5):378–383.*

L'âge auquel sont pratiquées les mutilations sexuelles varie en fonction des régions et donc des communautés : dès la naissance, vers 3–6 ans entre 10 et 12 ans, juste avant d'être mariées (15–16 ans) et, parfois, plus tard, avant le mariage, au cours de la grossesse ou encore à la suite du premier accouchement.

Épidémiologie

On estime à **130 millions** le nombre de femmes mutilées sexuellement.
Chaque année, **2 à 3 millions** de fillettes et de jeunes femmes subissent une mutilation génitale.
En France, on estime entre **45 000 et 60 000** le nombre de femmes et de fillettes mutilées ou menacées de l'être.
Cette pratique ancestrale persiste dans nombre de cultures et de pays. Elle est appliquée surtout en Afrique de l'Ouest (excision) et en Afrique de l'Est (infibulation), mais également au Moyen-Orient et en Asie.

Données socioculturelles

On pense que « la mutilation sexuelle féminine » était déjà pratiquée bien avant la naissance du christianisme et de l'Islam, en particulier chez les Phéniciens, les Hittites et dans l'Égypte des Pharaons.
Elle serait apparue Il y a près de 3000 ans en Égypte antique, où elle constituait une sorte de rituel de fertilité (les analyses des momies ont révélé qu'il existait des pratiques d'excision et d'infibulation, d'où le terme de circoncision pharaonique au Soudan).
Les principales justifications sont d'ordre :

- **mythique** :
  - le clitoris risque, en touchant l'homme ou le nouveau-né, d'entraîner leur mort.
  - le nouveau-né naît bisexuel ; on excise la fille pour éliminer la partie masculine et on circoncit le garçon pour éliminer la partie féminine.
- **sociologique** : c'est un rite d'initiation et de passage à l'âge adulte.
- **religieux** : les MSF sont souvent associées à l'Islam car les sociétés qui les pratiquent, principalement en Afrique musulmane, revendiquent la religion pour les justifier alors que ces mutilations ne sont ni recommandées ni citées dans aucun texte religieux. Elles sont également pratiquées par certains chrétiens coptes ou par des juifs falashas originaires d'Éthiopie vivant actuellement en Israël. Leur pratique précède l'ère chrétienne et musulmane. Mohamed n'a d'ailleurs pas fait exciser ses deux filles ;
- **sexuel** : il faut réduire ou atténuer le désir sexuel chez la femme, préserver ainsi la chasteté et la virginité avant le mariage et la fidélité durant le mariage.

Et finalement, il s'agit plutôt actuellement d'une tradition, d'une coutume : « Cela s'est toujours fait, ma mère, ma grand-mère l'ont fait, donc mes enfants seront excisées ». Les hommes considèrent comme impures les femmes non excisées et ne sont pas prêts à les épouser.

Conséquences médicales

Les conséquences des mutilations génitales féminines varient selon le type et la gravité de l'acte pratiqué.
Il existe des conséquences immédiates et d'autres tardives.

- Les conséquences **immédiates** sont le décès par choc et hémorragie, la douleur aiguë, les infections locales, des lésions traumatiques des organes de voisinage (vessie, anus), la rétention d'urine liée à la douleur, les plaies, etc.
- Les complications **tardives** sont fréquentes et surtout en cas d'infibulation avec une gêne pour uriner, pour les rapports sexuels et même parfois pour les règles et les complications obstétricales avec dystocie à l'origine de souffrance fœtale, de fistules vésicovaginales, d'hémorragie de la délivrance et de césarienne. En cas d'excision, les conséquences sont l'augmentation des infections urinaires et gynécologiques, un sentiment de tristesse voire de découragement, des troubles de la sexualité, la perception d'une atteinte de l'intégrité du corps.

Les complications **psychologiques** sont d'autant plus importantes que les mutilations sont pratiquées tardivement avec troubles du comportement, anxiété, dépression, irritabilité chronique ou frigidité et lorsque les femmes mutilées ont migré en Europe.

Implications juridiques

La gravité de l'intervention et l'ampleur des souffrances physiques et psychiques qui accompagnent une MSF confortent la qualification de « torture » appliquée à la MSF (**art. 3 des droits de l'homme**), dans la mesure où c'est une atteinte à l'intégrité physique de la femme. Elles sont interdites par la loi française, même si elles sont réalisées à l'étranger ou sur des personnes étrangères résidant habituellement en France

1. Que faire en cas de menace *imminente* d'excision de fillettes ou d'adolescentes, en France ou à l'étranger ?

Il faut **appeler** le procureur de la république au tribunal de grande instance du lieu de résidence, ou les services sociaux et médico-sociaux, notamment le service départemental de protection maternelle et infantile et le service départemental de l'aide sociale à l'enfance ou la cellule de recueil des informations préoccupantes.

2. Que faire en cas d'excision pratiquée sur des fillettes mineures, en France ou à l'étranger ?

Si la victime a moins de 18 ans, il faut **contacter** le procureur de la république au tribunal de grande instance du lieu de résidence ; sinon il faudra lui demander son autorisation.

3. Que faire en cas de découverte en consultation ou au cours de la grossesse ?

- Profiter des consultations successives pour aborder le sujet
- Noter l'information dans le dossier de suivi de grossesse
- Évaluer les conséquences (médicales, psychosexuelles)
- Informer sur les possibilités d'accompagnement et les possibilités chirurgicales
- Préciser la conduite à tenir sur le dossier pour l'équipe de garde
- Expliquer les gestes spécifiques qui seront effectués au moment de l'accouchement
- Rassurer sur les conséquences obstétricales
- Informer sur les possibilités de protection des fillettes en cas de voyage au pays
- Prévenir les autorités en cas de risque de MSF pour sa (ses) fille(s) ou en cas de MSF sur mineure

4. Que faire en cas de découverte d'une infibulation au moment de l'accouchement ?

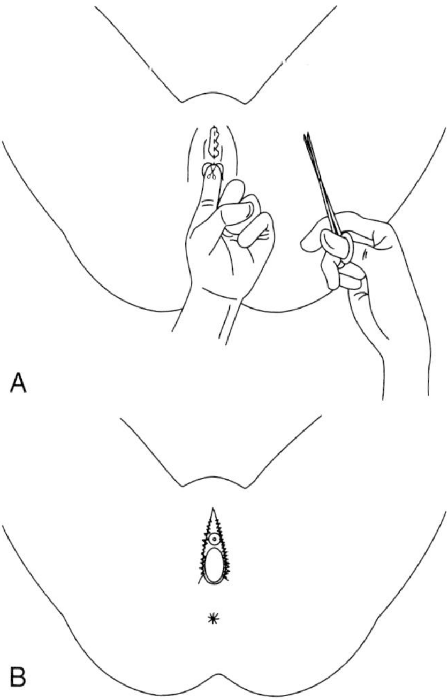

Schématisation d'une désinfibulation
A. Le geste peut être réalisé sous anesthésie locale. L'opérateur peut introduire un doigt dans l'orifice vulvaire pour protéger l'urètre lors de la désinfibulation aux ciseaux ; B. Après la désinfibulation, l'hémostase est assurée par un surjet sur chacune des berges.
Carcopino X, Shojai R, Boubli L. Les mutilations génitales féminines : généralités, complications et prise en charge obstétricale. Journal of Gynecology Obstetrics and Human Reproduction *2004 ; 33(5) : 378–383.*

On doit réaliser une incision médiane au moment du dégagement car la peau est distendue et ceci réduit le saignement.

- Section progressive médiane aux ciseaux en protégeant la tête fœtale par un doigt sur 3–4 cm (en fonction de l'importance de l'obstruction vulvaire liée à l'infibulation).
- Réfection après la naissance par des points séparés ou deux surjets au Vicryl® 3/0 des bords des grandes lèvres.

Pour en savoir plus : http://stop-violences-femmes.gouv.fr/IMG/pdf/Le_praticien_face_aux_mutilations_sexuelles_feminines_-_2016.pdf

13 ACCUEIL DES PATIENTES AUX URGENCES GYNÉCOLOGIQUES

- Les services d'accueil des urgences gynécologiques ont pour vocation d'accueillir en continu (24 h/24) et toute l'année toute patiente susceptible de présenter une pathologie gynécologique et/ou obstétricale précoce (< 22 SA).
- De façon générale, les services d'urgence voient leur fréquentation augmenter d'année en année, ce qui nécessite une organisation du personnel (infirmières et secrétaires dédiées) et des locaux (salle d'attente dédiée, bureau d'accueil, salles d'examens dédiées avec matériel d'urgence et chariot de réanimation à proximité, salle d'échographie dédiée).
- Le tableau de garde doit toujours être à jour et rapidement accessible pour faciliter la communication : externe, interne et chef de garde de gynécologie obstétrique, IADE, interne et chef de garde d'anesthésie avec leurs numéros de poste respectifs.
- Les prises en charge seront idéalement protocolisées dans un classeur, rendues facilement accessibles pour tout personnel « novice » (externes, nouveaux internes, etc.) et standardisées pour certains points. Ex. : β-hCG chez toute femme en âge de procréer, rhésus chez toute femme présentant des métrorragies du 1er trimestre, etc.
- La règle d'or de l'équipe médicale doit être : ne pas confondre **vitesse** et **précipitation** et **rester courtois** face à des patientes et/ou des conjoints pouvant, selon les circonstances, être très angoissé(e)s et parfois faire preuve d'une authentique agressivité.

1. Identifier le motif de consultation

Le but d'une structure d'urgence est d'assurer un diagnostic rapide et proposer une prise en charge adaptée en réalisant une consultation spécialisée exhaustive de gynécologie associée, si nécessaire, à la réalisation d'examens paracliniques adéquats : bilans sanguins, échographie pelvienne et/ou endovaginale, etc.

- **Motifs de prise en charge prioritaire :** hémorragie importante et/ou signes de choc, douleur aiguë (EVA > 8), agression sexuelle récente
- **Motifs moins prioritaires :** patientes adressées par un médecin (courrier ou appel téléphonique) et patientes revenant dans le cadre d'un suivi

2. Réorienter dans certaines conditions

Au calme, dans le bureau d'admission ou dans la salle de consultation :

- clarifier la demande
- confirmer l'absence de signe de gravité ou d'urgence
- demander un avis médical

Les situations peuvent être différentes :

- demande spécifique avec erreur d'orientation manifeste : réorienter la patiente vers le service ou l'unité adéquate en expliquant le motif de la réorientation pour une prise en charge adaptée. Ex. : demande d'échographie morphologique, demande d'IVG, etc.

- demande ou plainte sans aucun critère de gravité ni d'urgence et sans consultation préalable chez un médecin traitant. Si le délai d'attente est long, il peut être proposé de réorienter vers le médecin traitant ou la consultation programmée de gynécologie. Cette réorientation se fait en accord avec la patiente. Ex. : demande de test de grossesse sans douleur ni métrorragie, demande d'une échographie en début de grossesse par anxiété, etc.

3. Éléments de la prise en charge immédiate

- En cas d'hémorragie importante (*cf.* fiche 16), voire de signes de choc :
  - prise des constantes : pouls, pression artérielle, température, fréquence respiratoire
  - mise en place d'une voie veineuse de bon calibre (16 G)
  - réaliser un prélèvement sanguin :
    - NFS, plaquettes, TP, TCA, fibrinogène
    - groupe rhésus, phénotype, recherche d'agglutinines irrégulières
    - β-hCG, CRP
  - perfuser par :
    - Ringer lactate : 500 cm^3
    - ± PG5 (Plasmalyte® 500 cm^3)
  - appel urgent de l'équipe de garde, anesthésiste compris
- En cas de douleur importante (EVA > 8) (*cf.* fiche 14) :
  - prélèvement sanguin : NFS, plaquettes, TP, TCA, fibrinogène, β-hCG, groupe rhésus, RAI + tubes en réserve pour complément de bilan (CRP, bilan hépatique, ionogramme sanguin, urée, créatininémie, bandelette urinaire)
  - débuter Perfalgan® (paracétamol) en IVL
  - laisser la patiente à jeun
  - appeler l'équipe de gynécologie de garde
- En cas d'agression sexuelle (*cf.* fiche 25)

4. Et ensuite...

- Le service doit disposer d'une « main courante » recensant chaque passage dans un souci de traçabilité avec les coordonnées de la patiente, le motif de consultation, les examens réalisés (cotation des actes) et la prise en charge proposée.
- Au décours de la prise en charge, un courrier relatant la consultation et la prise en charge proposée à la patiente sera adressé à son médecin traitant et/ou son gynécologue pour assurer la continuité des soins et la collaboration public/privé.
- L'ensemble des dossiers est révisé par un médecin senior le lendemain de la garde pour valider les prises en charge proposées et revoir les patientes hospitalisées dans la nuit pouvant être en attente de conduite à tenir.
- Le cas échéant, ne pas hésiter à reconvoquer une patiente pour complément d'investigation.

14 Douleurs pelviennes aiguës

Deux objectifs principaux

Faire le diagnostic le plus rapidement possible car :
- *seul moyen efficace pour traiter la douleur,*
- *évite l'apparition de complications (nécrose de l'ovaire en cas de torsion d'annexe, péritonite en cas d'appendicite...).*

Soulager la douleur dans l'intervalle.

1. Interrogatoire et examen clinique (avec pouls, PA, T°, bandelette urinaire)

Complétés systématiquement par une **échographie pelvienne** (par voie abdominale et endovaginale).

2. Évaluation de la douleur

Par EVA (échelle visuelle analogique) ou à défaut EN (échelle numérique) :
- 0 < EVA < 6 : paracétamol (Paralyoc®) 1 g
- EVA > 6 : voie veineuse + Ringer lactate 500 mL + paracétamol (Perfalgan®) 1 g IVL
- adapter ensuite antalgiques en fonction de : l'évolution de la douleur, la pathologie suspectée (infection ? colique néphrétique ? nécrobiose de fibrome ?), le contexte de grossesse ou non
- attention : pas de nalbuphine, ni AINS si intervention/anesthésie (et pas d'AINS si infection), préférer néfopam (Acupan®) si patiente non enceinte (IVSE 4 amp de 20 mg dans 48 cm^3 de sérum physiologique administré à la dose de 2 mL/h), ou morphine.

3. Voie veineuse périphérique

Systématique si :
- PA ≤ 90/40 mmHg + Ringer lactate 500 mL
- EVA ≥ 6
- T° > 38,5 °C + paracétamol (Perfalgan®) 1 g IVL

4. Examens biologiques systématiques

- **Bandelette urinaire et ECBU** si bandelette urinaire positive (leucocytes +, ou nitrites +, ou hématies +)
- Dosage quantitatif des β-hCG plasmatiques (sauf en cas de ménopause)
- NFS plaquettes
- CRP
- **Recherche de *Chlamydiae* par TAAN** (technique d'amplification des acides nucléiques) sur l'ECBV ou, à défaut, dans les urines (1er jet)

5. Examens complémentaires éventuels

- Bilan préopératoire (TP, TCA, NFS plaquettes, fibrinogène, RAI et groupe sanguin rhésus phénotypé avec double détermination)
- Hémocultures si T° ≥ 38,5 °C
- Prélèvement vaginal et endocol pour examen bactériologique si leucorrhées pathologiques (bactériologie standard et germes des IST)

- ASP
- Échographie abdominopelvienne/rénale
- Avis spécialisés
- Scanner/IRM
- Cœlioscopie diagnostique

6. Traitement selon orientation étiologique et traitement antalgique

Grossesse extra-utérine : *cf.* fiche 19
Salpingite : *cf.* fiche 22
Torsion d'annexe = trois éléments d'orientation :

- douleur brutale en coup de poignard
- signes digestifs (nausées et vomissements)
- notion (connue ou pas) de kyste de l'ovaire

Le diagnostic repose sur le TV (masse hyperalgique latéro-utérine) et l'échographie (image de kyste ovarien hétérogène non vascularisé ou plus rarement de fibrome pédiculé tordu).
Traitement cœliochirurgical urgent permettant le plus souvent une conservation ovarienne, cette possibilité étant d'autant plus grande que le délai entre le début des symptômes et le moment de l'intervention est plus court.
Kyste hémorragique de l'ovaire = deux éléments d'orientation :

- douleur brutale
- douleur provoquée, parfois secondaire à un rapport sexuel

Le diagnostic repose sur le TV (masse hyperalgique latéro-utérine) et l'échographie (image de kyste ovarien hétérogène avec parfois des cloisons ou un niveau liquide et souvent un épanchement dans le cul-de-sac de Douglas d'abondance variable).
Le traitement est essentiellement antalgique avec du repos et une surveillance étroite.
En revanche, en cas d'hémopéritoine majeur, d'aggravation de la symptomatologie ou de doute diagnostique, une intervention cœliochirurgicale s'impose.
Autres causes non gynécologiques :

- causes urinaires : colique néphrétique, infection urinaire
- causes digestives : appendicite aiguë, occlusion intestinale

Elles relèvent d'un traitement spécifique.

15 Antalgiques

Quelques règles d'or

Le mode d'expression d'une douleur est variable, différent et propre à chaque patient. L'objectif n'est pas d'atteindre 0/10 à l'échelle visuelle analogique (EVA) mais un score acceptable par le patient.
Il est plus facile de prévenir la douleur que de la traiter une fois installée.

Principes thérapeutiques

- Évaluer la douleur en s'aidant des échelles globales (EVA)
- Traiter selon l'évaluation, le type de douleur et la demande du patient
- Évaluer rapidement les effets du traitement avec la même échelle d'évaluation
- Prévenir et traiter les effets indésirables
- Réévaluer au quotidien les besoins du patient
- À titre indicatif :
- raisonnement d'utilisation des antalgiques dans les douleurs par excès de nociception selon 3 paliers (EVA) :

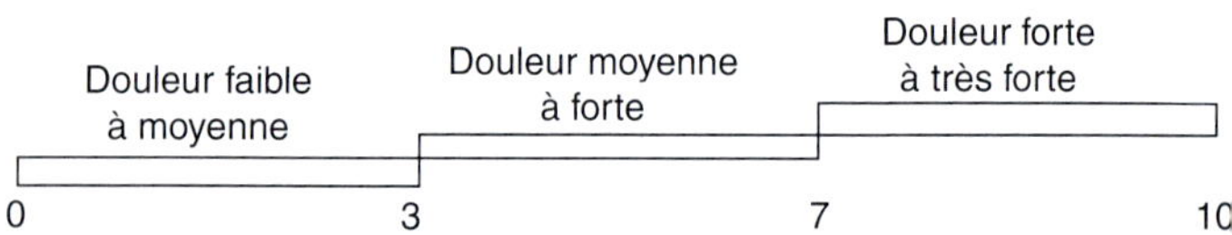

  - palier I : paracétamol
  - palier II : néfopam (Acupan®) et tramadol (ex. : Topalgic®) en association avec le paracétamol, ou codéine seule ou en association avec le paracétamol, dihydrocodéine
  - palier III : morphine, fentanyl, hydromorphone, oxycodone, agonistes purs, etc. après avis spécialisé.

Les AINS peuvent être utilisés comme coanalgésiques à tous les niveaux avec leurs risques d'effets indésirables digestifs et rénaux habituels.

Principaux antalgiques – paliers OMS

	Posologie par 24 h	Rythme
	Palier 1	
Paracétamol	1,5 à 4 g	4 à 6 h
	Palier 2	
Codéine	100 à 300 mg	4 à 6 h

	Palier 3	
Morphine IV bolus ou PCA	Pas de dose maximum	
Morphine orale (Actiskénan®/Sevredol®)		4 h
Nalbuphine 20 mg IV	40 à 80 mg	4 à 6 h
AINS		
Kétoprofène (Profénid®) IV	100 à 300 mg	8 à 12 h
Antalgique pur		
Néfopam (Acupan®) 20 mg IV	80 à 120 mg	4 à 6 h

Surveillance de la douleur

Moyens

- Échelle numérique cotée de 0 à 10

Quand ?

- À l'arrivée du patient pour tout patient
- Et, chez le patient douloureux, tous les jours au repos et à la mobilisation, avant et après administration d'antalgique, avec la même échelle

Exemples de tableaux cliniques

- Colique néphrétique : paracétamol, AINS ou nalbuphine si grossesse
- GEU avec indication chirurgicale : paracétamol IV ou, si inefficace, nalbuphine
- GEU sans indication chirurgicale : paracétamol *per os*

Effets indésirables

1. Morphine

- Constipation (95 %) : prévention et traitement (laxatifs osmotiques et/ou stimulants)
- Nausées, vomissements : métoclopramide (Primpéran®), dompéridone (Motilium®), dropéridol (Droleptan®) (0,5 mg IVL)
- Hallucinations, confusion : halopéridol (Haldol®) ; si inefficace : arrêt de la morphine

2. Signes de surdosage

- Somnolence avec chute de langue en arrière
- Dépression respiratoire (FR < 8/min) :
  - **arrêt du traitement** et réévaluation avec reprise de la morphine à des doses plus faibles
  - **en urgence**, en cas de dépression respiratoire sévère : naloxone (Narcan®) ½ à 1 amp en IVL

Analgésiques non morphiniques

Recommandés en cas de chirurgie de surface peu douloureuse ou en cas de contre-indication à d'autres analgésiques :

- paracétamol (Perfalgan®) :
  - 1 g 3 à 4 fois/24 h (sauf insuffisance hépatocellulaire)
  - relais par voie orale dès que possible (efficacité identique)

Contre-indications	Effets indésirables
Allergie Hépatopathie Alcoolisme Dénutrition Insuffisance rénale	Érythème Urticaire Hépatite Thrombopénie

- ± AINS : 50 mg 4 fois/j pendant 72 h maximum

Contre-indications	Effets indésirables
Ulcère gastroduodénal Déshydratation Traitement par AVK Allergie Grossesse Insuffisance rénale fonctionnelle Association avec IEC	Nausées Douleurs abdominales Diarrhée Ulcération gastrique Hémorragie digestive Insuffisance rénale Syndrome néphrotique Bronchospasme Anémie, agranulocytose Hépatite

- En cas de chirurgie très algique, on peut y ajouter :
  - néfopam (Acupan®) : IV à la seringue électrique 4 amp de 20 mg dans 48 cm^3 de sérum physiologique, administré à la dose de 2 mL/h
  - ± nalbuphine ½ amp (IVL) 6 fois/j ou des antalgiques morphiniques

16 Saignements génitaux

Hors saignements survenant durant la grossesse (pouvant être en rapport avec une grossesse d'évolution normale, une fausse couche, une grossesse extra-utérine ou une maladie trophoblastique).

Stratégie diagnostique

1. Interrogatoire

- Date des dernières règles +++ (toujours éliminer une grossesse !)
- Antécédents gynéco-obstétricaux : ménarche, cycles, contraception (type, oublis ?), date du dernier frottis cervico-utérin, etc.
- Méno ou métrorragies, abondance et couleur des saignements, présence ou non de caillots, caractère provoqué ou spontané, durée, ancienneté
- Prise de traitements (anticoagulants, psychotropes, etc.)
- Signes associés :
  - autres saignements : épistaxis, gingivorragies, ecchymoses faciles, hémorragies du post-partum, etc.
  - douleurs pelviennes
  - signes d'hypothyroïdie
- Retentissement des saignements : signes d'anémie (asthénie, pâleur, dyspnée, etc.)

Pour les ménorragies (saignements > 80 mL), l'usage du score de Higham est utile afin d'objectiver la quantité des saignements (*cf.* fiche 31). Il est reproductible et facile d'utilisation. Un score > 100 définit les ménorragies. Un score > 150 nécessite une prise en charge chirurgicale.

2. Examen physique

Un examen gynécologique complet doit être réalisé (sauf chez la patiente jeune en période pubertaire) :

- palpation abdominopelvienne : utérus augmenté de taille, globuleux (fibromes, adénomyose), masse (fibrome, tumeur ovarienne, etc.)
- inspection vulvopérinéale
- examen sous spéculum (cancer du col, polype cervical, lésion vaginale, etc.)
- toucher vaginal
- examen des seins et de la thyroïde

Il est impératif de rechercher des signes d'anémie et d'en évaluer la tolérance.

3. Examens complémentaires

- Biologiques
  - β-hCG systématiques afin d'éliminer une grossesse
  - NFS : anémie microcytaire ?
  - bilan d'hémostase (plaquettes, TP et TCA)
  - facteur Willebrand : indication large chez l'adolescente +++
  - bilan thyroïdien (TSH, T4 et T3) : si signes de dysthyroïdie
  - bilan hormonal (FSH, LH, E2) : uniquement en cas de cycles irréguliers

- Frottis cervico-utérin à réaliser si non à jour et si col anormal, privilégier un examen colposcopique
- Imagerie :
  - échographie pelvienne par voie sus-pubienne et endovaginale ± hystérosonographie. L'échographie est au mieux réalisée par les techniques 3D avec coupe coronale
  - biopsie d'endomètre : systématique après 45 ans et/ou en cas de facteurs de risque de cancer de l'endomètre. Elle est réalisée à la pipelle de Cornier ou dirigée sous hystéroscopie diagnostique
  - hystéroscopie diagnostique en consultation (vaginoscopie) : en 2de intention pour exploration endocavitaire avec biopsies dirigées si besoin
  - IRM : pas en 1re intention +++. Indiquée dans les utérus polymyomateux (> 5 myomes), un utérus volumineux adénomyosique, le bilan d'extension des néoplasies endométriales

Traitement

Peu importe l'étiologie, il est impératif de corriger une anémie ferriprive par traitement martial (fer *per os* ou IV) ou transfusion de culot globulaires si nécessaire.

1. Période pubertaire

Les deux principales causes sont les dysfonctionnements hormonaux et les troubles de la coagulation.

- Traitement symptomatique :
  - antifibrinolytique (acide tranexamique 2 à 4 g/j) durant les règles
  - AINS : acide méfénamique, ibuprofène ou naproxène durant la période de règles
- Traitement spécifique de la coagulopathie : desmopressine en cas de maladie de Willebrand
- Traitement spécifique si dysfonctionnement hormonal : pilule œstroprogestative minidosée de 2e génération, progestatif 10 j/mois, etc.
- Saignements sous anticoagulant : rechercher un surdosage et traitement par antidote

2. Période d'activité génitale

La présence d'un désir de grossesse est un élément fondamental à rechercher à l'interrogatoire car il va guider les choix thérapeutiques +++.

Traitement des étiologies organiques

La prise en charge dépend de la cause des saignements.

- Polypes : résection hystéroscopique.
- Myomes : myomectomie (hystéroscopique en cas de myomes de type 0, 1 ou 2, cœlioscopique ou laparotomie).
- Adénomyose : SIU au lévonorgestrel ou agonistes de la GnRH avec add-back thérapie (ajout d'œstrogènes par voie percutanée afin de limiter les effets indésirables liés à la carence œstrogénique).
- Rétention trophoblastique : résection hystéroscopique.

En cas d'absence de projet de grossesse et uniquement dans ce contexte, il faut associer une résection d'endomètre qui augmente l'efficacité sur les saignements, ou en cas d'échec ou de refus de la patiente d'une hystérectomie.

Traitement des hémorragies utérines fonctionnelles

- Traitement médical en 1re intention :
  - SIU au lévonorgestrel
  - antifibrinolytique (acide tranexamique)
- Et en 2e intention :
  - AINS (d'autant plus si dysménorrhée associée)
  - contraception œstroprogestative
  - macroprogestatif

Traitement chirurgical (notamment si score de Higham > 150)

- Conservateur. Technique de 1re génération : endométrectomie sous hystéroscopie opératoire, ballonnets thermiques, radiofréquence.
- Radical : hystérectomie par voie vaginale, cœlioscopique ou laparotomie.

3. Ménopause

Il faut systématiquement éliminer une pathologie organique et jusqu'à preuve du contraire ; la première étiologie à évoquer est le cancer de l'endomètre.
En période ménopausique, l'épaisseur de l'endomètre normale en échographie est ≤ 4 mm, que la patiente soit ou non sous THM.
Une analyse histologique est impérative par pipelle de Cornier ou biopsie dirigée sous hystéroscopie diagnostique.

17 Myome utérin

D'après les RPC du CNGOF 2011.
Il n'y a pas d'indication à traiter un ou des myomes non symptomatiques, y compris chez la femme infertile, sauf en présence d'un myome sous-muqueux de type 0-1.

Consultation initiale

Réalisable par tout médecin qui recherche :

- motifs de consultation :
  - parfois consultation en urgence pour hémorragie ou douleur pelvienne
  - dans les autres cas : troubles des règles (principalement ménorragies ou ménométrorragies), douleur, gêne et pesanteur, compression avec pollakiurie diurne ou nocturne, constipation, rétention d'urines, phlébite
- antécédents obstétricaux, fertilité de la patiente, désir de grossesse
- retentissement sur l'état général de la patiente (anémie) et sa qualité de vie
- facteurs de risque et traitements hormonaux suivis

Bilan

- Échographie pelvienne : endovaginale et transpariétale avec doppler :
  - important : préciser les principaux symptômes cliniques et les informations attendues
  - objectifs : préciser la cartographie des myomes (nombre, taille, localisation) et rechercher une pathologie associée (hypertrophie de l'endomètre, adénomyose, polype utérin, kyste de l'ovaire, voire cancer de l'endomètre surtout après la ménopause)
- NFS : recherche d'une anémie
- Frottis du col utérin : à contrôler ou à refaire

Traitement

- Traiter les symptômes : acide tranexamique pour les hémorragies, antalgiques pour la douleur, fer pour l'anémie
- Modulateurs sélectifs des récepteurs à la progestérone (SPRM : ulipristal – Esmya®) et analogues de la LHRH, pendant 3 mois, pouvant se discuter pour corriger une anémie, arrêter des saignements ou réduire le volume utérin dans le but de changer de voie d'abord et de méthode de traitement. Efficacité plus rapide et meilleure tolérance des SPRM par rapport aux analogues de la LHRH

Seconde consultation

Avec les résultats de l'échographie et de la biologie :
Complément de bilan éventuel

- IRM pelvienne avec coupes en T1, T2, injection de gadolinium en sagittal coronal et transversal : si l'échographie n'apporte pas toutes les informations attendues, ou systématiquement lorsqu'un traitement conservateur du type embolisation des artères utérines est envisagé
- Hystéroscopie ± biopsies dirigées : au moindre doute pour éliminer un cancer de l'endomètre (rarissime léiomyosarcome), surtout après la ménopause

- La classification FIGO 2011 des myomes utérins (PALM-COEIN) permet une description plus objective de la localisation des fibromes utérins (cartographie) et par conséquent une meilleure transmission des données entre le radiologue, le gynécologue et le chirurgien :

Sous-muqueux	0	Pédiculé intracavitaire
	1	< 50 % intramural
	2	≥ 50 % intramural
Intramural ou interstitiel	3	100 % intramural, au contact de l'endomètre
	4	Intramural
Sous-séreux	5	Sous-séreux, ≥ 50 % intramural
	6	Sous-séreux, < 50 % intramural
	7	Sous-séreux pédiculé
Autres	8	Autre, parasite (cervical, ligament rond, ligament large)
Hybride (touchant à la fois l'endomètre et la séreuse)	2–5	Deux chiffres séparés d'un trait d'union, le premier, précisant le rapport avec l'endomètre, le second avec la séreuse Ex. : hybride, sous-muqueux de classe 2 et sous-séreux de classe 5

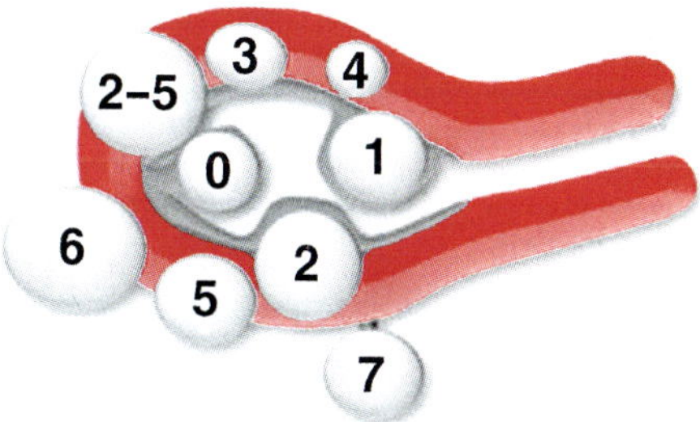

Prise en charge thérapeutique

- Information de la patiente concernant les résultats du bilan et les indications thérapeutiques qui en découlent
- Paramètres sur lesquels reposent les indications thérapeutiques : âge, désir de grossesse, taille, nombre et localisation des myomes et, bien sûr, avis de la patiente (il s'agit d'une pathologie bénigne pour laquelle existent de nombreuses possibilités thérapeutiques)
- Indications thérapeutiques selon le type de traitement :
  - embolisation des artères utérines :
    - absence de désir de grossesse, multipare
    - myome unique ou myomes multiples de localisation interstitielle

- volume global ne dépassant pas l'ombilic cliniquement, ou 12 cm de plus grand diamètre pour un myome, 15 cm pour 2 myomes
      - pas de myome sous-séreux ou sous-muqueux pédiculé
      - pas de myome nécrobiosé
  - myomectomie cœlioscopique :
      - myome interstitiel ou sous-séreux < 8 cm, nombre de myomes à retirer ≤ 1–3
      - utilisation du morcellateur pour extraire le(s) fibrome(s) et suture en 2 plans ; possibilité de ligature chirurgicale des artères utérines associée pour diminuer le saignement peropératoire
  - hystérectomie par voie basse :
      - utérus ne dépassant pas la mi-distance entre la symphyse pubienne et l'ombilic, ou poids estimé < 500 g, ou largeur < 11 cm
      - bonne perméabilité vaginale
      - pas de pathologie annexielle ou de risque d'adhérences pelviennes
  - hystérectomie cœlioscopique :
      - utérus ne dépassant pas la mi-distance entre la symphyse pubienne et l'ombilic, ou poids estimé < 500 g
      - bonne perméabilité vaginale ou utilisation du morcellateur
      - pathologie annexielle ou risque d'adhérences pelviennes
- Indications thérapeutiques selon les caractéristiques du (des) myome(s) :
  - myome sous-muqueux de type 0 ou 1 et de diamètre < 4 cm : myomectomie par hystéroscopie
  - myome sous-muqueux de type 2 ou de gros volume, myomes interstitiels ou sous-séreux non pédiculé : soit traitement conservateur (chirurgical : myomectomie ; non chirurgical : embolisation des artères utérines, myolyse, traitement médicamenteux), soit traitement radical (hystérectomie, en privilégiant les voies vaginale, cœlioscopique ou cœliovaginale, et en limitant la laparotomie aux utérus très volumineux)
  - myome sous-séreux pédiculé si symptomatique et donc volumineux : myomectomie par cœlioscopie avec morcellation du myome

Il y a souvent plusieurs types de myomes et il est possible d'associer plusieurs thérapeutiques, par exemple : myomectomie par hystéroscopie + myomectomie par cœlioscopie ou myolyse.

Classification hystéroscopique des myomes sous-muqueux selon la Société européenne d'hystéroscopie

Type 0	Fibrome sous-muqueux pédiculé
Type 1	Fibrome sous-muqueux sessile dont la composante intramurale est < 50 %
Type 2	Fibrome sous-muqueux sessile dont la composante intramurale est > 50 %

Wamsteker K, Emanuel MH, de Kruif JH. Obstet Gynecol. 1993 ; 85(5):736–40.

La veille de l'intervention

- S'assurer de l'absence de grossesse en cas de doute (test β-hCG)
- S'assurer de l'absence de nouveaux éléments pouvant influer sur la décision thérapeutique
- Vérifier la bonne compréhension des informations données en préopératoire
- Vérifier que l'iconographie qui a permis la décision thérapeutique est disponible pour la réalisation de l'intervention

En postopératoire

- Traitement antalgique : surtout après embolisation des artères utérines et après laparotomie
- Traitement anticoagulant après intervention chirurgicale (myomectomie ou hystérectomie)
- Après résection hystéroscopique (selon les équipes et les résultats) : prévenir la patiente d'une possibilité de 2de intervention ou d'une éventuelle hystéroscopie de contrôle (vérification de la cicatrisation et de l'absence de synéchies)
- Après myomectomie :
  - NFS : selon l'importance du saignement peropératoire
  - informer la patiente de la qualité de la cicatrice utérine dans l'optique d'une future grossesse et de la nécessité ou non d'une césarienne
  - récupérer les résultats histologiques
- Après hystérectomie :
  - vérifier éventuellement l'absence de retentissement ovarien, urinaire ou digestif
  - récupérer les résultats histologiques
  - arrêter toute contraception

18 Prise en charge des grossesses arrêtées et des fausses couches spontanées (FCS) du 1er trimestre

D'après les RPC du CNGOF 2014.

Deux principes à ne pas oublier

- Être sûr de l'arrêt de la grossesse : au besoin 2e écho à 8 j
  - GIU arrêtée :
    - sac gestationnel intra-utérin, embryon visualisé avec LCC > 7 mm, sans activité cardiaque
    - sac gestationnel intra-utérin ≥ 25 mm, sans embryon visualisé
  - GIU d'évolutivité incertaine :
    - sac gestationnel intra-utérin, embryon visualisé avec LCC < 7 mm, sans activité cardiaque
    - sac gestationnel intra-utérin < 25 mm, sans embryon visualisé
    - contrôler l'évolutivité à 10 j

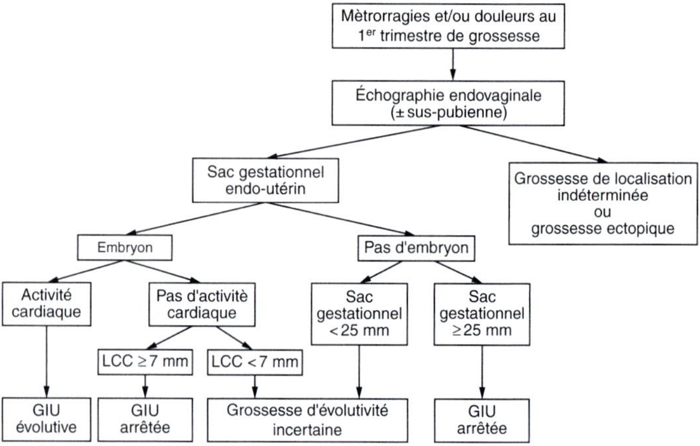

- Après 2 ou 3 FCS, nécessité d'un bilan complet (*cf.* fiche 5) :
  - il faut rechercher :
    - diabète
    - SAPL
    - hypothyroïdie avec présence d'Ac anti-TPO et anti-TG
    - carence vitaminique (B9, B12)
    - hyperprolactinémie

- altération de la réserve ovarienne
- malformation utérine
- anomalie utérine acquise (les anomalies utérines s'investiguent par l'échographie, l'hystérosalpingographie ou l'hystéroscopie)

– il faut réaliser un caryotype du couple

Trois types de traitement

Expectative

En cas de grossesse arrêtée, l'expectative n'est pas conseillée.

Traitement médical

Il peut être proposé pour traiter une grossesse arrêtée < 14 SA quelle que soit la taille du sac et de l'embryon :

- misoprostol : le misoprostol doit être administré par voie vaginale à la dose unique de 800 µg (4 capsules), éventuellement renouvelée au bout de 24-48 h (taux de succès le plus souvent > 80 %). L'administration préalable de mifépristone n'est pas recommandée
- contrôle échographique 10 à 15 j plus tard. En cas de persistance du sac gestationnel après la prise de misoprostol, il semble raisonnable de respecter un certain délai (2 j à 2 semaines) avant d'envisager une alternative thérapeutique. Si expulsion incomplète : nouveau traitement médical ou aspiration

Traitement chirurgical

→ Conditions opératoires habituelles avec consultation d'anesthésie :

- 1 capsule de misoprostol de 200 µg par voie orale dans les 2 h qui précèdent le geste
- sous anesthésie générale ou locale (bloc cervical) : aspiration douce à la canule transparente
- antibioprophylaxie conseillée par C1G, céfazoline : 1 dose de 2 g IVD ou C2G, céfoxitine

En cas de fausse couche incomplète, le traitement médical par misoprostol n'est pas recommandé car il n'améliore pas le taux d'évacuation utérine complète à 2 semaines par rapport à une simple expectative et ne réduit pas les risques de complications hémorragiques et infectieuses.

En cas de suspicion de rétention trophoblastique prolongée, une hystéroscopie diagnostique est recommandée. La résection de résidu trophoblastique par hystéroscopie est plus efficace que le curetage à l'aveugle, moins responsable de synéchies postopératoires et permet des délais de conception plus courts.

Prise en charge globale

Le choix revient à la patiente

Traitement médical	Traitement chirurgical
Temps d'expulsion plus long Risque hémorragique Risque d'échec Nécessité d'une surveillance Contre-indication : FCS hémorragique	Anesthésie générale Risque de perforation 1 % Risque infectieux Risque de synéchies ≈ 10 %

Bilan biologique

- Groupe sanguin, rhésus : à vérifier ou à prélever
- RAI pour les patientes rhésus négatif et/ou aspiration envisagée
- TP, TCA, fibrinogène si aspiration envisagée

Traitement antalgique systématique

- Paracétamol (Dafalgan®, Doliprane®) 4 gélules/j (max. 6/j)
- Ibuprofène (Advil®, Brufen®) :
  - 400 mg 3 fois/j
  - contre-indications : ulcère gastroduodénal, insuffisance hépatique ou rénale sévère, allergie à l'ibuprofène

Indications de la prévention de l'allo-immunisation anti-D

Pour toute patiente rhésus D négatif :

- après prélèvement pour RAI
- 1 injection IV directe ou IM d'immunoglobulines anti-D (Rhophylac®) 200 μg
- pas de contrôle RAI après l'injection

Soutien psychologique

- Vérification de la vaccination rubéolique.
- Information pour la prise d'acide folique.

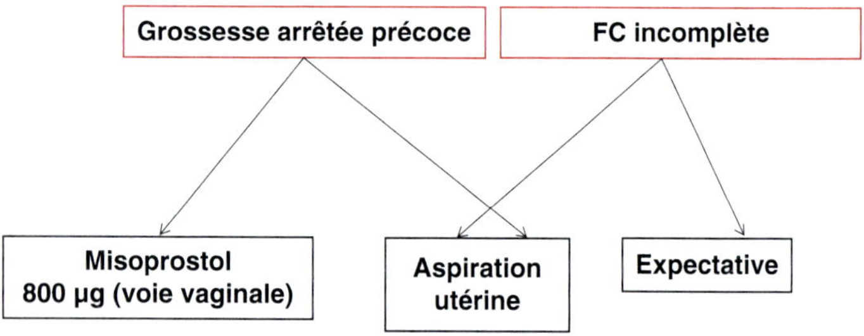

Évacuation utérine en cas de fausse couche précoce

19 GROSSESSE EXTRA-UTÉRINE

Stratégie diagnostique

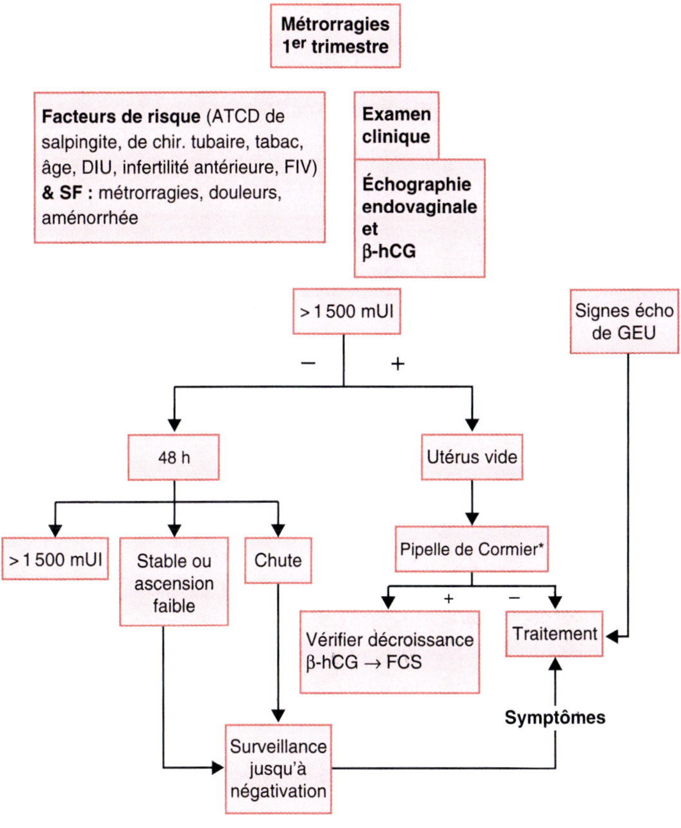

* La mise en évidence de villosités choriales intra-utérines présente une sensibilité moyenne de 70 %, donc l'absence de tissu chorial intra-utérin ne permet pas le diagnostic formel de GEU mais la présence permet de l'éliminer.

Traitement

1. Traitement chirurgical : radical ou conservateur

Voie d'abord

- Cœliochirurgicale
- Laparotomie si contre-indication à la cœlioscopie (état de choc hémodynamique, abdomen adhérentiel ou contre-indication anesthésique)
- Incision de la trompe sur le bord antimésial (césarienne tubaire) avec aspiration du trophoblaste après manœuvre d'hydrodissection
- Injection de méthotrexate en postopératoire immédiat possible (1 mg/kg en IM) : améliore le taux de succès du traitement conservateur
- Salpingectomie selon état de la trompe, âge, antécédents obstétricaux, etc.

Surveillance après traitement conservateur

- Dosage β-hCG 48 h après l'intervention (par rapport au taux initial) :
  - si taux < 15 %, succès : contrôle hebdomadaire de la β-hCG jusqu'à négativation
  - si taux 15–35 % : contrôle hebdomadaire de la β-hCG jusqu'à négativation
  - si taux > 35 %, échec probable : traitement par méthotrexate 1 mg/kg en IM (si non réalisé au préalable) puis contrôle hebdomadaire de la β-hCG jusqu'à négativation
- Alternative : 1er dosage à J7 :

R = (taux hCG J7 – taux hCG J0/taux hCG J0) × 100

J7 correspond au jour où le dosage est fait et J0 au taux initial le jour du traitement

  - si R < – 80 : injection méthotrexate 1 mg/kg IM
  - si mauvaise évolution de la cinétique des β-hCG : discuter reprise chirurgicale

2. Traitement médical

Il concerne les formes asymptomatiques ou paucisymptomatiques de GEU considérées comme pas ou faiblement évolutives.

Contre-indications du traitement médical par méthotrexate

- Refus de la patiente
- Difficultés de surveillance en ambulatoire (patiente non observante, éloignement géographique, solitude)
- État hémodynamique instable
- Épanchement intra-abdominal de grande abondance
- Douleurs abdominales importantes
- GEU ≥ 4 cm
- Activité cardiaque visible
- β-hCG > 5 000 mUI/mL (discutable ++ entre 5 000 et 10 000 mUI/mL)
- Thrombopénie < 100 000/mm^3
- Leucopénie < 2 000/mm^3
- Élévation de la créatinine > 130 µmol/L
- Élévation des enzymes hépatiques (ALAT ou ASAT > 2 × normale)
- Score de Fernandez > 13

Score de Fernandez

	1	2	3
Âge gestationnel	> 49 j	> 42 j et < 49 j	< 42 j
Taux d'hCG (mUI/mL)	< 1 000	1 500–5 000	> 5 000
Taux de progestérone (ng/mL)	< 5	5 à 10	> 10 ou non connu
Douleurs abdominales	Absentes	Provoquées	Spontanées
Hématosalpinx (cm)	< 1	1–3	> 3
Hémopéritoine	0	1–100	> 100

Bilan préthérapeutique

- β-hCG, progestérone (si GEU jugée active, ou score de Fernandez utilisé)
- NFS + plaquettes, TP, TCA, fibrinogène
- Créatinine, bilan hépatique (ASAT et ALAT)

Modalités du traitement médical par méthotrexate (habituellement réalisé en ambulatoire)

- 1 mg/kg en IM, ou même dose par injection *in situ* (après ponction du sac ou de l'hématosalpinx)
- Prescription d'un traitement antalgique à la demande :
  - prévenir la patiente de l'exacerbation des douleurs pelviennes pouvant être notée dans les 24 h suivant l'injection et pouvant persister jusqu'au 4e j
  - proposer un arrêt de travail si travail non sédentaire (pour les 8 premiers j)
  - en cas de traitement médical réalisé avec un taux de progestérone > 10 ng/mL, possibilité d'ajouter 600 mg de mifépristone

Surveillance après traitement médical

- Dosage de la β-hCG à J7 puis 1 fois/semaine jusqu'à négativation (en moyenne 30 j)
- L'indication d'une réinjection est posée quand :
  - à J4 : $R \geq 50$ (où R = (taux hCG J7 – taux hCG J0/taux hCG J0) × 100)
  - à J7 : $R \geq 15$
  - à J14 : $R < 25$

→ 2e injection IM de méthotrexate à la même dose

→ Poursuite de la surveillance de la β-hCG 1 fois/semaine

- En cas d'algies intenses, rupture tubaire avec hémopéritoine, ou échec après 2 ou 3 injections de méthotrexate

→ Cœlioscopie « de rattrapage »

- ± Hystérosalpingographie : 3 mois après la fin du traitement médical (c'est-à-dire 3 mois après négativation de la β-hCG) dans le contexte d'un bilan d'infertilité

3. Abstention thérapeutique

Indications

- Patiente asymptomatique ET évolution spontanément décroissante de la β-hCG

Contre-indications

- Difficultés de surveillance en ambulatoire (patiente non observante, éloignement géographique, solitude)
- β-hCG > 1 500 mUI/mL
- Hémopéritoine > 2 cm

Surveillance

- β-hCG 1 fois/semaine jusqu'à négativation

4. Pour toute patiente

- Groupe sanguin, rhésus
- Recherche de *Chlamydiae* par PCR dans les urines (ou ECBV et endocol)
- **Pour toute patiente rhésus négatif**, prévention de l'allo-immunisation rhésus :
  - immunoglobulines anti-D (Rhophylac®) 200 µg : 1 injection IV directe après contrôle des RAI
  - pas de contrôle après injection

Cas particuliers

- Si GEU cornuale, ovarienne, abdominale, préférer le traitement médical, même si le diagnostic est fait pendant la cœlioscopie, par ponction évacuatrice et injection de méthotrexate *in situ* sous contrôle de la vue. Si la progestérone est > 10 ng/mL, possibilité d'adjoindre 600 mg de mifépristone
- De la même manière, préférer un traitement médical à une laparoconversion si l'abdomen est adhérentiel, rendant la chirurgie cœlioscopique difficile
- En cas de grossesse dans la cicatrice de césarienne, proposer un traitement médical avec ponction directe *in situ* sous contrôle échographique
- En cas de grossesse cervicale, traitement médical avec discussion d'une embolisation hypersélective des artères utérines
- En cas de traitement cœlioscopique conservateur avec GEU active (activité cardiaque positive, et/ou progestérone > 10 ng/mL) ou avortement tubo-abdominal, il est possible d'adjoindre systématiquement une injection de méthotrexate à 1 mg/kg en IM systématique

Résultats

- Le taux de succès du traitement radical est proche de 100 %
- Le taux de succès du traitement conservateur est de 90 % et proche de 100 % si méthotrexate systématiquement associé
- Le taux de succès du traitement médical est de 85 %

Fertilité

Elle semble quasi identique, quel que soit le traitement proposé.

20 MALADIES TROPHOBLASTIQUES

Le diagnostic de môle hydatiforme est en général fait au 1er trimestre de la grossesse.

En cas de suspicion échographique de môle hydatiforme

- β-hCG quantitatifs
- Bilan préopératoire
- Évacuation du contenu utérin (traitement de référence) : aspiration à la canule sous contrôle échographique pour limiter le risque de perforation et en contrôlant la vacuité +++
- Voie veineuse de bon calibre, oxytocine (Syntocinon®) IV en fin d'intervention, injection d'immunoglobulines anti-D chez les femmes rhésus négatif
- Pas de traitement des kystes lutéiniques ovariens en l'absence de complications
- Anatomopathologie (avec relecture par un centre référent)
- Aucun bilan d'extension
- Si môle confirmée :
  - contrôle échographique de la vacuité vers J14 : 2e aspiration si rétention (image de diamètre antéropostérieur > 17 mm)
  - jamais de 3e aspiration :
    - surveillance des β-hCG 1 fois/semaine (dans le même laboratoire ++) jusqu'à négativation confirmée sur 3 dosages successifs
    - puis si môle complète : surveillance mensuelle des β-hCG pendant 12 mois (6 mois si négativation dans un délai < 8 semaines)
    - puis si môle partielle : surveillance mensuelle des β-hCG pendant 6 mois
    - contraception efficace (œstroprogestatifs) pendant la période de surveillance

En cas de tumeur trophoblastique gestationnelle (TTG) post-môlaire

- Environ 15 % des môles complètes évoluent vers une TTG et 3 % des môles partielles
- Critères de diagnostic de TTG après aspiration d'une môle :
  - réascension des β-hCG (accroissement ≥ 10 %) sur au moins 3 dosages hebdomadaires consécutifs, sur au moins 2 semaines (J0, J7, J14)
  - stagnation des β-hCG sur au moins 4 dosages hebdomadaires consécutifs, sur au moins 3 semaines (J0, J7, J14, J21)
  - persistance d'hCG positifs à 6 mois de l'évacuation utérine
  - diagnostic histologique de choriocarcinome
- Si diagnostic de TTG posé, bilan d'extension avec écho-doppler pelvien, IRM pelvienne et cérébrale, TDM thoracoabdominale (± dénombrement des métastases pulmonaires par radiographie pulmonaire simple)
- Calcul du score FIGO (*cf.* fiche 32) avec le bilan d'extension (≤ 6 = bas risque ; ≥ 7 = haut risque)
- Bilan biologique : NFS plaquettes, ionogramme, urée, créatinine, bilan hépatique
- Monochimiothérapie par méthotrexate si bas risque et polychimiothérapie (EMA-CO, BEP) si haut risque

En cas de métrorragies persistantes inexpliquées après un accouchement normal

- Toujours penser au diagnostic de tumeur trophoblastique gestationnelle du post-partum
- Dosage d'hCG quantitatif (très élevé, souvent > 100 000 UI/L)

En cas de « triploïdie » à l'anatomopathologie d'une grossesse arrêtée

- Faire relire les lames pour affirmer ou infirmer la môle hydatiforme

Pour toute patiente

- Contacter un centre de référence des maladies trophoblastiques
- Le centre envoie deux documents :
  - formulaire de consentement à signer par la patiente
  - formulaire de renseignement à renvoyer par le médecin
- La patiente recevra ensuite un document d'information sur le type de maladie trophoblastique dont elle est porteuse (môle ou TTG)
- Le centre récupère directement les résultats des β-hCG au niveau du laboratoire, envoie régulièrement la courbe de décroissance des β-hCG, alerte le médecin en cas d'évolution anormale des β-hCG, organise la relecture par un pathologiste référent et renvoie des documents de suivi au médecin

21 Infections génitales basses

Mycose vulvovaginale aiguë

- Correspond à un déséquilibre de la flore vaginale
- Ne fait pas partie des infections sexuellement transmissibles (IST)

Examens complémentaires

- Non systématiques si clinique évocatrice et aspect évocateur (filaments mycéliens le plus souvent) à l'examen direct au microscope
- Prélèvement vaginal (PV) si doute

Traitement

Traitement topique (associant ovule vaginal et application de crème vulvaire) :

- par nitro-5-imidazolés : sertaconazole (Monazol®) ou fenticonazole (Lomexin®) : 1 ovule unique le soir au coucher et application de crème pendant 7 j
- règles hygiénodiététiques

Mycoses récidivantes

- > 6 épisodes/an, avant/après les règles
- Éliminer une autre pathologie vulvovaginale +++ et en particulier une dermatose

Examens complémentaires

PV avec recherche parasitologique avec antifongigramme (intérêt ++, surtout si de nombreux traitements ont déjà été tentés)

Traitement

Per os : fluconazole 150 mg (Beagyne®) : 1 gélule/semaine pendant 2 semaines, puis toutes les 2 semaines pendant 1 mois, puis 1 fois/mois sur 4 à 6 mois (protocole de Sobel)

Vaginose bactérienne

- Situation fréquente (10–20 % des femmes adultes) caractérisée par un déséquilibre de la flore vaginale avec prolifération anormale de diverses espèces microbiennes, surtout anaérobies
- Il ne s'agit pas d'une vaginite et ce n'est pas une IST

Examens complémentaires

PV : évaluation du score de Nugent (test de référence, utilisant la coloration de Gram pour évaluer la composition de la flore. Un test ≥ 7 traduit une vaginose).

Traitement

- Métronidazole 500 mg : 1 cp 2 fois/j pendant 7 j (traitement local moins efficace)
- Ou secnidazole (Secnol®) : 1 sachet de 2 g en une prise unique *per os* (hors AMM)

Infection à *Trichomonas*

IST due à *Trichomonas vaginalis*, fréquente et très contagieuse (leucorrhées verdâtres bulleuses)

Examens complémentaires

- Aspect typique à l'examen direct au microscope
- ECBV

Traitement

- Secnidazole (Secnol®) : 1 sachet de 2 g en une prise orale unique
- Ou métronidazole (Flagyl® 500 mg) : 4 cp en une prise unique *per os*
- Traitement du partenaire systématique, identique

Cervicite ou urétrite à *Chlamydia trachomatis*

IST assez fréquente chez les 15–25 ans, souvent asymptomatique.

Examens complémentaires

Prélèvement vaginal sur milieu spécial (technique d'amplification PCR ou LCR).

Traitement

- Azithromycine (Zithromax Monodose®) 250 mg : 4 cp (1 g) en une seule prise unique *per os*
- Traitement du partenaire systématique, identique
- Si touchers pelviens douloureux, attention de ne pas méconnaître une infection génitale haute (IGH)

Infection à gonocoque

- IST assez peu répandue en France, mais en constante augmentation, pouvant entraîner une cervicite ou une urétrite
- Augmentation préoccupante des souches résistantes à la plupart des antibiotiques

Examens complémentaires

Prélèvement vaginal et endocervical soit par cultures (écouvillon standard), soit sur milieu spécial (technique d'amplification PCR ou LCR)

Traitement

- C3G en traitement minute : ceftriaxone 500 mg IM (à préférer au céfixime 400 mg *per os* car apparition de résistances)
- Si allergie avérée : Zithromax Monodose® 1 g
- Même traitement par ceftriaxone pour le partenaire

Infection à *Herpes Simplex Virus* (HSV)

IST virale fréquente, souvent asymptomatique ou non diagnostiquée due aux virus HSV-1 et HSV-2.

Examens complémentaires

Prélèvement vésiculaire avec milieu spécifique : techniques d'immunofluorescence ou PCR, ou cultures (qui impliquent un transfert rapide au laboratoire).

Traitement

- En cas de primo-infection :
  - valaciclovir 500 mg 2 fois/j pendant 10 j
  - forme sévère :
    - hospitalisation
    - aciclovir 5 mg/kg/8 h, IV pendant 8–10 j
    - pose d'une sonde urinaire à demeure
    - anesthésiques locaux type lidocaïne gel
- En cas de récurrence : valaciclovir 500 mg 2 fois/j *per os* pendant 5 j
- Récurrences fréquentes (≥ 6/an) : proposer un traitement prophylactique par valaciclovir 500 mg : 1 cp/j pendant 6 à 12 mois

22 Infections génitales hautes (salpingites)

D'après les RPC du CNGOF 2012.

Comprend les infections utérines (endométrites) et utéroannexielles (salpingites) ainsi que les formes compliquées : abcès tubo-ovariens et pelvipéritonites.
Infections généralement plurimicrobiennes.
Pathogènes habituels :
- *Chlamydia trachomatis : 10 à 30 %*
- *Gonocoques : 1 à 10 % devenus multirésistants, à traiter avec C3G exclusivement*
- *Mycoplasmes : seul M. genitalium est pathogène (pas de kit de détection disponible), M. hominis et Ureaplasma probablement non pathogènes en dehors gestation*
- *Anaérobies : 20 à 50 % (difficiles à mettre en évidence)*
- *Germes issus de la flore vaginale : entérobactéries (E. coli : 20 à 30 %, klebsielles), streptocoques, entérocoques, etc.*

Clinique

Les critères suivants doivent être utilisés pour faire le diagnostic d'infection génitale haute (IGH). La présence des critères majeurs (en l'absence d'autre diagnostic) est suffisante pour la mise en route du traitement :

Critères majeurs proposés (l'absence des critères tend à éliminer le diagnostic d'IGH)

- Douleur pelvienne spontanée (en l'absence d'autre pathologie)
- **Et** :
  - douleur annexielle provoquée
  - et/ou douleur à la mobilisation utérine

Critères additifs (chaque critère présent augmente d'autant la probabilité d'une IGH)

- Interrogatoire :
  - antécédent d'IST
  - contexte de post-partum, post-abortum, manœuvre endo-utérine récente
  - métrorragies
  - syndrome rectal (ténesme, épreinte)
- Examen clinique :
  - T > 38 °C
  - leucorrhées purulentes
- Examens complémentaires :
  - élévation de la CRP et hyperleucocytose
  - présence de *Chlamydia trachomatis*, gonocoque ou *Mycoplasma genitalium* à l'examen bactériologique
  - histologie :
    - endométrite à la biopsie endométriale
    - salpingite à la biopsie fimbriale

- présence de signes échographiques spécifiques :
  - épaississement pariétal tubaire > 5 mm ;
  - **ou** signe de la roue dentée (franges tubaires épaissies donnant un aspect de septa incomplets)
  - **ou** masse hétérogène latéro-utérine ± cloisonnée avec de fins échos
- Absence d'autre pathologie (GEU, appendicite, endométriose, kyste compliqué, infection urinaire, etc.)

Explorations

Prélèvements microbiologiques (indispensables)

- Au niveau vaginal (bonne performance des tests bactériologiques à ce niveau pour la recherche des IST) puis de l'endocol (après désinfection de l'exocol) :
  - recherche de *Chlamydia* et gonocoque par technique d'amplification (PCR, etc.)
  - recherche de germes banals (écouvillon standard ou type Portagerm®)
- Si femme porteuse d'un DIU : retrait conseillé et mise en culture

Échographie pelvienne

Pour éliminer un autre diagnostic (appendicite, GEU, kyste ovarien, etc.) et rechercher une complication : abcès tubaire (pyosalpinx) ou ovarien, voire du Douglas.

En cas de doute diagnostique

- Scanner abdominopelvien (voire IRM en 2de intention), cœlioscopie (en documentant l'exploration, avec prélèvements microbiologiques)
- D'autres prélèvements sont à effectuer en fonction du contexte :
  - NFS + plaquettes et dosage de la CRP : ils sont peu perturbés dans les IGH non compliquées
  - β-hCG pour éliminer une grossesse
  - sérologies VIH, hépatites B et C, TPHA-VDRL : à ne faire qu'en fonction du contexte de risque d'IST
  - bandelette urinaire ± ECBU : si diagnostic de pyélonéphrite possible
  - hémocultures si fièvre ≥ 38,5 °C

Conduite à tenir

- IGH non compliquée : traitement ambulatoire, durée habituelle de 14 j
- IGH sévère ou compliquée : hospitalisation et initiation du traitement par voie parentérale (associant des antalgiques type paracétamol [Perfalgan®] et/ou AINS)
- Principe : antibiothérapie à large spectre probabiliste
- Si gonocoque suspecté ou confirmé : ajouter de principe une injection IM de ceftriaxone 500 mg (préférable au céfixime oral – 400 mg car apparition de résistances)

IGH non compliquée (antibiothérapie orale, 14 j)

- Ofloxacine 400 mg 2 fois/j et métronidazole 500 mg 2 fois/j
- **Ou** moxifloxacine (Izilox®) 400 mg 1 fois/j en monothérapie
- **Ou** doxycycline 100 mg 2 fois/j et métronidazole 500 mg 2 fois/j

Forme sévère ou compliquée (hospitalisation)

Critères d'hospitalisation :

- Formes d'IGH ne répondant pas à l'ATB
- Altération de l'EG, nausées, vomissements
- Syndrome chirurgical ou pathologie chirurgicale ne pouvant pas être exclus
- Abcès tubo-ovarien
- Patiente non observante d'un traitement ambulatoire en cas d'IGH non compliquée, adolescente
- Immunodéficience

Forme sévère ou pelvipéritonite (scanner abdominopelvien pour éliminer une pathologie digestive)

- Débuter antibiothérapie par voie IV :
  - protocole identique à celui de la forme non compliquée mais par voie IV
  - ou ceftriaxone 1 à 2 g 1 fois/j, métronidazole 500 mg 3 fois/j et doxycycline 100 mg 2 fois/j
  - ou pipéracilline-tazobactam 4 g 3 fois/j et ofloxacine 400 mg 2 fois/j
- Relais par voie orale 24 h après amélioration clinique (durée totale : 14–21 j)
- Pelvipéritonite : en l'absence d'amélioration clinique, discuter exploration chirurgicale

Abcès pelvien

- Débuter antibiothérapie par voie IV :
  - protocole identique à celui de la forme non compliquée mais par voie IV
  - ou ceftriaxone 1 à 2 g 1 fois/j, métronidazole 500 mg 3 fois/j et doxycycline 100 mg 2 fois/j
  - ou pipéracilline-tazobactam 4 g 3 fois/j et ofloxacine 200 mg 2 fois/j
- Mise à plat-drainage de l'abcès (par voie radiologique ou cœliochirurgie) après 24 à 72 h d'antibiothérapie selon l'état clinique
- Surveillance régulière clinique + NFS + CRP
- Relais par voie orale 24 h après amélioration clinique (durée totale : 14–21 j)

Cas particulier de l'abcès pelvien à *Actinomyces*

Tableau très rare, simulant parfois une tumeur pelvienne, il s'agit d'une infection à *Actinomyces* spp., bactérie à Gram positif anaérobie. Y penser chez une patiente porteuse d'un DIU présentant un abcès sans signes inflammatoires importants. Le traitement prolongé repose sur la pénicilline G IV : 6 à 12 MUI/j.

Prise en charge du (des) partenaire(s)

- Si gonocoque : ceftriaxone 500 mg une injection IM
- Si *C. trachomatis* : Zithromax Monodose® 1 g en 1 seule prise
- Rapports sexuels protégés pendant 10 j au minimum

Surveillance

- Consultation 3 à 5 j après le début du traitement ambulatoire dans les formes non compliquées (adaptation des traitements, vérification de la bonne évolution) puis 3–4 semaines après la fin du traitement (examens microbiologiques non systématiques à 3 mois sauf si IST pour dépistage des réinfections)
- Discuter une cœlioscopie si rechute ou guérison incomplète, mais pas de *second look* systématique en l'absence de symptômes

Hiérarchie des examens complémentaires devant une suspicion d'infection génitale haute

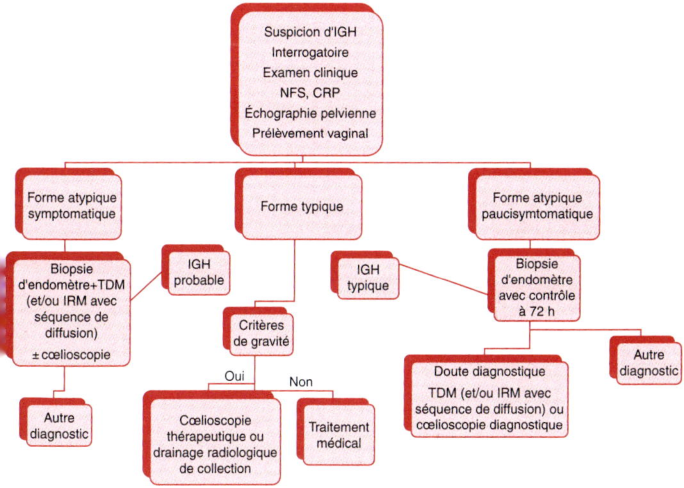

GYNÉCOLOGIE

23 Vomissements gravidiques

Recherche d'une étiologie

- Grossesse gémellaire ou grossesse môlaire, hyperthyroïdie, pathologie digestive (occlusion, appendicite, ulcère, etc.) et urinaire, hypertension intracrânienne, hépatopathie (hépatites virales), prééclampsie

→ Échographie, TSH, ionogramme, BH, BU

→ Vérifier sérologies de la grossesse

- Facteurs environnementaux : problèmes de couple, conflits familiaux, etc.

Recherche de signes de gravité

- Vomissements incoercibles, toute la journée, au-delà de 3 mois
- Ou complications :
  - déshydratation (cétonurie, hyponatrémie, hypokaliémie, hypochlorémie)
  - amaigrissement > 5 %
  - insuffisance rénale, hypercalcémie
  - cytolyse, hyperbilirubinémie
  - encéphalopathie de Gayet-Wernicke (carence en vit. B1)

En l'absence de signes de gravité

Traitement

- Repos (arrêt de travail)
- Rassurer
- Repas fractionnés et en petites quantités
- Éviter les boissons en dehors des repas
- Favoriser les graisses et le sel
- Arrêter tabac, fer, exclure les odeurs fortes
- Antiémétiques à proposer :
  - métoclopramide (Primpéran®) 1 cp avant les repas ou en suppositoire
  - ou métopimazine (Vogalène®) 1–2 cp ou en suppositoire
  - ou dompéridone (Motilium®) 3–6 cp/j
- Associer facilement un antiacide : hydroxydes d'aluminium et de magnésium (Gelox®, Maalox®) ou alginate + bicarbonate de sodium (Gaviscon®) ± ranitidine (Azantac®)

En cas de signes de gravité

Vomissements incoercibles, compliqués, toute la journée, ou au-delà de 3 mois avec une perte de poids > 5 % : hospitalisation.

1. Bilan

- Clinique : fréquence, retentissement, HU (môle ?), TR (appendicite), orifices herniaires (occlusion ?), etc.
- NFS, CRP, ionogramme, uricémie, créatininémie, bilan hépatique, Ag HBS, TSHus, T3, T4

- Échographie obstétricale : vitalité, liquide amniotique, placentation
- Poids, diurèse
- Échographie hépatovésiculaire
- Si persistance ou soupçon de pathologie organique : consultation gastro-entérologique (fibroscopie)

2. Traitement

- Hospitalisation en chambre seule, dans le calme, en limitant les visites si besoin
- Arrêt de l'alimentation
- Entretien avec un psychologue ± assistante sociale selon les cas
- Perfusion :
  - G5 2 L/j + NaCl 4 g/L, KCl 2 g/j (ou PG5 % 2 L/j) et polyvitamines : 2 amp/j **(prévention des complications neurologiques** +++**)**
  - ou métoclopramide (Primpéran®) 30–40 mg/j (3–4 amp/j)
  - ou métopimazine (Vogalène®) 10–20 mg/j (1–2 amp/j)
  - ± chlorpromazine (Largactil®) 15 gouttes, 3 fois/j
- Associer facilement antiacide : hydroxydes d'aluminium et de magnésium (Gelox®, Maalox®) ou alginate + bicarbonate de sodium (Gaviscon®) ± ranitidine (Azantac®)
- Une sonde nasogastrique peut être exceptionnellement nécessaire

3. Évolution

- Surveillance : poids, hydratation, diurèse/24 h, ionogramme en fonction des troubles
- Réalimentation progressive après 48 h sans vomissements, d'abord légère, solide, puis normale 24 h après si RAS
- Arrêt de perfusion si pas de vomissements et bonne alimentation
- Relais par :
  - métoclopramide (Primpéran®) 1 cp avant les repas ou en suppositoire
  - ou métopimazine (Vogalène®) 1–2 cp ou en suppositoire
  - ou dompéridone (Motilium®) 3–6 cp/j
  - associer facilement antiacide : hydroxydes d'aluminium et de magnésium (Gelox®, Maalox®) ou alginate + bicarbonate de sodium (Gaviscon®) ± ranitidine (Azantac®)
- Si nécessaire, contact avec la famille
- Sortie à la demande
- Échographie → perception de la grossesse

24 Syndrome d'hyperstimulation ovarienne (HSO)

Complication fréquente des traitements de FIV et d'induction de l'ovulation (1–10 %), le syndrome d'hyperstimulation ovarienne peut être grave (1 décès/500 000 stimulations).
Facteurs de risque :
- *âge jeune*
- *faible poids*
- *antécédent d'HSO*
- *dose élevée de gonadotrophines*
- *augmentation rapide et importante des taux d'œstradiol (risques d'hyperstimulation modérée pour des taux > 3 500 pg/mL et d'hyperstimulation sévère au-delà de 6 000 pg/mL)*
- *compte de follicules antraux (CFA) > 14*
- *syndrome des ovaires polykystiques (SOPK)*

La prévention passe par l'identification des facteurs de risque et l'adaptation/optimisation des protocoles de stimulation.
Le traitement est fonction de la sévérité de l'HSO et de la survenue de complications. Il est principalement symptomatique et préventif.

Forme minime – grade I

1. Diagnostic (signes principaux)
- Augmentation du volume abdominal
- Douleurs abdominales modérées
- Nausées
- Échographie : gros ovaires multikystiques < 8 cm, pas d'ascite

2. Bilan biologique
- NFS, plaquettes, ionogramme sanguin, urée, créatininémie, protidémie, albuminémie
- β-hCG plasmatiques quantitatifs

3. Traitement
- Repos non strict à domicile
- Antalgiques, antispasmodiques
- Bas de contention
- Suivi bihebdomadaire (poids, périmètre abdominal, hCG)

Forme modérée – grade II

1. Diagnostic
- Nausées, vomissements, diarrhée, ascite, dyspnée, hydrothorax
- Échographie : ovaires de 8 à 12 cm de grand axe avec ascite
- Biologie : troubles hydroélectrolytiques, hématocrite 45–55 %, GB > 15 000/mm³ → **hospitalisation**

GYNÉCOLOGIE

2. Bilan d'entrée en hospitalisation

- NFS, plaquettes
- TP, TCA, fibrinogène
- Ionogramme sanguin et urinaire, urée, créatininémie, protidémie, albuminémie
- Bilan hépatique
- β-hCG plasmatiques quantitatives
- Échographie pelvienne
- Radiographie de thorax en fonction des signes d'appel
- Contacter le néphrologue si troubles hydroélectrolytiques

3. Surveillance

- PA
- Entrées et diurèse/24 h
- Poids/24 h
- Périmètre abdominal/24 h ; auscultation pulmonaire/24 h
- Échographie pelvienne et cardiothoracique si suspicion d'épanchement pleural ou péricardique/48 h
- Surveillance biologique/24 h (NFS, créatininémie, protidémie, albuminémie, ionogramme sanguin, bilan hépatique)

4. Traitement

- Hospitalisation
- Repos au lit non strict
- Restriction hydrique (1 000 mL/j)
- Régime normosodé, hyperprotidique
- Antalgiques
- Bas de contention
- Anticoagulation préventive : énoxaparine (Lovenox®) 40 mg/j ou tinzaparine (Innohep®) 3 500 UI/j SC pendant 6 semaines
- ± Albumine (avis du néphrologue) :
  - albumine 20 % : 1 flacon de 125 mL sur 1 h avec diurèse horaire
  - à renouveler jusqu'à 3 flacons/j en fonction de la situation
- Surveillance d'apparition de signes faisant évoquer le passage vers une forme sévère

Forme sévère – grade III

- Douleurs abdominales, nausées, vomissements
- Collapsus cardiovasculaire (hypotension, tachycardie)
- Insuffisance rénale aiguë (clairance créatinine < 50 mL/min) et oligurie
- Troubles respiratoires (dyspnée, SDRA)
- Thrombose profonde (fréquence augmentée des thromboses dans les territoires inhabituels : membres supérieurs), embolie pulmonaire
- Échographie : ovaires > 12 cm de grand axe, ascite +++
- Hématocrite > 55 %, hypoprotidémie, troubles hydroélectrolytiques (hyponatrémie, hyperkaliémie), insuffisance rénale aiguë (clairance créatinine < 50 mL/min), perturbation du bilan hépatique

→ Hospitalisation en réanimation

N.B. : Pas de ponction d'ascite ou pleurale sauf si mauvaise tolérance.

N.B. : Savoir penser aux complications chirurgicales (torsion d'annexe) sur des ovaires augmentés de volume.

Classification des syndromes d'hyperstimulation ovarienne selon Humaidan *et al*

HSO	Forme légère	Forme modérée	Forme sévère
Douleur abdominale	Faible ou gêne	Modérées	Le plus souvent intense
Nausées vomissements	±	±	±
Diarrhées	±	±	±
Ascite sous tension	Absence cliniquement	Non	Oui
Oligoanurie	Non	Non	Oui
Dyspnée	Non	±	Oui
Hyperleucocytose (mm^3)	< 15 000	15 000–25 000	> 25 000
Hématocrite (%)	< 45	45–55	> 55
Cytolyse hépatique	Non	±	Oui
Hyponatrémie	Non	Non	Oui
Hyperkaliémie	Non	Non	> 5 mmol/L
Ascite à l'échographie	Limitée au cul-de-sac de Douglas	Dépasse l'utérus	Présente dans la loge de Morrisson
Taille des ovaires (cm)	9–12	> 12	> 12
Épanchement pleural	Non	Non	Oui

25 Accueil des femmes victimes de violences sexuelles

Six temps

1. Accueillir et informer
2. Examiner avec soin afin d'éviter la répétition des examens. Remplir le dossier
3. Prélever afin d'identifier l'agresseur (cf. infra)
4. Prévenir les complications :
   – risques infectieux et grossesse
   – risques de séquelles psychologiques
5. Rédiger un certificat médical
6. Évaluer l'opportunité d'un signalement (mineurs, femmes enceintes)

Information

- Une prise en charge médicale, si elle est souhaitée par la patiente, est toujours possible et doit être réalisée avec ou sans réquisition.
- Qu'il y ait ou non une réquisition : les prélèvements à visée médicojudiciaire (identification génétique, recherche de spermatozoïdes) seront réalisés, y compris à titre conservatoire (cette attitude est bien évidemment discutable, mais ne pas réaliser de prélèvements chez une femme agressée qui porterait plainte secondairement serait reprochable – point à discuter donc).
- Un certificat médical descriptif simple sera remis dans tous les cas à la patiente en cas d'agression physique. En cas de violences sexuelles, le certificat sera remis à l'autorité judiciaire.

Entretien et examen

- Présence d'un senior obligatoire si réquisition (doit être prévenu dans tous les cas)
- Après explication des objectifs de l'examen médical, celui-ci doit être réalisé dans une salle accueillante, bien éclairée avec un témoin à l'examen professionnel du service
- L'entretien et l'examen médicaux doivent suivre les étapes figurant dans le dossier structuré

Prélèvements à visée médicojudiciaire

- À mentionner obligatoirement sur la réquisition
- À remettre aux autorités de police qui, après pose des scellés, les transmettront aux laboratoires (éventuellement laboratoires de police scientifique) :
  - biologie de la reproduction pour recherche de spermatozoïdes
  - empreintes génétiques pour l'identification génétique
- À réaliser avec des gants, le plus tôt possible après l'agression, dans les 72 h, sans toilette préalable
- Tous les prélèvements seront étiquetés
- Le site sera notifié sur chaque prélèvement
- Le nombre, le type de prélèvements et les sites prélevés seront précisés sur le dossier et sur le certificat médical

1. Prélèvements pour identification génétique

- Sur écouvillons de coton sec (écouvillon de bactériologie) à conserver au congélateur
- Le nombre de prélèvements sera pair pour permettre les contre-expertises
- 2 prélèvements minimum par site
- Les sites possibles sont le vagin (avec spéculum non lubrifié), l'anus, la bouche ou au niveau de taches
- Prélèvements de poils ou de cheveux de l'agresseur, si possible avec le bulbe, à conserver dans une enveloppe en papier Kraft à température ambiante
- Si la victime a griffé l'agresseur :
  - prélèvements en raclant sous les ongles de la victime : prélever sous chaque ongle des doigts en précisant le côté de la main
  - si les ongles sont longs, il faut les couper
  - conservation dans une enveloppe en papier Kraft à température ambiante
- Si l'agresseur a mordu la victime : écouvillonnage pour prélever la salive ; utiliser des écouvillons humides puis secs
- Et, systématiquement, prélèvement sanguin chez la victime (2 tubes EDTA) à conserver au congélateur avec les écouvillons

2. Prélèvements pour recherche de spermatozoïdes

- Pour chaque site de prélèvement, réaliser 2 étalements sur lame (non fixés) et 2 écouvillons secs
- Faire sécher à l'air libre les écouvillons avant de les replacer dans les tubes
- Ne pas faire de toilette au préalable
- Utiliser un spéculum ou anuscope non lubrifié
- Prélèvements à conserver à température ambiante
- Remplir le bon spécifique

Prévention des complications (prélèvements acheminés sous scellés avec feuille de traçabilité)

- Recherche d'IST (à réaliser avec ou sans réquisition)
- Prévention de la grossesse (contraception d'urgence)

1. Prélèvements locaux

En fonction des dires de la victime et de l'examen :

- prélèvement vaginal et d'endocol pour bactériologie standard et recherche d'IST (kits spécifiques, *gonocoques*, *Chlamydiae*, *Trichomonas*)
- autres sites de prélèvement possibles : urètre, anus, gorge

2. Bilan sérologique

Chlamydiae, TPHA et VDRL, hépatites B et C, VIH-1 et 2 :

- en cas d'agression récente :
  - sérologie initiale
  - + contrôle à 1 mois pour TPHA et VDRL, hépatites B et C, VIH
  - + contrôle à 3 mois pour TPHA et VDRL, hépatites B et C, VIH
  - + contrôle à 6 mois pour l'hépatite C
- en cas d'agression ancienne (> 6 mois) : sérologie unique

3. Recherche d'une éventuelle grossesse

Dosage des β-hCG

4. Recherche de toxiques (±)

- Selon les déclarations de la patiente ou en cas de troubles du comportement (confusion, amnésie, ivresse, hallucination, hébétude)
- Prélever 2 tubes EDTA (tubes spécifiques 10 mL dans tiroir « Agression ») et 2 flacons d'urines (les urines sont essentielles quels que soient les toxiques recherchés), 2 mèches de cheveux à couper à 2 cm de la racine et à placer dans une enveloppe Kraft
- Dans le cadre d'une réquisition, mentionner dans la réquisition les prélèvements demandés

5. Mesures préventives

- Dans tous les cas : donner coordonnées de la psychologue de l'unité médicojudiciaire
- Si problème psychologique ou psychiatrique urgent : prendre contact et adresser si besoin la patiente aux urgences médico-psychologiques
- En fonction des situations : arrêt de travail (**N.B.** : arrêt de travail et ITT peuvent être différents)
- En cas de risque d'IST : antibiothérapie présomptive, azithromycine (Zithromax®) 1 g en prise unique
- En cas de risque de VIH ± contacter le médecin du CISIH :
  - un kit de traitement pour 3 à 4 j est disponible dans la pharmacie (prescription par un senior)
  - réaliser un bilan de référence (NFS, transaminases, créatininémie) qui pourra être récupéré par le CISIH
  - la personne devra ensuite être revue en consultation au CISIH dans les 72 h (lettre type à lui remettre avec le kit de médicaments)
  - dans quel délai faut-il commencer la trithérapie ? Si possible dans les 4 h qui suivent l'exposition au risque et jusqu'à 48 h après (dans les 72 h, *cf.* circulaire du 9 avril 1998)
- En cas de risque de grossesse : prescription facile d'une contraception d'urgence (Norlevo®) et réaliser un dosage de β-hCG en cas de retard de règles > 5 j (plutôt que de remettre l'ordonnance)
- Discuter la mise à jour de la vaccination antitétanique et la vaccination antihépatite B

Rédaction du certificat

- Doit rapporter les constatations médicales; ne doivent y figurer aucune interprétation personnelle, ni le terme de viol
- Répond aux missions et questions posées dans la réquisition
- Remis aux autorités judiciaires s'il s'agit d'une réquisition
- Remis à la patiente si hors réquisition (pour agression physique uniquement)

Annexe I

Certificat médical

Je, soussigné(e), Dr ....
dans le Service de ....,
prête serment d'apporter mon concours à la Justice en mon honneur et conscience et certifie avoir examiné le .... à ....
M ...., né(e) le ....
en présence de ....
sur réquisition de ...., officier de police judiciaire.
– La victime dit : ....
....

– Examen somatique :
– Examen génital :
• vulve :
• hymen :
– Examen anal :

Il a été pratiqué des prélèvements :
– À visée médicojudiciaire .... Remis aux autorités judiciaires ce jour [ou] conservés à disposition des autorités judiciaires. À défaut de mise sous scellés, seront détruits dans les 2 mois (prélèvements conservés à l'unité médicojudiciaire jusqu'aux délais de prescription de l'action publique)
– À visée médicale .... envoyés aux laboratoires.

Conclusion :
M .... présente [ou non] des traces de violences récentes et une réaction psychique compatible [ou non] avec l'agression qu'elle dit avoir subie. (L'absence de lésion ne permet pas de conclure à l'absence d'agression sexuelle.)
....
L'incapacité totale de travail pourrait être de ...... jours sous réserve de complications.
Dr ....
Certificat établi pour servir et faire valoir ce que de droit, remis aux autorités requérantes.

Annexe II – Kit de constat d'agression sexuelle

1. Pour le laboratoire d'empreintes génétiques

- 4 écouvillons secs
- 2 tubes EDTA (mauve) :
  - prélèvements à conserver au **congélateur**
  - pas de bon spécifique

2. Pour le laboratoire de biologie

- Une plaque avec 2 lames pour étalement
- 2 écouvillons :
  - prélèvements à conserver à **température ambiante**
  - bon disponible dans le dossier structuré

3. Prélèvements vaginaux non médico-légaux

- 1 écouvillon sec pour bactériologie : bon labo « Bactériologie »
- 1 écouvillon spécifique culturette pour parasitologie : bon « Parasitologie »
- tube de prélèvement et écouvillon de prélèvement pour endocol *Chlamydiae* conservés au **réfrigérateur** : bon « Virologie » : *Chlamydiae trachomatis*

4. Prélèvements sanguins non médico-légaux

- 2 grands tubes secs (10 mL) rouges : bon « Virologie » (sérologies) : hépatites B, C, VIH dépistage, *Chlamydiae*
- 1 grand tube sec (10 mL) rouge : bon « Sérologie bactérienne » : syphilis dépistage
- 1 petit tube : bon « Dosage β-hCG » (pas d'envoi systématique)
- 1 petit tube vert et 1 petit tube violet : bon « NFS, transaminases, créatininémie » (pas d'envoi systématique à réaliser si administration du kit antirétroviral)

26 Accidents d'exposition au VIH

Principes

- En cas d'exposition au VIH, le traitement de prophylaxie post-exposition (TPE) par antirétroviraux diminue le risque de transmission de l'ordre de 80 %, sans toutefois le rendre nul
- Parmi les circonstances d'exposition, celles qui concernent la maternité sont :
  - l'exposition professionnelle à du sang ou à un liquide biologique par effraction cutanée (blessure, piqûre, coupure...) ou la projection sur une peau lésée ou sur les muqueuses
  - un rapport sexuel non protégé à risque
- Le TPE doit être réservé aux situations à risque identifiable de transmission du VIH, en prenant en compte le rapport entre le bénéfice escompté et le risque d'effets indésirables liés au traitement
- Si le statut sérologique VIH du sujet source n'est pas connu, il faut, avec son accord (hormis les cas où ce consentement ne peut être exprimé), réaliser une sérologie VIH en urgence
- Dans le doute, il faut débuter immédiatement un traitement puis évaluer le risque au cas par cas en fonction du type d'exposition et de l'obtention du statut sérologique, voire du bilan immunovirologique du contact

Conduite à tenir après un accident exposant au sang

- Nettoyage de la plaie :
  - après piqûre ou blessure cutanée, ne pas faire saigner, nettoyer immédiatement la plaie à l'eau courante et au savon, rincer, puis réaliser l'antisepsie avec un dérivé chloré (soluté de Dakin® ou éventuellement eau de Javel à 12° chlorométrique diluée à 1/10e) ou, à défaut, à l'alcool à 70° ou à la polyvidone iodée en solution dermique, en assurant un temps de contact d'au moins 5 min
  - en cas de projection sur les muqueuses, en particulier au niveau de la conjonctive, rincer abondamment, de préférence au sérum physiologique ou sinon à l'eau au moins 5 min
- Appréciation du risque, selon :
  - la sérologie du patient contact
  - le type d'accident
  - le délai
- Prescription ou non du traitement
- Déclaration dans les 24 h comme accident du travail et suivi sérologique

Délai

- Le traitement doit être débuté dans les 4 premières heures qui suivent l'exposition. Il peut être initié au plus tard jusqu'à 48 h après l'exposition, mais son efficacité en est réduite
- Une personne consultant au-delà de 48 h sera orientée vers une démarche visant à un diagnostic précoce de l'infection

Modalités de prescription

Quel traitement ?

Une trithérapie (2 INTI et 1 IP/r) :

- généralement ténofovir/emtricitabine (Truvada®) 1 cp/j + lopinavir/r (Kaletra®) 2 cp matin et soir
- en cas de grossesse, remplacer le Truvada® par zidovudine + lamivudine (Combivir®) 1 cp 2 fois/j
- lorsque le sujet source connu est infecté par le VIH, choix du traitement antirétroviral au cas par cas selon la notion de résistance. On peut prescrire le traitement du patient source si celui-ci est en succès virologique

Quelle prise en charge ?

Le traitement est remboursé à 100 % par la sécurité sociale

Qui prescrit ?

- Adresser en urgence à un médecin référent de l'hôpital aux heures ouvrables, sinon aux urgences adultes générales
- Si besoin, l'obstétricien de garde peut prescrire
- Un kit de traitement pour 3 j doit être disponible dans la pharmacie d'urgence
- La personne sera alors adressée à un référent dans les 48 h
- Si la sérologie de la patiente contact n'est pas disponible, lui proposer de faire un test VIH (en expliquant pourquoi et en s'assurant de sa non-opposition)
- Dans tous les cas d'accident d'exposition au sang (AES), proposer un dépistage des hépatites C et B, qui sont respectivement 10 et 100 fois plus transmissibles que le VIH
- S'assurer de la vaccination du sujet contact contre l'hépatite B : en l'absence de vaccination, sérovaccination
- En cas d'exposition sexuelle, ne pas oublier la contraception d'urgence (Norlevo® 1 cp)
- Recommander une protection (rapports protégés) et exclure les dons de sang jusqu'au contrôle sérologique à 3 mois

Quels examens complémentaires pour la personne en contact ?

- Aucun examen complémentaire n'est nécessaire en urgence
- Le bilan comportera les sérologies VIH, HVB et HVC (Ag HBs et Ac anti-HBs avec titrage), ainsi qu'un bilan préthérapeutique (NFS plaquettes, transaminases)
- Si l'indication du traitement est maintenue après la consultation du référent, le traitement sera prescrit pour 4 semaines

Estimation du risque de contamination

Risque post-exposition (par ordre décroissant) après contact avec une personne infectée par le VIH :

- rapport anal réceptif non protégé : 0,5 à 3,2 %
- partage de seringues (toxicomanes) : 0,67 %
- piqûre par aiguille (soignant) : 0,32 %
- rapport vaginal réceptif non protégé : 0,05 à 0,15 %

- rapport vaginal ou anal insertif : 0,03 à 0,09 %
- rapport oral : pas de quantification (risque non nul)
  - si le patient source est connu comme infecté par le VIH, traité et avec une charge virale indétectable depuis plusieurs mois, le risque de transmission par voie sanguine et sexuelle est très faible, voire nul. Cependant, la certitude que la charge virale est toujours inférieure au seuil de détection le jour de l'accident est une information qui n'est disponible qu'*a posteriori*. L'initiation d'un TPE dans l'attente de disposer de cette information est donc légitime
  - les situations d'exposition à faible risque (sanguin ou sexuel) au contact de patients traités et à charge virale indétectable peuvent faire discuter l'arrêt du traitement antirétroviral

Exposition professionnelle : comment décider s'il faut traiter ?

Si la personne source est connue comme infectée par le VIH ou si son statut est en attente, la décision de prophylaxie repose sur la sévérité de la blessure.

- **Traitement recommandé :** en cas d'exposition massive, à haut risque (piqûre profonde, par aiguille creuse souillée), mais aussi en cas d'exposition à risque intermédiaire (coupure avec un bistouri à travers des gants), de piqûre superficielle avec une aiguille creuse souillée (dans ce cas, le référent pourra éventuellement arrêter le TPE selon le bilan du sujet source).
- **Traitement à discuter :** en cas d'exposition minime, à risque faible (simple érosion épidermique superficielle avec une aiguille pleine – aiguille à suture – ou creuse et de petit calibre – IM ou SC).
- **Traitement généralement inutile :** en cas de contact cutanéomuqueux sans blessure (sauf si contact prolongé et important d'une projection de sang sur une muqueuse ou une peau lésée).

Seul le sang ou des liquides biologiques contenant du sang ont été à l'origine de cas prouvés de contaminations professionnelles par le VIH. Si le VIH a également été retrouvé dans le sperme, les sécrétions vaginales, le lait, le liquide amniotique, aucun cas de séroconversion après exposition à de tels liquides n'a jamais été rapporté. Dans la salive, les larmes, l'urine, les selles, les sécrétions nasales, la sueur, le virus est habituellement indétectable ou en concentration trop faible pour entraîner une contamination.

Exposition sexuelle : comment décider s'il faut traiter ?

- Le statut par rapport au VIH est connu et positif. L'évaluation du risque est réalisable : pratiques sexuelles, stade de l'infection du partenaire, charge virale
- Le cas du viol est une indication au TPE
- Le statut par rapport au VIH est inconnu : il faut réaliser une sérologie en urgence. Dans l'attente du résultat, ou en cas d'impossibilité de l'obtenir :
  - un TPE doit être systématiquement proposé s'il appartient à un groupe à haute prévalence VIH : homo/bisexuel, usager de drogues, hétérosexuel multipartenaire, originaire d'une zone à prévalence élevée (Afrique subsaharienne, Caraïbes)
  - s'il n'existe pas de facteurs de risque particuliers, on peut rassurer la patiente et proposer un suivi de routine. En cas d'angoisse et de forte demande d'un TPE, il peut être prescrit en attendant la discussion avec un référent
  - à noter qu'un test rapide, fait chez un patient source en primo-infection, peut être pris en défaut
- Ne pas oublier de dépister les autres IST (*Chlamydiae*, gonocoques, syphilis, etc.)

Facteurs augmentant le risque de transmission :

- 1. Stade avancé de l'infection ou primo-infection récente du partenaire
- 2. Infection/lésion génitale
- 3. Rapport(s) sexuel(s) (RS) pendant les règles
- 4. Saignement au cours du RS

Risque et nature de l'exposition	***Patient source***	
	Infecté par le VIH	**Sérologie VIH inconnue**
Accident exposant au sang		
Important Piqûre profonde, aiguille creuse et intravasculaire (artériel ou veineux)	Prophylaxie recommandée	Prophylaxie recommandée si arguments épidémiologiques
Intermédiaire : • coupure avec bistouri • piqûre avec aiguille IM ou SC • piqûre avec aiguille pleine • exposition cutanéomuqueuse avec temps de contact > 15 min • morsures profondes avec saignement	Prophylaxie recommandée[1]	Prophylaxie non recommandée
Minime : • autres cas • piqûres avec seringues abandonnées • crachats, morsures légères ou griffures	Prophylaxie non recommandée	Prophylaxie non recommandée
Exposition sexuelle		
Rapports anaux	Prophylaxie recommandée	Prophylaxie recommandée uniquement si personne source ou situation à risque
Rapports vaginaux	Prophylaxie recommandée[1]	Prophylaxie recommandée uniquement si personne source ou situation à risque[1, 2]
Fellation réceptive avec éjaculation	Prophylaxie recommandée[1]	Prophylaxie discutée si personne source ou situation à risque[1, 2]

1. AES ou exposition sexuelle (rapport vaginal ou fellation). Dans le cas d'un patient source connu comme infecté par le VIH, suivi et traité, dont la charge virale plasmatique est indétectable depuis plusieurs mois, le TPE pourra être interrompu à 48–96 h lorsque le référent reverra la personne exposée, si la charge virale du patient source s'avère toujours indétectable (contrôle fait juste après l'exposition).
2. *Notion de personne source à risque :* usager de drogue par voie intraveineuse, homme homosexuel ou bisexuel, personne appartenant à un groupe dans lequel la prévalence de l'infection est > 1 %.
Notion de situation à risque : prise de substances psychoactives, partenaires sexuels multiples.
Dans les autres cas d'exposition, les experts considèrent que le rapport bénéfice/risque d'un TPE est insuffisant pour justifier de sa prescription.
Références : circulaire DGS/DH/DRT/DSS n° 98/228 du 9 avril 1998. Rapport d'experts coordonné par P. Yéni. Prise en charge thérapeutique des personnes infectées par le VIH *(en ligne : http://www.sante.gouv.fr)*

Pour en savoir plus : http://www.solidarites-sante.gouv.fr

27 Examens préopératoires systématiques

Ces recommandations concernent les examens préopératoires dits de routine prescrits « à titre systématique », sans signe d'appel, chez des patients âgés de plus de 30 ans, de classe ASA I ou II, pratiqués en dehors de l'urgence, pour une anesthésie programmée (générale ou locorégionale) en vue d'une intervention chirurgicale ou d'une procédure non chirurgicale, diagnostique ou thérapeutique. Sont exclus les examens préopératoires prescrits en vue d'une chirurgie cardiaque, intracrânienne, pulmonaire, obstétricale.
Les patients concernés par ces recommandations sont supposés maîtriser la langue française et posséder des fonctions intellectuelles compatibles avec un interrogatoire médical.

Radiographie thoracique

Malgré l'absence d'études contrôlées mais grâce au recul de l'impact des recommandations étrangères, il est possible de conclure que :

- la radiographie thoracique préopératoire en routine n'est plus justifiée dans la population précédemment définie ;
- cependant, elle peut être souhaitable chez des patients entrant dans l'une des catégories suivantes : les sujets en provenance récente de zone d'endémie tuberculeuse et sans contrôle radiologique depuis 1 an, les patients impotents ou, d'une façon générale, chez lesquels il n'est pas possible d'apprécier cliniquement la fonction cardiaque ou respiratoire.

ECG

Il n'existe aucune justification scientifique pour réaliser un ECG systématique préopératoire chez les sujets de moins de 40 ans, asymptomatiques, sans facteur de risque, de classe ASA I ou II. Au contraire, le risque de faux positifs peut excéder le bénéfice potentiel d'un ECG réalisé dans ces conditions.
La probabilité de méconnaître une anomalie asymptomatique croît exponentiellement avec l'âge, sans que les conséquences de cette méconnaissance aient été convenablement évaluées.
La notion d'un ou plusieurs facteurs de risque (diabète, dyslipidémie, tabagisme, hypertension artérielle), une évaluation clinique impossible ou non fiable, une prise de médicaments pouvant être associés à des anomalies électrocardiographiques incitent à réaliser un ECG de dépistage indépendamment de l'âge.
Une évaluation cardiologique complémentaire peut être nécessaire en fonction de l'intervention programmée. Dans ce cas, elle doit être réalisée en temps utile pour permettre une éventuelle modification de la stratégie diagnostique ou thérapeutique.

Hémogramme

Il n'existe pas d'études démontrant l'utilité de la réalisation systématique de l'hémogramme. En l'absence de signes d'appel ou de facteurs de risque d'anémie, l'hémogramme n'est proposé à titre systématique que chez les patients programmés pour un acte hémorragique.

Il n'existe pas d'études abordant l'intérêt de la recherche d'une hyperleucocytose en l'absence de signe d'appel.

Examens d'hémostase

L'interrogatoire et l'examen clinique sont de première importance dans la recherche d'une anomalie de la coagulation.
Sous réserve que l'interrogatoire et l'examen clinique aient permis de s'assurer de l'absence d'une telle anomalie, il n'apparaît pas utile de prévoir des examens d'hémostase, sauf condition chirurgicale à risque hémorragique particulier.
Si des examens sont prescrits, le temps de céphaline activée (TCA) et la numération plaquettaire (NP) sont les tests les plus utiles. Le groupe de travail a estimé que les résultats des examens d'hémostase, lorsqu'ils sont demandés, doivent être fournis à distance de l'intervention de façon à permettre des ajustements diagnostiques ou thérapeutiques.

Examens biochimiques sanguins

Il s'agit de l'ionogramme, de la créatinine (de préférence à l'urée) et de la glycémie. Aucune étude contrôlée n'a mis en évidence l'intérêt de ces examens biochimiques pour une anesthésie. Les anomalies sont rares et ne conduisent qu'exceptionnellement à une modification. Ils ne sauraient donc être recommandés chez les sujets ASA I et II sans signe d'appel.

Examens immuno-hématologiques

Ils sont prescrits pour ne pas retarder une transfusion sanguine peropératoire tout en respectant les conditions maximales de sécurité dans ce domaine. Leur prescription dépend en conséquence de l'évaluation de la probabilité d'une telle transfusion. Leur nature et leur réalisation font l'objet d'une réglementation spécifique. Sont notamment nécessaires la détermination du groupe sanguin ABO, rhésus, le phénotypage et la recherche récente d'agglutinines irrégulières. Ces examens ne sont pas justifiés si le risque de transfusion peropératoire est faible.

Contrôle échographique

Il faut contrôler, la veille d'une intervention pour kystectomie, la persistance du kyste ovarien et sa taille.

Test de grossesse

Il apparaît judicieux de faire un test urinaire de grossesse préopératoire aux patientes programmées pour une hystéroscopie dans le cadre d'une infertilité ou en vue d'une stérilisation tubaire.

28 PRÉPARATIONS PRÉOPÉRATOIRES

Préparation cutanée

- Douche avec utilisation d'un savon
- Savonnage complet du corps de haut en bas. Elle est complétée par un brossage des dents. Il faut attacher un soin particulier à la toilette de l'ombilic en cas de cœlioscopie
- Il est recommandé une 1re douche la veille au soir et une 2e le matin de l'intervention
- La douche est sous la responsabilité de l'infirmière

Préparation cervicale avant hystéroscopie et avant aspiration

- Hystéroscopie opératoire : pas de préparation systématique. Au cas par cas : misoprostol 2 cp sublinguaux 2 h avant le geste
- Hystéroscopie diagnostique : pas de préparation systématique. Selon prescription médicale uniquement
- Aspiration endo-utérine : pas de préparation systématique. Au cas par cas : misoprostol 2 cp sublinguaux 2 h avant le geste

Préparation digestive

Son but est de vider la partie terminale du tube digestif pour faciliter l'exploration chirurgicale. Elle n'a pas montré son efficacité dans la diminution du risque infectieux peropératoire.
Le développement des procédures de RAAC (Réhabilitation améliorée après chirurgie) conduit à limiter toute préparation digestive.

- Cœlioscopie diagnostique ou opératoire simple (stérilisation tubaire, kyste de l'ovaire, chirurgie tubaire) : pas de préparation
- Cœlioscopie opératoire avancée (colpohystérectomie élargie, lymphadénectomie lomboaortique ± pelvienne, endométriose sévère, prolapsus) : régime sans résidu 3 à 5 j avant l'intervention et/ou lavement rectal selon prescription médicale. Sterculia (Normacol®) la veille au soir (18 h).
- Hystérectomie par voie haute ou voie basse : pas de préparation spécifique, mais souvent, administration de sterculia (Normacol®) la veille au soir (18 h).

Tonte pubienne ou vulvaire

- Elle n'a pas démontré son efficacité en termes de diminution des infections du site opératoire. Elle est réalisée dans un but de confort opératoire
- Elle doit être pratiquée au plus près de l'intervention mais pas au bloc opératoire

- Elle comporte :
  - pour les gestes sus-pubiens (laparotomie, cœlioscopie, TVT) : tonte sus-pubienne simple
  - pour les gestes simples par voie basse (hystéroscopie, curetage, conisation, stérilisation tubaire) : ébardage si les poils sont trop longs
  - pour la chirurgie vulvaire (vulvectomie partielle ou totale, bartholinite, abcès, plastie des petites lèvres, etc.) : tonte vulvaire
  - pour la chirurgie vaginale du type hystérectomie, cure de prolapsus, bandelette sous-urétrale (TOT, TVT) : tonte vulvaire et sus-pubienne

29 Antibioprophylaxie en chirurgie gynécologique

Quelques remarques générales

- L'indication de l'ABP est posée lors de la consultation pré-interventionnelle et tracée dans le dossier
- La cible bactérienne doit être identifiée et dépend du type de chirurgie, de la flore endogène du patient et de l'écologie de l'unité d'hospitalisation
- Bactéries cibles : *Staphylococcus aureus* et flore digestive en cas d'incision cutanée, et/ou flore vaginale (polymicrobienne aéro et anaérobies) en cas d'incision de l'utérus et/ou du vagin
- En l'absence de recommandations pour un sujet spécifique, les praticiens peuvent, ou non, choisir de prescrire une antibiothérapie en se rapprochant au plus près de pathologies ou techniques similaires
- L'antibioprophylaxie diminue d'environ 50 % le risque d'infection du site opératoire. Elle doit précéder le début de l'intervention d'environ 30 min
- Chez les patientes obèses (IMC >35 g/m^2), les doses de β-lactamines doivent être doublées
- Les dérogations aux protocoles habituels doivent rester exceptionnelles et être argumentées

Antibioprophylaxie selon la nature de l'acte chirurgical d'après les RPC de la Société française d'anesthésie réanimation (SFAR) 2018

Acte chirurgical	Produit	Dose initiale	Ré-injection et durée
Hystérectomie (voie haute et basse) Cœliochirurgie	Céfazoline	2 g IV lente	Dose unique (si durée > 4 h, réinjecter 1 g)
	Céfamandole	1,5 g IV lente	Dose unique (si durée > 2 h, réinjecter 0,75 g)
	Céfuroxime	1,5 g IV lente	Dose unique (si durée > 2 h, réinjecter 0,75 g)
	Allergie : Clindamycine + Gentamicine	900 mg IV lente 5 mg/kg/j	Dose unique Dose unique
Cœlioscopie diagnostique, exploratrice sans incision vaginale ou digestive	Pas d'ABP		
Hystéroscopie Hystérosalpingographie	Pas d'ABP		
Biopsie endométriale	Pas d'ABP		
Fécondation *in vitro*	Pas d'ABP		

Pose d'un dispositif intra utérin	Pas d'ABP		
Interruption volontaire de grossesse	Pas d'ABP		
Césarienne L'adjonction d'azythromycine IV à l'antibioprophylaxie classique réduit considérablement les infections du site opératoire. Cette formulation IV n'est disponible en France en 2016 que par procédure temporaire d'utilisation, mais si elle est commercialisée dans le futur, les protocoles d'antibioprophylaxie devraient être modifiés avec prescription de ce médicament.	Céfazoline Céfamandole Céfuroxime Allergie : Clindamycine	2 g IV lente 1,5 g IV lente 1,5 g IV lente 900 mg IV lente	Dose unique Dose unique Dose unique Dose unique
Mastectomie Reconstruction et/ou plastie mammaire	Céfazoline	2 g IV lente	Dose unique (1 g si durée > 4 h)
	Céfamandole	1,5 g IV lente	Dose unique (0,75 g si durée > 2 h)
	Céfuroxime	1,5 g lente	Dose unique (0,75 g si durée > 2 h)
	Allergie : Clindamycine + Gentamicine	900 mg IV lente 5 mg/kg/j	Dose unique (600 mg si durée > 4 h) Dose unique
Tumorectomie mammaire simple	Pas d'ABP		
Prolapsus (toute voie d'abord ; uniquement en cas de mise en place de matériel prothétique : promontofixation, mise en place d'implant ou de bandelette...)	Peni A + IB *	2 g IV lente	Dose unique (1 g si durée > 2 h)
	Allergie : Gentamicine + Métronidazole	5 mg/kg/j 1 g	Dose unique Dose unique

* Aminopénicilline + inhibiteur de bêta-lactamases

SFAR. Recommandations formalisées d'experts. Actualisation de recommandations. Antibioprophylaxie en chirurgie et médecine interventionnelle (patients adultes). 2018. p. 32.

30 Prévention des thromboses en gynécologie

Rappel : facteurs de risque de thrombose propres au patient

- *Immobilité, alitement, paralysie des membres*
- *Cancer et traitement du cancer (hormonal, chimiothérapie ou radiothérapie)*
- *Antécédents d'événement thromboembolique veineux*
- *Âge > 40 ans*
- *Contraception orale contenant des œstrogènes ou hormonothérapie substitutive*
- *Traitements modulateurs des récepteurs aux œstrogènes*
- *Pathologie médicale aiguë*
- *Insuffisance cardiaque, insuffisance respiratoire*
- *Maladies inflammatoires de l'intestin*
- *Syndrome néphrotique*
- *Syndrome myéloprolifératif*
- *Hémoglobinurie paroxystique nocturne*
- *Obésité (IMC > 30 kg/m^2)*
- *Tabagisme*
- *Varices*
- *Cathéter veineux central*
- *Thrombophilie congénitale ou acquise*

Se conformer aux prescriptions écrites en postopératoire immédiat sur la feuille d'anesthésie par le médecin anesthésiste.
Sinon, prescription à la sortie des patientes en postopératoire (en l'absence d'autres facteurs de risque) selon les recommandations de la Société française d'anesthésie réanimation (SFAR) 2005 :

Niveau de risque	Risque faible : TVP < 5 % EP < 0,1 %	Risque modéré : TVP 5–20 % EP < 0,8 %	Risque élevé : TVP entre 20–40 % EP < 2 %
Type de chirurgie	IVG Curetage, bartholinite Conisation Hystéroscopie opératoire Ponction d'ovocytes Fertiloscopie Fronde sous-urétrale type TVT Cœlioscopie diagnostique Cœlioscopie opératoire < 60 min Chirurgie bénigne du sein	Hystérectomie vaginale Hystérectomie/ cœliopréparée Cœlioscopie opératoire > 60 min Chirurgie carcinologique du sein Laparotomie exploratrice	Hystérectomie par voie haute Chirurgie du prolapsus Chirurgie pour cancer (utérus, col utérin, ovaires)

Prise en charge	Pas de prévention Bas de contention si risque lié au patient	Bas de contention maintenus jusqu'à déambulation normale ± kinésithérapie membres inférieurs (compression pneumatique intermittente) et anticoagulants (7 à 14 j)	Bas de contention Kinésithérapie membres inférieurs et anticoagulants pendant 4 semaines

La dose d'anticoagulant sera adaptée en fonction des antécédents thrombo-emboliques et du poids de la patiente. Le protocole d'anticoagulant est :

- énoxaparine (Lovenox®) 0,4 mg/j en 1 injection SC
- tinzaparine (Innohep®) 3 500 UI/j en SC

Pendant toute la durée du traitement anticoagulant, il sera effectué une numération de plaquettes 2 fois/semaine pendant 21 j puis 1 fois/semaine.

Modalités de surveillance biologique de l'efficacité du traitement préventif et des principaux effets indésirables

	Efficacité thérapeutique	Surveillance
HNF	Ratio TCA patient/témoin et/ou héparinémie	Numération plaquettaire avant traitement puis 2 fois/semaine pendant 21 j puis 1 fois/semaine
HBPM	Aucune surveillance Ou exceptionnellement activité anti-Xa à la 4e h devant un risque hémorragique important (IR modérée, âge > 75 ans, traitement curatif, poids < 50 kg)	Numération plaquettaire avant traitement puis 2 fois/semaine pendant 21 j puis 1 fois/semaine

31 Classifications et scores en gynécologie

Lésions précancéreuses du col utérin (Bethesda 2001, Anaes 2002)

Cytologie (frottis)

- **NIL/M** : absence de lésion malpighienne intra-épithéliale ou de signe de malignité
- **ASC-US** : atypies des cellules malpighiennes de signification indéterminée
- **ASC-H** : atypie des cellules malpighiennes ne permettant pas d'exclure une lésion malpighienne intra-épithéliale de haut grade
- **LSIL** : lésion malpighienne intra-épithéliale de bas grade
- **HSIL** : lésion malpighienne intra-épithéliale de haut grade
- **AGC** : atypies glandulaires
- **AIS** : adénocarcinome *in situ*

Histologie des lésions malpighiennes intra-épithéliales (biopsie)

- **CIN1** : atypies cellulaires limitées au tiers inférieur de l'épithélium
- **CIN2** : atypies cellulaires limitées aux deux tiers inférieurs de l'épithélium
- **CIN3** ou cancer *in situ* (CIS) : atypies cellulaires concernant tout l'épithélium

Colposcopie

- **TAG 1** (transformation atypique de grade 1) :
  - sans préparation, col rose
  - après acide acétique, zone blanche non congestive à distance de l'orifice externe
  - après lugol, zone iodo-négative à contours nets
- **TAG 2** (transformation atypique de grade 2) :
  - sans préparation, col rouge
  - après acide acétique, zone blanche congestive à proximité de l'orifice externe, orifices glandulaires cernés
  - après lugol, zone iodo-négative à contours flous

Cancer du col utérin (TNM/FIGO)

- **Tis/Stade 0** : *in situ*
- **T1/Stade I** : limitée à l'utérus
  - **T1a/IA** : micro-invasif (diagnostic uniquement histologique)
    - **T1a1/IA1** : invasion du stroma ≤ 3 mm en profondeur, et ≤ 7 mm en surface
    - **T1a2/IA2** : invasion du stroma > 3 mm en profondeur mais > 5 mm, et ≤ 7 mm en surface
  - **T1b/IB** : lésion cliniquement visible (ou préclinique > 5 mm en profondeur, ou ≤ 7 mm en surface), limitée au col
    - **T1b1/IB1** : lésion ≤ 4 cm
    - **T1b2/IB2** : lésion > 4 cm
- **T2/Stade II** : extension au-delà de l'utérus, sans atteinte de la paroi pelvienne ni du tiers inférieur du vagin
  - **T2a/IIA** : pas d'invasion paramétriale
  - **T2b/IIB** : invasion paramétriale

- **T3/Stade III** : atteinte de la paroi pelvienne (sans espace entre la tumeur et la paroi à l'examen rectal), ou du tiers inférieur du vagin, ou hydronéphrose, ou rein non fonctionnel
  - **T3a/IIIA** : atteinte du tiers inférieur du vagin, sans atteinte de la paroi pelvienne
  - **T3b/IIIB** : atteinte de la paroi pelvienne, et/ou hydronéphrose ou rein non fonctionnel
- **T4/Stade IVA** : atteinte de la muqueuse rectale ou vésicale (prouvée par biopsie)
- **M1/Stade IVB** : extension au-delà du pelvis
- **N1** : adénopathies régionales

Cancer de l'endomètre (TNM/FIGO 2009)

- **T1/Stade I** : tumeur limitée au corps utérin
  - **T1a/IA** : tumeur limitée à l'endomètre ou ne dépassant pas la moitié du myomètre
  - **T1b/IB** : envahissement du myomètre < 50 %
- **T2/Stade II** : tumeur envahissant le stroma cervical sans extension au-delà de l'utérus
- **T3 ou N1/Stade III** : extensions locales ou régionales
  - **T3a/IIIA** : envahissement de la séreuse utérine ou des annexes
  - **T3b/IIIB** : envahissement vaginal ou paramétrial
  - **N1/IIIC** : métastases ganglionnaires pelviennes (IIIC1 FIGO) ou lomboaortiques (IIIC2 FIGO)
- **T4/Stade IVA** : extension à la muqueuse vésicale ou intestinale
- **M1/Stade IVB** : métastases à distance, incluant les métastases intra-abdominales et les métastases ganglionnaires inguinales

Le type histologique, le grade histologique (OMS) et la cytologie péritonéale sont indiqués à part :

- **type 1** : tumeurs endométrioïdes
  - **grade 1** : ≤ 5 % de contingent indifférencié
  - **grade 2** : 6–50 % de contingent indifférencié
  - **grade 3** : > 50 % de contingent indifférencié
- **type 2** : carcinomes à cellules claires, carcinomes papillaires/séreux et carcinosarcomes

Les stades I sont classés en fonction du type histologique, du grade, de la présence d'emboles lymphatiques et de l'envahissement myométrial en 3 niveaux de risque de récidive (ESMO 2009, INCa 2010) :

- **bas risque** : T1a/IA, grade 1 ou 2 du type 1 histologique
- **risque intermédiaire** : T1a/IA grade 3 du type 1 histologique ; T1b/IB grade 1 ou 2 du type 1 histologique
- **risque élevé** : T1b/IB grade 3 du type 1 histologique ; T1/IA-B type 2 histologique ; T1/I présentant des emboles lymphatiques

Cancer de l'ovaire (TNM/FIGO)

- **T1/Stade I** : tumeur limitée aux ovaires
  - **T1a/IA** : tumeur limitée à un seul ovaire, pas d'ascite tumorale, pas de végétation à la surface de l'ovaire, ni de rupture capsulaire

- **T1b/IB** : tumeur limitée aux deux ovaires, pas d'ascite tumorale, pas de végétation à la surface des ovaires, ni de rupture capsulaire
- **T1c/IC** : tumeur au stade IA ou IB, mais avec végétation à la surface d'un ou des deux ovaires, ou rupture capsulaire, ou ascite cytologiquement positive, ou cytologie péritonéale positive

- **T2/Stade II** : tumeur atteignant un ou deux ovaires, avec extension au pelvis
  - **T2a/IIA** : extension ou métastases à l'utérus ou aux trompes, cytologie péritonéale négative
  - **T2b/IIB** : extension à d'autres tissus pelviens, cytologie péritonéale négative
  - **T2c/IIC** : tumeur au stade IIA ou IIB, mais avec végétation à la surface d'un ou des deux ovaires, ou rupture capsulaire, ou ascite cytologiquement positive, ou cytologie péritonéale positive
- **T3/Stade III** : tumeur atteignant un ou deux ovaires avec implants péritonéaux histologiquement prouvés au-delà du pelvis et/ou adénopathies inguinales ou rétropéritonéales. Les métastases à la surface du foie sont des stades III. Tumeur limitée au pelvis, avec extension histologiquement prouvée à l'intestin grêle ou à l'épiploon
  - **T3a/IIIA** : tumeur globalement limitée au pelvis, sans atteinte ganglionnaire, mais avec atteinte microscopique du péritoine abdominal, ou extension histologiquement prouvée à l'intestin grêle ou au mésentère
  - **T3b/IIIB** : tumeur atteignant un ou deux ovaires, sans atteinte ganglionnaire, mais avec implants à la surface du péritoine abdominal confirmés histologiquement, ne dépassant pas 2 cm
  - **T3c ou N1/IIIC** : implants péritonéaux de plus de 2 cm (T3c), adénopathies inguinales ou rétropéritonéales (N1)
- **M1/Stade IV** : tumeur atteignant un ou deux ovaires, avec métastases à distance. En cas d'épanchement pleural, la cytologie doit être positive. Les métastases parenchymateuses hépatiques sont classées stade IV

N.B. : Pour les stades IC ou IIC, il faut préciser si la rupture capsulaire est spontanée ou causée par le chirurgien, et s'il s'agit d'ascite ou d'un lavage péritonéal.

Cancer de la vulve (TNM/FIGO)

- **Tis/Stade 0** : carcinome *in situ*, néoplasie intra-épithéliale de grade III
- **T1/Stade I** : lésion ≤ 2 cm, limitée à la vulve ou au périnée, sans métastase ganglionnaire
  - **T1a/IA** : lésion ≤ 2 cm, limitée à la vulve ou au périnée, avec invasion stromale ≤ 1 mm, sans métastase ganglionnaire
  - **T1b/IB** : lésion ≤ 2 cm, limitée à la vulve ou au périnée, avec invasion stromale > 1 mm, sans métastase ganglionnaire
- **T2/Stade II** : tumeur limitée à la vulve ou au périnée, > 2 cm dans sa plus grande dimension, sans métastase ganglionnaire
- **T3 ou N1/Stade III** : tumeur de toute taille, avec extension locale au bas urètre, au vagin, ou à l'anus, métastase ganglionnaire unilatérale **(N1)**
- **T4/Stade IVA** : tumeur envahissant un des éléments suivants : haut urètre muqueuse vésicale, muqueuse rectale, os pelvien, ou métastase ganglionnaire bilatérale **(N2)**
- **M1/Stade IVB** : métastase à distance incluant les atteintes ganglionnaires pelviennes

Cancer du vagin (TNM/FIGO 1994)

- **Tis/Stade 0** : carcinome *in situ*, néoplasie intra-épithéliale de grade III
- **T1/Stade I** : extension limitée à la paroi vaginale
- **T2/Stade II** : envahissement au tissu sous-vaginal, mais sans extension à la paroi pelvienne
- **T3/Stade III** : atteinte de la paroi pelvienne
- **T4/Stade IVA** : envahissement de la muqueuse rectale ou vésicale ou extension directe au-delà du pelvis
- **M1/Stade IVB** : extension à d'autres organes

Cancer du sein (TNM 2002)

T – Tumeur

- **Tx** : détermination de la tumeur primitive impossible
- **T0** : tumeur non palpable
- **Tis** : carcinome *in situ*, ou maladie de Paget du mamelon sans tumeur décelable
- **T1** : tumeur ≤ 20 mm dans sa plus grande dimension
  - **T1mic** : micro-invasion jusqu'à 1 mm inclus
  - **T1a** : au-delà de 1 mm et jusqu'à 5 mm inclus
  - **T1b** : au-delà de 5 mm et jusqu'à 10 mm inclus
  - **T1c** : au-delà de 10 mm et jusqu'à 20 mm inclus
- **T2** : tumeur au-delà de 20 mm et jusqu'à 50 mm inclus
- **T3** : tumeur supérieure à 50 mm
- **T4** : tumeur mammaire quelle qu'en soit la taille avec :
  - **T4a** : extension à la paroi thoracique : côtes, muscles intercostaux et grand dentelé (muscle grand pectoral exclu)
  - **T4b** : œdème (y compris peau d'orange) ou ulcération cutanée du sein malade ou nodules sous-cutanés périlésionnels
  - **T4c** : à la fois T4a et T4b
  - **T4d** : tumeur inflammatoire

N – Atteinte ganglionnaire

- **Nx** : appréciation ganglionnaire impossible
- **N0** : pas d'adénopathie perceptible cliniquement
- **N1** : présence d'une ou de plusieurs adénopathies axillaires homolatérales mobiles
- **N2** : adénopathies axillaires homolatérales fixées entre elles ou à d'autres structures
- **N3** : atteinte mammaire interne homolatérale
  - **3a** : rétroclaviculaire homolatérale
  - **3b** : interne homolatérale
  - **3c** : sus-claviculaire homolatérale

M – Atteinte métastatique

- **Mx** : détermination impossible de l'extension métastatique
- **M0** : absence de métastase
- **M1** : présence d'une métastase ou d'une adénopathie axillaire controlatérale ou sus-claviculaire homolatérale fixée

Imagerie du sein (BIRADS/ACR, Anaes 2002)

	Anomalies d'imagerie du sein	Interprétation – Attitude
ACR 0	Classification « d'attente », qui s'utilise en situation de dépistage ou dans l'attente d'un second avis, avant que le second avis soit obtenu ou que le bilan d'imagerie soit complété et qu'ils permettent une classification définitive	Des investigations complémentaires sont nécessaires : comparaison avec les documents antérieurs, incidences complémentaires, clichés centrés comprimés, agrandissement de microcalcifications, échographie, etc.
ACR 1		Mammographie normale
ACR 2	• Opacité ronde avec macrocalcifications (adénofibrome ou kyste) • Opacité ovale à centre clair (ganglion intramammaire) • Opacité ronde correspondant à un kyste typique en échographie • Image de densité graisseuse ou mixte (lipome, hamartome, galactocèle, kyste huileux) • Cicatrice connue et calcifications sur matériel de suture • Macrocalcifications sans opacité (adénofibrome, kyste, adiponécrose, ectasie canalaire sécrétante, calcifications vasculaires) • Microcalcifications annulaires ou arciformes, semi-lunaires, sédimentées, rhomboédriques • Calcifications cutanées et calcifications punctiformes régulières diffuses	Anomalies bénignes ne nécessitant ni surveillance ni examen supplémentaire
ACR 3	• Microcalcifications rondes ou punctiformes régulières ou pulvérulentes, peu nombreuses, en petit amas rond isolé • Petit amas rond ou ovale de calcifications amorphes, peu nombreuses, évoquant un début de calcification d'adénofibrome • Opacité bien circonscrite ronde, ovale, ou discrètement polycyclique non calcifiée, non typiquement liquidienne en échographie • Asymétrie focale de densité à limites concaves ou mélangée à la graisse	Forte probabilité de bénignité (valeur prédictive positive de cancer > 5 %) Une surveillance à court terme est conseillée

ACR 4	• Microcalcifications punctiformes régulières nombreuses ou groupées en amas aux contours ni ronds ni ovales • Microcalcifications irrégulières, polymorphes ou granulaires peu nombreuses • Microcalcifications pulvérulentes groupées et nombreuses • Opacité spiculée sans centre dense • Asymétrie ou surcroît de densité localisé à limites convexes ou évolutif • Opacité non liquidienne ronde ou ovale, à contour lobulé ou masqué, ou ayant augmenté de volume • Distorsion architecturale en dehors d'une cicatrice connue et stable	Anomalie indéterminée ou suspecte (valeur prédictive positive de cancer entre 5 et 50 %) Indication d'une vérification histologique
ACR 5	• Microcalcifications vermiculaires, arborescentes ou microcalcifications irrégulières, polymorphes ou granulaires, nombreuses et groupées • Groupement de microcalcifications quelle que soit leur morphologie dont la topographie est galactophorique • Microcalcifications groupées ayant augmenté en nombre ou microcalcifications dont la morphologie ou la distribution sont devenues suspectes • Microcalcifications associées à une anomalie architecturale ou à une opacité • Opacité spiculée à centre dense • Opacité mal circonscrite aux contours flous et irréguliers	Forte probabilité de malignité (valeur prédictive positive de cancer > 95 %)

Tumeurs trophoblastiques gestationnelles (TTG) : score pronostique (FIGO 2000)

Score	0	1	2	4
Âge (ans)	< 40	< 40		
Grossesse précédente	Môle hydatiforme	Avortement	Accouchement	
Intervalle grossesse précédente – début de chimiothérapie	< 4 mois	4–6 mois	7–12 mois	> 12 mois

GYNÉCOLOGIE

Score	0	1	2	4
hCG sérique (UI/L)	$< 10^3$	10^3-$< 10^4$	10^4-$< 10^5$	$< 10^5$
Nombre de métastases	0	1–4	5–8	> 8
Sites métastatiques	Poumon	Rate, rein	Tube digestif	Cerveau, foie
Diamètre de la plus grande tumeur (dont tumeur utérine)	< 3 cm	3-< 5 cm	< 5 cm	
Échec chimiothérapie préalable	Non	Échec de monochimiothérapie	Échec de polychimiothérapie	

Les tumeurs du site d'implantation sont exclues de ce score.
Le score total est obtenu en additionnant les scores individuels de chaque variable pronostique.
L'intervalle est le temps (en mois) séparant la date de l'avortement (môlaire ou non) ou de l'accouchement précédent (normal ou non) et la date de début de chimiothérapie.
Compter toutes les métastases et non les sites.
Seules les métastases pulmonaires visibles à la radiographie pulmonaire sont comptabilisées.
Si score ≤ 6 : TTG à bas risque et si < 7 : TTG à haut risque.

Prolapsus génital

Classification classique

Chaque élément du prolapsus (cystocèle, rectocèle, hystéroptose, élytrocèle, urétrocèle) est gradé de 1 à 3 lors d'un effort maximal de poussée à vessie vide :

- **degré 0** : pas de prolapsus
- **degré 1** : le viscère descend mais reste intravaginal
- **degré 2** : le viscère affleure la vulve
- **degré 3** : le viscère s'extériorise au-delà de la fente vulvaire

Classification moderne (POP-Q)

L'examen clinique est décrit par 9 mesures en centimètres (*cf.* figure ci-après) : les 6 premières mesures portent sur la descente maximale en poussée de 6 points vaginaux définis de la manière suivante : Aa (point antérieur à 3 cm du méat urinaire), Ba (point antérieur situé entre Aa et C), C (col utérin qui se confond avec D en cas d'hystérectomie totale), D (cul-de-sac vaginal postérieur), Ap (point postérieur situé à 3 cm de l'hymen), Bp (point postérieur situé entre Bp et D), la référence est l'hymen, les mesures sont négatives quand le point reste intravaginal et positives quand le point est extériorisé à la poussée; les 3 autres mesures portent sur le hiatus génital antéropostérieur (gh), la distance anovulvaire (pb), et la longueur vaginale totale (tvl).

- **Stade 0** : Aa, Ap, Ba et Bp sont 3 cm au-dessus de l'hymen, C et D descendent de moins de 2 cm (< Tvl – 2 cm)

- **Stade I** : le point le plus bas est < – 1 cm
- **Stade II** : le point le plus bas est entre – 1 cm et + 1 cm
- **Stade III** : le point le plus bas est > + 1 cm
- **Stade IV** : le point le plus bas est > Tvl – 2 cm

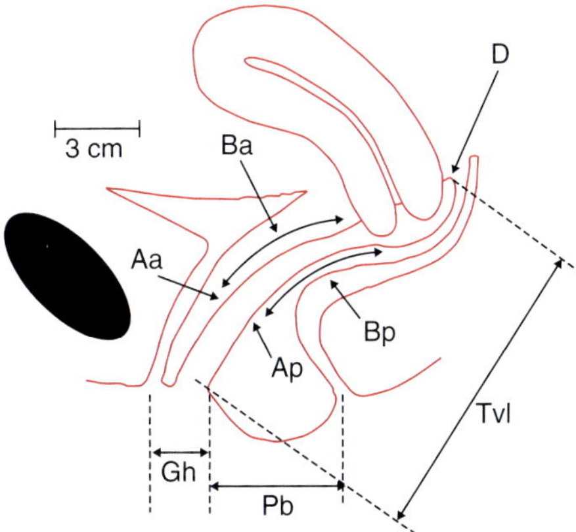

Incontinence urinaire

On distingue l'incontinence urinaire d'effort (IUE), l'incontinence urinaire par urgenturie (IUU) et l'incontinence urinaire mixte (IUM) qui associe des fuites d'effort et par urgenturie.
L'incontinence urinaire est décrite en fonction des circonstances des fuites, de la fréquence des fuites, de l'abondance des fuites et de la gêne provoquée. Le score de l'ICIQ-SF rassemble ces quatre aspects, le score est la somme des trois premières questions.

À quelle fréquence avez-vous ces fuites d'urine ? (une seule réponse)	jamais	0
	1 fois/semaine au maximum	1
	2 à 3 fois/semaine	2
	environ 1 fois/j	3
	plusieurs fois/j	4
	tout le temps	5
Selon votre estimation, quelle est la quantité habituelle d'urine perdue à chaque fois ? (une seule réponse)	nulle	0
	une petite quantité	2
	une quantité moyenne	4
	une grande quantité	6

De manière générale, à quel point vos pertes d'urine vous dérangent-elles dans votre vie de tous les jours ? Cochez un chiffre entre 0 (pas du tout) et 10 (vraiment beaucoup) 0 1 2 3 4 5 6 7 8 9 10

Dans quelles circonstances avez-vous des fuites d'urine ? (Cochez toutes les réponses qui s'appliquent à votre cas)	vous ne perdez jamais d'urine vous avez des pertes d'urine avant de pouvoir arriver aux toilettes vous avez des pertes d'urine quand vous toussez ou éternuez vous avez des pertes d'urine quand vous avez une activité physique ou vous faites de l'exercice vous avez des pertes d'urine quand vous avez fini d'uriner et vous êtes rhabillée vous avez des pertes d'urine tout le temps

Troubles urinaires

À côté des fuites, il faut décrire les troubles urinaires associés (urgenturie, pollakiurie, nycturie, dysurie). Le score de qualité de vie DITROVIE est utilisé dans le syndrome d'hyperactivité vésicale.

1. Au cours des 4 dernières semaines, vos troubles urinaires vous ont-ils gênée lorsque vous étiez à l'extérieur de chez vous ?

1 : Pas du tout	2 : Un peu	3 : Moyennement	4 : Beaucoup	5 : Énormément

2. Au cours des 4 dernières semaines, vos troubles urinaires vous ont-ils gênée pour faire les courses ou les achats ?

1 : Pas du tout	2 : Un peu	3 : Moyennement	4 : Beaucoup	5 : Énormément

3. Au cours des 4 dernières semaines, vos troubles urinaires vous ont-ils gênée pour porter quelque chose de lourd ?

1 : Pas du tout	2 : Un peu	3 : Moyennement	4 : Beaucoup	5 : Énormément

4. Au cours des 4 dernières semaines, vos troubles urinaires ont-ils nécessité que vous interrompiez fréquemment votre travail ou vos activités quotidiennes ?

1 : Pas du tout	2 : Un peu	3 : Moyennement	4 : Beaucoup	5 : Énormément

5. Au cours des 4 dernières semaines, à cause de vos troubles urinaires, avec quelle fréquence avez-vous éprouvé un sentiment de honte, de dégradation ?

1 : Jamais	2 : Rarement	3 : De temps en temps	4 : Souvent	5 : En permanence

6. Au cours des 4 dernières semaines, à cause de vos troubles urinaires, avec quelle fréquence avez-vous craint de sentir mauvais ?

1 : Jamais	2 : Rarement	3 : De temps en temps	4 : Souvent	5 : En permanence

7. Au cours des 4 dernières semaines, à cause de vos troubles urinaires, avec quelle fréquence avez-vous perdu patience ?				
1 : Jamais	2 : Rarement	3 : De temps en temps	4 : Souvent	5 : En permanence
8. Au cours des 4 dernières semaines, à cause de vos troubles urinaires, avec quelle fréquence avez-vous craint de sortir de chez vous ?				
1 : Jamais	2 : Rarement	3 : De temps en temps	4 : Souvent	5 : En permanence
9. Au cours des 4 dernières semaines, à cause de vos troubles urinaires, avec quelle fréquence avez-vous été obligée de vous lever plusieurs fois pendant votre sommeil ?				
1 : Jamais	2 : Rarement	3 : De temps en temps	4 : Souvent	5 : En permanence
10. Compte tenu de vos troubles urinaires, comment évaluez-vous actuellement votre qualité de vie ?				
1 : Excellente	2 : Bonne	3 : Moyenne	4 : Mauvaise	5 : Très mauvaise

Endométriose

Score de l'AFS (*American Fertility Society*) révisé en 1985

	1. Lésions péritonéales	
Ne coter que la lésion la plus sévère (superficielle ou profonde)		
Péritoine	Superficielles	Profondes
< 1 cm	1	2
1 à 3 cm	2	4
> 3 cm	4	6
	2. Lésions ovariennes	
Ne coter que la lésion la plus sévère et ajouter les scores des ovaires droit et gauche		
Ovaire droit	Superficielles	Profondes
< 1 cm	1	4
1 à 3 cm	2	16
> 3 cm	4	20
Ovaire gauche	Superficielles	Profondes
< 1 cm	1	4
1 à 3 cm	2	16
> 3 cm	4	20

	3. Adhérences annexielles selon la circonférence		
Ajouter les scores des ovaires droit et gauche et des trompes droite et gauche			
Ovaire droit	Superficielles (ou transparentes)	Profondes (ou opaques)	
< ⅓	1	4	
⅓ à ⅔	2	8	
> ⅔	4	16	
Ovaire gauche	Superficielles (ou transparentes)	Profondes (ou opaques)	
< ⅓	1	4	
⅓ à ⅔	2	8	
> ⅔	4	16	
Trompe droite	Superficielles (ou transparentes)	Profondes (ou opaques)	
< ⅓	1	4*	
⅓ à ⅔	2	8*	
> ⅔	4	16	
Trompe gauche	Superficielles (ou transparentes)	Profondes (ou opaques)	
< ⅓	1	4*	
⅓ à ⅔	2	8*	
> ⅔	4	16	
	4. Oblitération du Douglas		
Partielle	4	Totale	40
Stade de l'endométriose	**Degré de sévérité**	**Score AFS**	
Stade I	Endométriose minime	1–5	
Stade II	Endométriose modérée	6–15	
Stade III	Endométriose moyenne	16–40	
Stade IV	Endométriose sévère	> 40	

* Si le pavillon de la trompe est complètement immobilisé (adhèrent sur toute la circonférence), compter 16.

Classification FOATI (classification française)

FOATI	Description et score		
F (foyer)	Diamètre cumulé des foyers profonds ou superficiels	0	Absence
		1	< 1 cm
		2	2 à 5 cm
	Lésions typiques (noires)	%	
	Lésions blanches	%	
	Lésions rouges	%	
O (ovaire)	0	Normal	
	1	< 1 cm	
	2	1 à 3 cm	
	3	3 à 5 cm	
	4	> 5 cm	
A (adhérences)	0	Absence	
	1	Mobilité de la trompe et l'ovaire conservé	
	2	Conservation partielle de la mobilité de la trompe et/ou l'ovaire	
	3	Absence de la mobilité de la trompe et/ou l'ovaire	
	4	Comblement du cul-de-sac de Douglas	
T (trompes)	0	Normal	
	1	Occlusion partielle	
	2	Occlusion totale	
	3	Bi- ou multifocale	
I (inflammation)	Moins (–)	Plus (+)	

Développement pubertaire selon Tanner

- **Pilosité pubienne :**
  - **P1** : absence de pilosité
  - **P2** : quelques poils longs pigmentés surtout sur les grandes lèvres
  - **P3** : poils plus denses, plus épais, dépassant la symphyse pubienne
  - **P4** : pilosité de type adulte n'atteignant pas les cuisses
  - **P5** : pilosité de type adulte atteignant la partie interne des cuisses

- **Pilosité axillaire** :
  - **A1** : absence
  - **A2** : quelques poils
  - **A3** : nombre de poils > 10
  - **A4** : pilosité assez fournie
  - **A5** : pilosité fournie
- **Seins** :
  - **S1** : saillie simple du mamelon
  - **S2** : bourgeon mammaire, élargissement de l'aréole, la glande ne dépassant pas l'aréole
  - **S3** : élargissement de la saillie du sein et de l'aréole, avec des contours peu distincts, la glande dépassant l'aréole
  - **S4** : seins bien développés, œdème de l'aréole qui se projette en avant du plan du sein
  - **S5** : sein adulte avec œdème de l'aréole ayant disparu (il se confond avec le plan du sein) et seul le mamelon fait saillie
- **Vulve** :
  - **G1** : vulve verticale
  - **G2** : début d'horizontalisation de la vulve
  - **G3** : développement des grandes et des petites lèvres
  - **G4-5** : vulve de type adulte

Malformations utérines (Musset 1964, AFS 1988)

Aplasies utérines

- Aplasies bilatérales des canaux de Müller (type I AFS) :
  - aplasie complète de l'utérus
  - aplasie partielle de l'utérus, syndrome de Rokitansky-Kuster-Hauser (Ic)
- Aplasies müllériennes unilatérales :
  - aplasie müllérienne unilatérale complète, utérus unicorne vrai (IId)
  - aplasie müllérienne unilatérale incomplète, utérus pseudo-unicorne avec corne rudimentaire controlatérale avec cavité endométriale (IIb) ou sans (IIc)

Hémi-utérus

- Bicorne bicervical sans ou avec rétention menstruelle unilatérale (hémi-vagin borgne ou atrésie du col)
- Bicorne unicervical partiel (IVa), complet (IVb), ou asymétrique (IIa)

Utérus cloisonnés

- Cloisonné total (Vb)
- Cloisonné partiel (Va)
- À fond arqué (VI)
- Cloisonné asymétrique de Robert

Utérus communicants

- Cloisonné communiquant
- Bicorne bicervical communiquant sans ou avec rétention menstruelle

Autres malformations utérines

- Hypoplasie utérine, utérus DES (VII)
- Malformations congénitales du col et de l'isthme

Schématisation

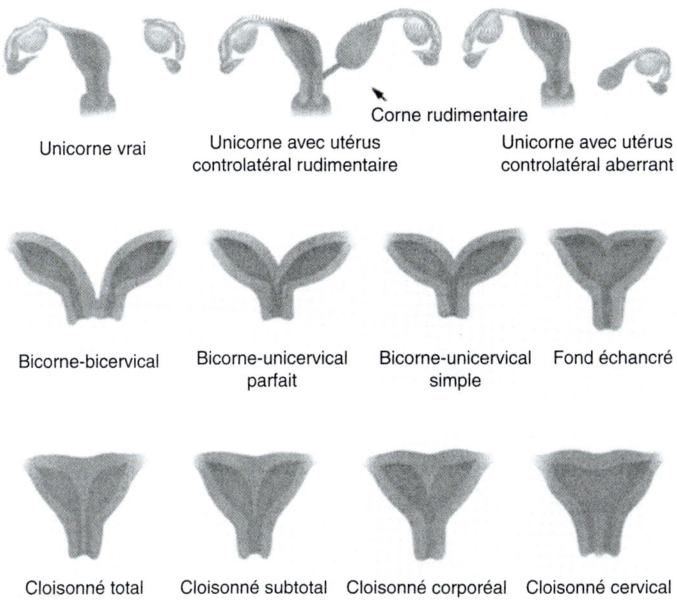

Hirsutismes, score selon Abraham

Lèvre supérieure	**1.** Quelques poils sur le bord externe **2.** Une petite moustache sur le bord externe **3.** Une moustache s'étendant sur la moitié externe **4.** Moustache complète
Menton	**1.** Quelques poils disséminés **2.** Poils disséminés avec des zones de concentration **3 et 4.** Barbe légère ou importante
Poitrine	**1.** Quelques poils périaréolaires **2.** Avec quelques poils médians en plus **3.** Les trois quarts de la surface sont recouverts **4.** Pilosité recouvrant toute la poitrine
Partie supérieure du dos	**1.** Quelques poils disséminés **2.** Un peu plus mais encore disséminés **3 et 4.** Recouvrant complètement la moitié supérieure du dos, toison légère ou épaisse

Moitié inférieure du dos	**1.** Touffe de poils sacrée **2.** La même avec extension latérale **3.** Les trois quarts de la surface sont recouverts **4.** Pilosité diffuse sur toute la surface
Moitié supérieure de l'abdomen	**1.** Quelques poils médians **2.** Plus fournis et toujours médians **3 et 4.** Partie supérieure complètement recouverte
Moitié inférieure de l'abdomen	**1.** Quelques poils médians **2.** Une raie médiane de poils (traînée) **3.** Une bande médiane de poils **4.** Pilosité en losange
Bras, cuisses, jambes	**1.** Pilosité clairsemée ne touchant pas plus du quart de la surface du segment de membre **2.** Un peu plus étendue : la couverture reste incomplète **3 et 4.** Couverture complète légère ou dense
Interprétation	**Valeur du score**
Normal	< 8
Hirsutisme léger	8 à 16
Hirsutisme modéré	17 à 25
Hirsutisme sévère	> 25
S'il est > 15 : une cause organique est suspectée et les bilans biologiques sont nécessaires	

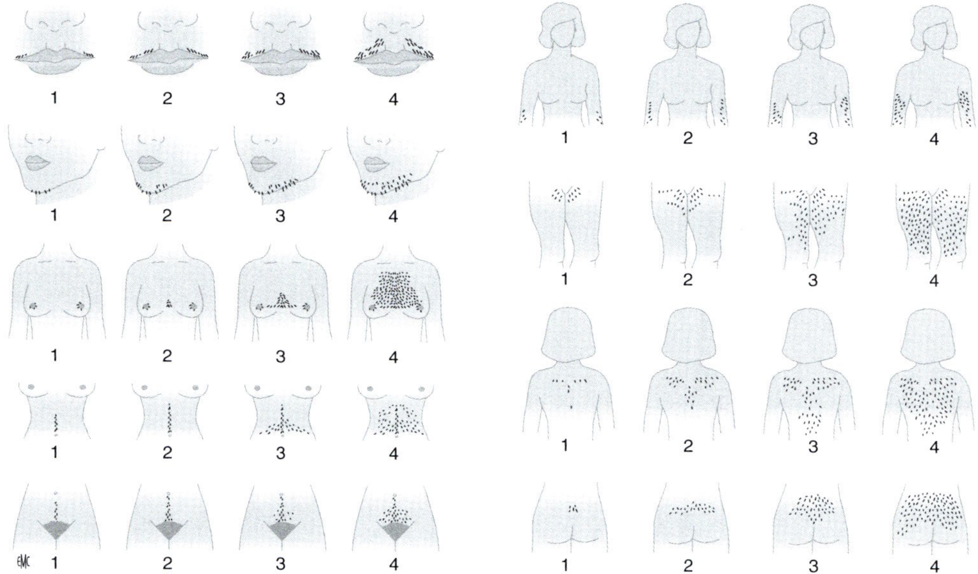

Score de Ferriman et Gallwey modifié

Extrait de Catteau-Jonard S, Proust-Richard C, Robin G, Dewailly D. Hyperandrogénie chez l'adolescente. EMC - Gynécologie 2014 ; 9(1) : 1–8 [Article 802-A-36].

Complications chirurgicales (Clavien-Dindo 2004)

- **Grade I** : toute déviation des suites opératoires normales sans nécessité de traitement pharmacologique ou chirurgical, endoscopique, et radiologie interventionnelle. Les traitements autorisés sont : les médicaments antiémétiques, antipyrétiques, antalgiques, diurétiques, les électrolytes et la kinésithérapie. Ce grade comprend aussi les infections de paroi ouvertes au lit du malade
- **Grade II** : nécessité de traitement pharmacologique avec des médicaments autres que ceux autorisés dans le grade I. Ce grade comprend les transfusions et la nutrition parentérale totale
- **Grade III** : nécessité d'une intervention chirurgicale, endoscopique ou de radiologie interventionnelle
  - grade IIIa : intervention sans anesthésie générale
  - grade IIIb : intervention avec anesthésie générale
- **Grade IV** : complication avec risque vital (y compris du système nerveux central) avec prise en charge en soins continus ou en réanimation :
  - grade IVa : défaillance d'un organe (y compris dialyse)
  - grade IVb : défaillance multiviscérale
- **Grade V** : décès du patient

Suffixe « d » : si le patient souffre d'une complication lors de la sortie, le suffixe « d » (pour *disability*) est ajouté au grade de la complication correspondante. Ce suffixe indique la nécessité d'un suivi pour évaluation complète de la complication.

Classification des causes de saignements PALM COEIN

Polype	**C**oagulopathie
Adénomyose	**O**vulatoire (dysfonction)
Léiomyome : sous-muqueux et autre	**E**ndométriale (cause)
Malignité et hyperplasie	**I**atrogénie
	Non autrement précisée

Classification FIGO des myomes

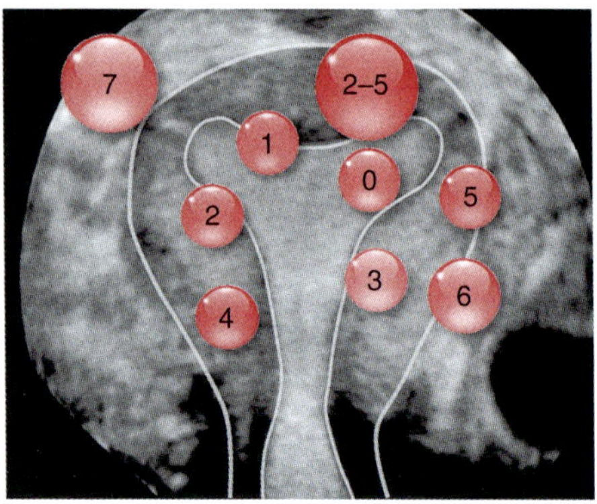

Score de Higham pour les ménométrorragies

Date :		Jours de règles								
Serviette ou tampon		1er	2e	3e	4e	5e	6e	7e	8e	Points
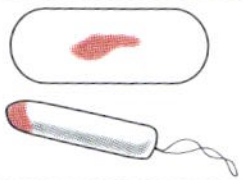	1 point / linge									
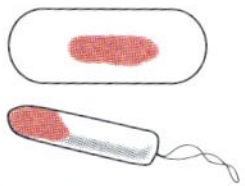	5 points / linge									
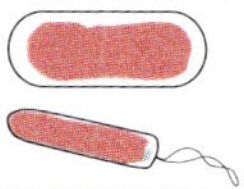	20 points / linge									
Caillots										
Débordement										
EMC									Total points	

Extrait de Pourcelot AG, Fernandez H. Hémorragies utérines fonctionnes. EMC - Gynécologie 2017 ; 0(0) : 1–8 [Article 160-A-10].

32 Cancers gynécologiques et mammaires

Cancer du sein

1. Bilan préthérapeutique

Bilan clinique et imagerie

Bilan clinique

- Âge, statut ménopausique, prise d'un traitement hormonal (contraception, THM), IMC
- Évaluation de l'état général selon indice reconnu (OMS, Karnofsky)
- Examen des deux seins : volume des seins (bonnet du soutien-gorge), caractéristiques de la tumeur (côté, quadrant, taille, mobilité)
- Examen des aires ganglionnaires : axillaires, sus-claviculaires et cervicales
- Examen général : poumons, foie, utérus et ovaires
- Stadification TNM

Bilan sénologique

- Mammographie, échographie mammaire
- Une exploration axillaire est systématique : la cytoponction ou une microbiopsie est souhaitable pour toute adénopathie suspecte
- IRM mammaire si : discordance clinique/mammographie, mammographie/échographie, lésion multifocale ou inflammatoire, carcinome lobulaire infiltrant prouvé histologiquement, patiente à haut risque de cancer du sein et de l'ovaire, patiente porteuse de prothèses mammaires

Microbiopsies (ou macrobiopsies pour les lésions infracliniques)

- Systématique avant tout traitement
- Mise en place d'un clip lors de la réalisation de macrobiopsies en cas d'exérèse complète d'un foyer de microcalcifications, de lésions multifocales ou dans la perspective d'un traitement médical néoadjuvant

Bilan d'extension (uniquement pour les cancers invasifs)

Si signes d'appel pour les T1 et T2 sans envahissement ganglionnaire clinique et systématique autrement :

- marqueurs tumoraux : CA15-3, ACE
- imagerie :
  - selon les centres : TDM thoraco-abdomino-pelvienne ou radiographie pulmonaire de face, échographie abdominopelvienne (foie, ovaires)
  - selon les facteurs de risque : scintigraphie osseuse, TDM ou IRM cérébrale chez les patientes symptomatiques, surtout si «triple négatif» ou HER2 +++, TEP ?
- si signes d'appel : bilan orienté

2. Stratégie thérapeutique

Elle repose sur le type histologique (carcinome *in situ* ou carcinome invasif) et sur la stadification.

Les grands principes du traitement énoncés ici sont issus des données de la littérature internationale, des recommandations de Nice – Saint-Paul-de-Vence, des réunions de consensus de Saint-Gallen et de l'Institut national du cancer (INCa).

Toutes les décisions thérapeutiques sont prises en réunion de concertation pluridisciplinaire (RCP), les patientes ayant été informées de leur passage et ayant donné leur consentement.

Chirurgie

- Tumeur infiltrante opérable (*cf.* arbre p. 129)
- Si rapport taille tumorale/volume du sein élevé : une chimiothérapie ou une hormonothérapie néoadjuvante peuvent être indiquées
- Si cancer inflammatoire : une chimiothérapie ou une hormonothérapie néoadjuvante est systématique
- Carcinomes intracanalaires (*cf.* arbres p. 130 et 131) et si infiltrants associés (*cf.* arbre p. 129)
- Dans tous les cas, l'exérèse tumorale doit être complète avec des marges d'exérèse saines ≥ 2 mm
- Maladie de Paget :
  - si atteinte isolée de la plaque aréolo-mamelonnaire ou PAM (imagerie complète normale) : ablation de la PAM, pas de curage, ni de radiothérapie
  - si maladie de Paget + foyer(s) de microcalcifications et/ou masse tumorale :
    - attitude standard : mammectomie
    - traitement conservateur avec ablation de la PAM si critères de conservation mammaire tous présents (intérêt de la chirurgie oncoplastique)
  - dans tous les cas : exploration ganglionnaire adaptée au caractère *in situ* (taille et grade histologique) ou infiltrant (taille) du carcinome mammaire

Radiothérapie

Champs d'irradiation

- Au niveau du sein :
  - en cas de conservation mammaire : systématique
  - en cas de mammectomie = paroi thoracique si pN0 et un des critères suivants :
    - pT2 avec au moins un des facteurs suivants : âge ≤ 40 ans, multifocalité, présence d'emboles vasculaires, atteinte musculaire
    - grade pT3 ou pT4 ou exérèse limite, lésions multicentriques, pN1, complément de cicatrice si atteinte pectorale
- Au niveau des aires ganglionnaires :
    - sommet du creux axillaire si pN1
    - creux sus-claviculaire si pN1 ou pT3 ou pT4
- Le complément dans le lit tumoral initial (électrothérapie ou faisceau de photons réduits ou curiethérapie) sera systématique pour les patientes ≤ 60 ans. Il sera discuté au cas par cas chez les patientes > 60 ans en fonction des autres facteurs pronostiques ($T < 5$ mm, grade I) et généraux (âge > 70 ans). Option : radiothérapie peropératoire.

Dose totale

- Sein, paroi thoracique : 50 Gy
- Complément/lit tumoral ou cicatrice de mammectomie : 10–20 Gy

Chimiothérapie

Adjuvante

- Délai : 3 à 5 semaines maximum après le traitement chirurgical
- Type de chimiothérapie et indications :
  - si pN1 : chimiothérapie adjuvante avec 3 FEC 100 et 3 docétaxel (Taxotère®)

- si pN0 : il peut y avoir indication à une chimiothérapie adjuvante (6 FEC 100) en fonction de la présence ou non des facteurs de risque suivants : âge < 35 ans, RH (récepteurs hormonaux) négatifs, SBR II ou III, HER2 +++, taille tumorale > 20 mm et présence d'emboles vasculaires

Néoadjuvante

- Schéma général :
  - en l'absence de tests prédictifs d'efficacité de la chimiothérapie, schéma séquentiel alternant FEC 100 puis docétaxel (Taxotère®)
  - réévaluation après le 3e cycle (clinique + imagerie/échographie ou mieux IRM)
  - en cas de réponse tumorale satisfaisante :
    - mise en place d'un clip dans la tumeur (si non fait lors des microbiopsies initiales), dans l'éventualité d'une réponse tumorale complète en fin de chimiothérapie
    - poursuite de la chimiothérapie jusqu'à un nombre total de 6 à 8 cycles
  - en cas de régression insuffisante ou de progression tumorale, le protocole de chimiothérapie pourra être modifié
- Patientes HER2 +++, association du traitement à du trastuzumab

Hormonothérapie

Adjuvante

- Produits utilisés :
  - antiœstrogènes : tamoxifène (Nolvadex®, génériques) : 20 mg/j (soit 1 cp/j), pendant 5 ans
  - analogues de la LHRH : triptoréline (Décapeptyl®) 11,25, 1 injection trimestrielle pendant 2 ans
  - antiaromatases (létrozole : Femara®, anastrozole : Arimidex®, exémestane : Aromasine®) : 1 cp/j pendant 5 ans
- Indications :
  - patientes non ménopausées au moment du diagnostic :
    - tamoxifène 5 ans
    - tamoxifène 10 ans si N+ ou autre facteur de mauvais pronostic
    - option : analogue de la LHRH 5 ans + tamoxifène ou inhibiteur de l'aromatase 5 ans si < 35 ans ou N+ ou autre facteur de mauvais pronostic
    - tamoxifène 5 ans puis, si ménopause confirmée, inhibiteur de l'aromatase 2 à 5 ans
  - patientes ménopausées au moment du diagnostic :
    - inhibiteur de l'aromatase 5 ans
    - inhibiteur de l'aromatase 2–3 ans puis tamoxifène pour un total de 5 ans d'hormonothérapie
    - tamoxifène 2 à 3 ans puis 3 à 5 ans d'inhibiteur de l'aromatase
    - tamoxifène 5 ans (10 ans si N+ ou facteur de mauvais pronostic) si intolérance aux inhibiteurs de l'aromatase

Néoadjuvante

- Par antiœstrogène ou antiaromatase (selon le statut ménopausique) pendant 4 à 6 mois avec surveillance de la régression tumorale par examen clinique et imagerie
- Réalisation du traitement locorégional (chirurgie, radiothérapie)
- Reprise de l'hormonothérapie en adjuvant selon la réponse tumorale initiale

Thérapies ciblées

- Trastuzumab (Herceptin®) : utilisé en adjuvant seulement en cas de tumeur HER2 +++
- Prescrit en association avec la chimiothérapie, si possible poursuivi pendant la radiothérapie, et après la radiothérapie pour une durée totale du traitement qui reste actuellement de 1 an après la fin du traitement local
- Surveillance par échographie cardiaque avant le début du traitement et ensuite à la demande, en fonction des résultats et de la symptomatologie

Surveillance

Surveillance locorégionale

- Clinique, tous les 6 mois jusqu'à 5 ans (si mammectomie pour CCIS : examen annuel)
- Alternance recommandée et à organiser entre les différents médecins (chirurgien, radiothérapeute, oncologue médical) et médecins de ville (médecin traitant et gynécologue) ; remise à la patiente d'un calendrier de surveillance
- Mammographie à 6 mois de la fin du traitement local pour le sein traité (si conservation), puis à 1 an, et ensuite annuellement. L'échographie est un examen de 2e intention
- L'IRM n'est pas un examen systématique, indiquée seulement pour :
  - différencier séquelles thérapeutiques et récidive locale (délai minimum : 6 mois après chirurgie, 12 mois après radiothérapie)
  - la surveillance des carcinomes lobulaires infiltrants
  - la surveillance des patientes porteuses de mutation *BRCA*

Surveillance générale

- Pas d'examen systématique; examens uniquement sur signes d'appel cliniques
- Pas de dosage systématique des marqueurs tumoraux

Surveillance en cas d'hormonothérapie

- Par tamoxifène (risque de cancer de l'endomètre) : échographie pelvienne avant le début du traitement; pas d'examen complémentaire si asymptomatique; si métrorragies, échographie pelvienne ou hystérosonographie ± hystéroscopie curetage
- Par antiaromatase (risque de perturbations du bilan lipidique et risque d'ostéoporose) : bilan lipidique (cholestérol, triglycérides) à l'instauration du traitement puis 1 fois/an ; ostéodensitométrie recommandée au début du traitement

Contraception

- Deux méthodes principales : DIU au cuivre (privilégier ceux dont l'efficacité s'étend sur une période d'au moins 5 ans) ou stérilisation tubaire définitive
- À éviter (manque d'efficacité) : méthodes locales (préservatifs, diaphragmes vaginaux, spermicides)
- Méthodes contre-indiquées : toutes les méthodes hormonales (œstroprogestatifs, progestatifs, anneau vaginal Nuvaring®, patch Evra®, y compris DIU à la progestérone Mirena®)

1. Bilan préthérapeutique

L'examen anatomopathologique de la biopsie endométriale permet de confirmer le type de cancer (type I : endométrioïde, type II : carcinomes à cellules claires, papillaires séreux ou carcinosarcomes) et déterminer le grade (1 à 3).

Bilan clinique

- Examen clinique abdominopelvien et ganglionnaire (ganglions inguinaux et Troisier)
- Examen général

Bilan d'extension

- IRM abdominopelvienne systématique : évaluation du volume tumoral, de l'infiltration myométriale, d'une atteinte du stroma cervical, d'une atteinte ovarienne et de l'atteinte ganglionnaire pelvienne et lomboaortique
- Le scanner abdominopelvien ne fait pas partie du bilan d'extension sauf dans les types 2 histologiques ou en cas de contre-indication à l'IRM où il doit être associé à une échographie abdominopelvienne
- Dosage du CA125 discuté en cas de suspicion d'extension régionale, d'atteinte ovarienne ou de type 2 histologique

2. Stratégie thérapeutique

Les grands principes du traitement énoncés ici sont issus des données des référentiels internationaux et des recommandations ESMO/ESGO/ESTRO 2015.

Méthodes thérapeutiques

Chirurgie

- Traitement de référence tant que le stade et l'état de la patiente le permettent
- Le standard est une hystérectomie totale (HT) totale avec salpingo-ovariectomie bilatérale (SOB) et cytologie péritonéale
- La voie d'abord recommandée pour les stades précoces est la voie cœlio-vaginale sauf contre-indication (gros volume utérin, atteinte de la séreuse, extension extra-utérine)
- La réalisation d'une lymphadénectomie pelvienne + lomboaortique et d'une omentectomie dépend du stade clinique, du type histologique, du grade + emboles ainsi que de la balance bénéfice/risque (âge, comorbidités, obésité morbide)

Radiothérapie

- Radiothérapie externe :
  - dose totale : 45 à 50 Gy (25 fractions de 1,8 à 2 Gy)
  - le volume d'irradiation dépend de l'extension tumorale : elle se limite au pelvis, en l'absence d'atteinte ganglionnaire iliaque commune ou lomboaortique. En cas d'atteinte ganglionnaire lomboaortique, le volume d'irradiation inclut la région lomboaortique
- Curiethérapie :
  - vaginale postopératoire, préférentiellement à haut débit de dose : 4 séances de 6 Gy
  - si curiethérapie pulsée ou bas débit de dose, une dose de 50 Gy est délivrée
  - si curiethérapie de surimpression (après RTE), une dose de 10 Gy est délivrée en 2 séances

Chimiothérapie

- Si adénocarcinome : carboplatine-paclitaxel (6 cycles) aussi efficace et moins toxique que paclitaxel-épirubicine-cisplatine
- Si carcinosarcome : protocoles associant de l'ifosfamide
- Elle doit être administrée avant ou après la radiothérapie de façon séquentielle

Hormonothérapie (indications limitées)

- Progestatifs principalement : acétate de médroxyprogestérone par voie orale 500 mg/j
- En cas de contre-indications, des antiœstrogènes peuvent être utilisés

Indications thérapeutiques

Stade I

- Bas risque (IA, grade 1 ou 2) : HT avec SOB
- Risque intermédiaire (IA grade 3, IB grade 1 ou 2) : HT avec SOB, et curages optionnels suivis de curiethérapie
- Risque élevé (IB grade 3, IB avec emboles lymphatiques, type histologique de mauvais pronostic – adénocarcinomes à cellules claires, carcinomes séro-papillaires, carcinosarcomes) : HT avec SOB et lymphadénectomie pelvienne et lomboaortique, RTE ± curiethérapie

Cancer de l'endomètre : classification des stades précoces en fonction du risque de récidive

Risque bas	Risque intermédiaire	Risque élevé
Stade IA sans envahissement myométrial, grade 1 ou 2 Stade IA myométrial ne dépassant pas la moitié du myomètre, grade 1	Stade IA avec envahissement myométrial ne dépassant pas la moitié du myomètre, grade 2 Stade IB, grade 1 ou 2	Stade IA ou IB, grade 3 Stades I (type 2 histologique)

Stade II

- HT (peut être élargie) avec SOB et lymphadénectomie pelvienne + lomboaortique
- Si type 2 histologique : omentectomie infracolique, cytologie et biopsies péritonéales compléteront le traitement chirurgical
- Curiethérapie ± RTE ± chimiothérapie

Stade III

Chimiothérapie et RTE.

Stades IV

- Stades IVA :
  - RTE, suivie de curiethérapie
  - une chimiothérapie concomitante peut être discutée par analogie au cancer du col utérin
  - une exentération pelvienne à visée curative peut être discutée en cas d'échec de l'irradiation
- Stades IVB :
  - chirurgie de cytoréduction complète à visée curative identique à celle réalisée dans le cancer de l'ovaire en cas de carcinose péritonéale résécable sans métastases à distance
  - une chimiothérapie est recommandée

- une hormonothérapie est recommandée en cas de récepteurs positifs ou de maladie lentement évolutive
- une radiothérapie externe conformationnelle sur la tumeur primitive est recommandée selon la localisation des lésions
- en cas de stade IVB défini par une atteinte inguinale isolée, une adénectomie complémentaire est recommandée

Surveillance

- Rythme : tous les 4 mois pendant 2 ans puis tous les 6 mois pendant 3 ans, tous les ans ensuite
- Par le médecin généraliste ou le gynécologue en alternance avec l'équipe référente du traitement les premières années
- Questionnaire orienté : signes de complications du traitement, signes de récidive
- Examen clinique seul : examen gynécologique complet avec TV et TR, aires ganglionnaires, examen général
- Examens complémentaires seulement en cas de symptômes
- Recherche d'une instabilité des microsatellites si elle n'a pas été effectuée avant, pour identifier un syndrome HNPCC/Lynch chez toutes les patientes présentant un cancer de l'endomètre avant 50 ans ou quel que soit l'âge chez une patiente dont un apparenté du premier degré a été atteint d'un cancer colorectal ou du spectre HNPCC

Cancer du col utérin

1. Bilan préthérapeutique

Bilan clinique

Examen clinique abdominopelvien et des aires ganglionnaires (option : examen sous anesthésie générale en cas de discordance examen clinique et IRM ou de stade avancé, cystoscopie, rectoscopie).

Bilan paraclinique

- IRM abdominopelvienne : évaluation du volume tumoral, de l'extension locorégionale (utérus, paramètres, paroi pelvienne, rectum, vessie, uretères) et évaluation de l'extension ganglionnaire
- Tomodensitométrie abdominale en option pour l'évaluation de l'extension ganglionnaire
- TEP-TDM recommandée à partir des stades IB2
- Évaluation radiologique thoracique à partir des stades IB2
- Dosage du SCC pour les formes épidermoïdes
- Une conisation peut être un préalable à la prise en charge pour les formes infracliniques et les cancers micro-invasifs

2. Stratégie thérapeutique

Les grands principes du traitement énoncés ici sont issus des données des référentiels internationaux et des recommandations de la Société française d'oncologie gynécologique (SFOG).

Méthodes thérapeutiques

Reposant sur la chirurgie, la radiothérapie et la chimiothérapie, les modalités de traitement sont très proches de celles du cancer de l'endomètre et sont précisées dans les indications thérapeutiques.

Indications thérapeutiques

Carcinome in situ

Conisation (à l'anse de préférence) avec exérèse en tissu sain ou hystérectomie totale simple.

Stade IA sans emboles

- Le diagnostic nécessite une conisation
- Prise en charge par conisation avec exérèse en tissu sain ou hystérectomie totale simple

Stade IA avec emboles, IA2 et IB1 sans atteinte ganglionnaire à l'imagerie (et II proximaux)

- Soit lymphadénectomie pelvienne cœlioscopique première :
  - si pN0 : colpohystérectomie élargie (PIVER II) ou curiethérapie utérovaginale suivie d'hystérectomie extrafasciale ou élargie
  - si pN1 : radiochimiothérapie concomitante et curiethérapie utérovaginale
  - option : stadification lomboaortique cœlioscopique (pour définir l'étendue des champs d'irradiation) et hystérectomie complémentaire en cas de tumeur résiduelle après l'irradiation (clinique et IRM)
- Soit curiethérapie utérovaginale suivie d'une colpohystérectomie avec lymphadénectomie pelvienne :
  - si pN0 : pas de traitement complémentaire
  - si pN1 : radiochimiothérapie concomitante et curiethérapie utérovaginale
  - option : stadification lomboaortique cœlioscopique pour définir l'étendue des champs d'irradiation
- Soit radiothérapie externe et curiethérapie en traitement exclusif
- Une trachélectomie élargie peut être proposée aux patientes jeunes avec désir de grossesse si la plus grande taille tumorale est < 20 mm, sans emboles, N – avec une marge endocervicale de 8 mm ou plus

Stades IA2, IB1 avec atteinte ganglionnaire à l'imagerie et II proximaux

- TEP-TDM :
  - si uniquement suspicion d'atteinte ganglionnaire pelvienne : stadification ganglionnaire lomboaortique par cœlioscopie rétropéritonéale
  - si uniquement suspicion d'atteinte ganglionnaire lomboaortique : celle-ci doit être prouvée histologiquement
  - si suspicion d'atteinte massive pelvienne et lomboaortique : la stadification chirurgicale ganglionnaire est abandonnée
- Radiochimiothérapie concomitante et curiethérapie
- Une exérèse chirurgicale complémentaire peut être discutée en fonction de la régression tumorale et des facteurs de risque de complications postopératoires

Stades IB2, II distaux et III

- Radiochimiothérapie concomitante et curiethérapie utérovaginale
- Stadification ganglionnaire lomboaortique chirurgicale sauf en cas d'adénopathies caractérisées à l'imagerie
- Une exérèse chirurgicale complémentaire peut être discutée

Stade IVA

- Radiochimiothérapie concomitante et curiethérapie utérovaginale
- Stadification ganglionnaire lomboaortique chirurgicale sauf en cas d'adénopathies caractérisées à l'imagerie
- Exentération pelvienne si tumeur non fixée à la paroi et absence d'envahissement ganglionnaire lomboaortique

Stade IVB

Chimiothérapie et/ou radiothérapie

Surveillance

- Rythme : tous les 4 mois pendant 2 ans puis tous les 6 mois pendant 3 ans tous les ans ensuite
- Par le médecin généraliste ou le gynécologue en alternance avec l'équipe référente du traitement les premières années
- Questionnaire orienté : signes de complications du traitement, signes de récidive
- Examen clinique seul : examen gynécologique complet avec TV et TR, aires ganglionnaires, examen général
- Examens complémentaires seulement en cas de symptômes
- SCC à discuter en cas d'élévation initiale pour le type épidermoïde

Cancer de l'ovaire

1. Bilan préthérapeutique

Bilan clinique

- Examen clinique abdominopelvien et ganglionnaire (ganglions inguinaux et Troisier)
- Examen général
- État nutritionnel (dont taux d'albumine sérique)
- Évaluation oncogériatrique (selon âge et questionnaire G8)

Bilan d'extension

- Scanner thoraco-abdomino-pelvien ± IRM pelvienne
- Option : TEP-scan si stade évolué ou doute sur extension supradiaphragmatique
- Biopsie sous scanner ou sous cœlioscopie si chimiothérapie néoadjuvante envisagée
- Dosage des marqueurs tumoraux : CA125, CA19-9, et ACE ; AFP et β-hCG si suspicion de tumeur germinale ; E2 et inhibine B si suspicion de tumeur des cordons sexuels

2. Stratégie thérapeutique

Méthodes thérapeutiques

Chirurgie

- Son objectif : la résection tumorale complète (absence de résidu macroscopique
- Type d'incision : médiane xiphopubienne
- L'intervention standard minimale est une HT avec SOB, omentectomie infragastrique, appendicectomie, lymphadénectomie pelvienne et aortique infrarénale, cytologie et biopsies péritonéales
- Autres gestes possibles : péritonectomies étendues, résections digestives splénectomie

Chimiothérapie

Association carboplatine-paclitaxel indiquée à partir du stade IC ou grade 3 ou histologie de mauvais pronostic (adénocarcinomes à cellules claires).

Indications thérapeutiques

- Si la résection complète est envisagée, traitement chirurgical complet suivi d'une chimiothérapie adjuvante à partir du stade IC ou grade 3 ou histologie de mauvais pronostic pour un minimum de 6 cures et 3–6 cures dans les stades précoces
- Si la résection complète ne peut être obtenue d'emblée, la chimiothérapie néoadjuvante est indiquée. Une chirurgie d'intervalle (après la 3e cure en fonction de la réponse) est envisagée en cas de réponse (clinique, marqueurs, imagerie) avec toujours le même objectif : la résection tumorale complète. Une cœlioscopie peut être utile pour juger de la résécabilité complète

Surveillance

- Clinique avec dosage des marqueurs initialement élevés à discuter tous les 4 mois pendant 2 ans puis tous les 6 mois pendant 3 ans, puis annuelle
- Pas d'examen radiologique systématique en l'absence de signe d'appel

Récidive

- Évaluation avec TDM-TAP, TEP-TDM, chirurgie envisagée si la récidive a lieu 6 à 12 mois selon le score AGO après la fin du traitement initial et si forme localisée
- Reprise de chimiothérapie à base de sels de platine en cas de récidive à plus de 6 mois de la fin du traitement initial, sinon 2e ligne de chimiothérapie

Cancer de la vulve

1. Bilan préthérapeutique

Bilan clinique et imagerie

- Examen soigneux de la vulve (avec schéma) : localisation (tumeur médiane = tumeur située à moins de 1 cm de la ligne médiane, ou touchant la petite lèvre ou la glande de Bartholin), taille, extension (urètre, anus, vagin) ; examen sous anesthésie générale si douleur
- Biopsie +++
- Examen des aires ganglionnaires inguinales
- Bilan cervical : frottis ± colposcopie et biopsies si nécessaire
- Selon la localisation de la tumeur : urétroscopie ± cystoscopie, anuscopie (parenté HPV du carcinome épidermoïde du canal anal), rectoscopie

Bilan d'extension

- TDM thoraco-abdominopelvien
- Dosage de l'antigène SCC (si carcinome épidermoïde)
- IRM pelvienne
- Échographie des aires ganglionnaires inguinales ± cytoponction si adénopathies suspectes
- TEP-scan dans les formes localement avancées ou TEP

2. Stratégie thérapeutique

Les grands principes du traitement énoncés ici sont issus des données des référentiels internationaux et des recommandations de la SFOG.

Méthodes thérapeutiques

Chirurgie

C'est la base du traitement.

- Vulve :
  - vulvectomie superficielle (*skinning vulvectomy* des Anglo-Saxons) : ablation de la peau seule ± une petite épaisseur de tissu sous-cutané ne dépassant pas 5 mm
  - exérèse radicale vulvaire (emportant la lésion, une quantité de peau saine environnante suffisamment importante et les tissus profonds jusqu'à l'aponévrose périnéale superficielle) : vulvectomie partielle vulvectomie radicale. Dans tous les cas, marges d'exérèse > 10 mm minimum, idéalement 20 mm
  - chirurgie de réparation : lambeaux cutanés ou myocutanés (lambeau de droit interne, lambeau de grand fessier, lambeau de grand droit abdominal)
  - la conservation du clitoris est possible chaque fois qu'elle est compatible avec une exérèse satisfaisante sur le plan carcinologique
- Aires ganglionnaires : prélèvement du ganglion sentinelle, curage inguinal superficiel ou total

Radiothérapie

- Radiothérapie inguinale ou inguino-pelvienne si curage positif (≥ 2 ganglions positifs et/ou un ganglion positif avec rupture capsulaire) dans les stades I et II
- Radiochimiothérapie à discuter à partir du stade III

Indications thérapeutiques

Carcinome in situ

Culvectomie partielle superficielle ; pas d'exploration ganglionnaire.

Stade I

- Stade IA : comme pour un carcinome *in situ*
- Stade IB :
  - traitement conservateur : hémivulvectomie latérale (si tumeur latérale) antérieure ou postérieure (si tumeur médiane)
  - prélèvement du ganglion sentinelle (ou, à défaut, lymphadénectomie inguinale superficielle) et lymphadénectomie inguinale profonde si pN1 homolatérale si tumeur latérale, bilatérale si tumeur médiane. En cas de tumeur latérale avec exploration ganglionnaire positive, la lymphadénectomie est systématiquement bilatéralisée
  - radiothérapie externe inguino-fémorale et iliaque à discuter en cas d'envahissement ganglionnaire (même si un seul ganglion atteint). En revanche, la balance bénéfice/risque en cas de micrométastase unique ne plaide pas en faveur de la radiothérapie

Stade I multifocal et stade II

- Vulvectomie totale radicale modifiée
- Lymphadénectomie inguinale bilatérale superficielle (par des incisions indépendantes de celle de la vulvectomie) ± profonde si envahissement ganglionnaire à l'examen histologique extemporané
- Radiothérapie externe en fonction des résultats histologiques (ganglions et état des berges d'exérèse)

Stade III

- Vulvectomie totale radicale modifiée, élargie à l'urètre inférieur ou à la muqueuse anale
- Lymphadénectomie inguinale bilatérale superficielle ± profonde, soit systématique, soit selon le résultat histologique extemporané, ± simple adénectomie pelvienne (par cœlioscopie) si adénomégalie visible au TDM préopératoire
- Radiothérapie externe selon les résultats histologiques (ganglions et état des berges d'exérèse)
- Option : radiochimiothérapie concomitante ± chirurgie du reliquat tumoral

Stade IV

- Stade IVA :
  - examen sous anesthésie générale ; concertation multidisciplinaire ; avis de la patiente
  - deux options :
    - chirurgicale : exentération pelvienne (si T4, N0-1, M0), ± radiothérapie externe selon état des berges d'exérèse et des ganglions
    - radiochimiothérapie concomitante ± chirurgie du reliquat tumoral
- Stade IVB, selon la symptomatologie et l'état général de la patiente :
  - chimiothérapie
  - traitement palliatif et soins de support

Surveillance

Idem cancer du col.

Cancer du vagin

1. Bilan préthérapeutique

- Examen clinique pelvien (col +++, vulve) et aires ganglionnaires inguinales
- IRM abdominopelvienne : volume tumoral, atteinte paravaginale et/ou paramétriale, atteinte ganglionnaire pelvienne et/ou lomboaortique
- Radiographie pulmonaire
- En option : empreinte vaginale (visualisation de l'extension locale), échographie endovaginale, rectosigmoïdoscopie, marqueurs tumoraux (SCC pour les carcinomes épidermoïdes ; CA125 pour les adénocarcinomes), examen pluridisciplinaire sous anesthésie générale, TEP-scan

2. Stratégie thérapeutique

Les grands principes du traitement énoncés ici sont issus des données des référentiels internationaux et des recommandations de la SFOG.

Méthodes thérapeutiques

- Le traitement de référence reste la radiothérapie
- La chirurgie est principalement indiquée dans les stades de début

Indications thérapeutiques

Les indications thérapeutiques dépendent de l'âge, de l'état général, de l'existence de comorbidités, mais aussi de la localisation de la tumeur, du stade de la maladie, sans oublier l'avis de la patiente (activité sexuelle, niveau de soins souhaité).

Carcinome in situ

Colpectomie partielle superficielle ou éventuellement traitement destructeur par vaporisation au laser CO_2.

Stades I N0, taille tumorale < 2 cm

Deux options :

- chirurgie : lymphadénectomie pelvienne/cœlioscopie (cancers des ⅔ supérieurs du vagin), ou ganglion sentinelle et/ou lymphadénectomie inguinale superficielle bilatérale (cancer du ⅓ inférieur du vagin), totale si pN1 à l'étage superficiel
  - pN0 : chirurgie exclusive (colpectomie partielle ou colpohystérectomie élargie), ou curiethérapie vaginale exclusive, ou chirurgie + curiethérapie
  - pN1 : radiothérapie externe pelvienne + curiethérapie vaginale ou utérovaginale
- radiothérapie : radiothérapie externe pelvienne + curiethérapie vaginale ou utérovaginale

Stades I, taille tumorale > 2 cm, stades I N1, stades II et III

Radiothérapie externe (niveau supérieur fonction du niveau de l'extension ganglionnaire déterminé par TDM, IRM, TEP-scan ou lymphadénectomie) + curiethérapie vaginale ou utérovaginale ± chimiothérapie concomitante.

Stades IV

- IVA : en l'absence d'envahissement ganglionnaire, pelvectomie (antérieure, postérieure, totale)
- IVB : traitement palliatif

Surveillance

Idem cancer du col.

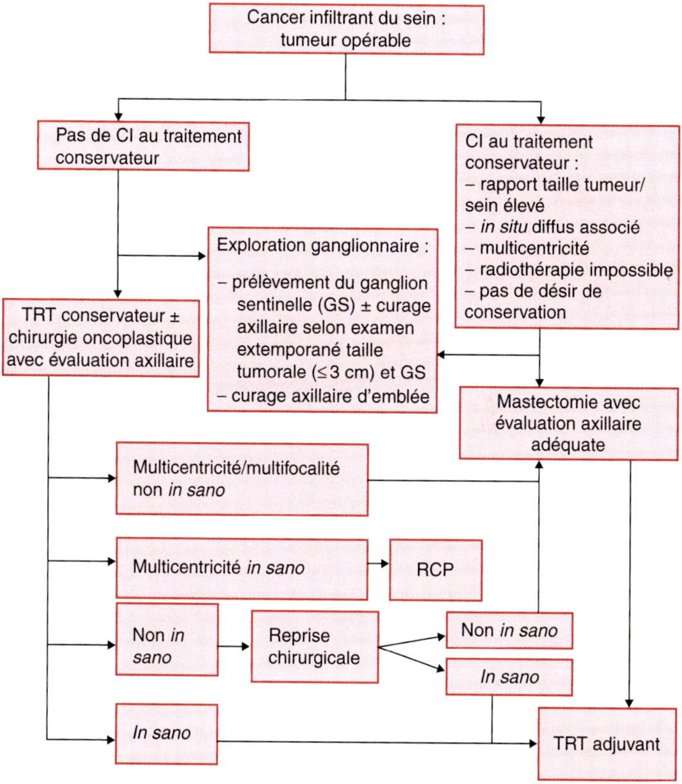

Tumeur infiltrante du sein opérable

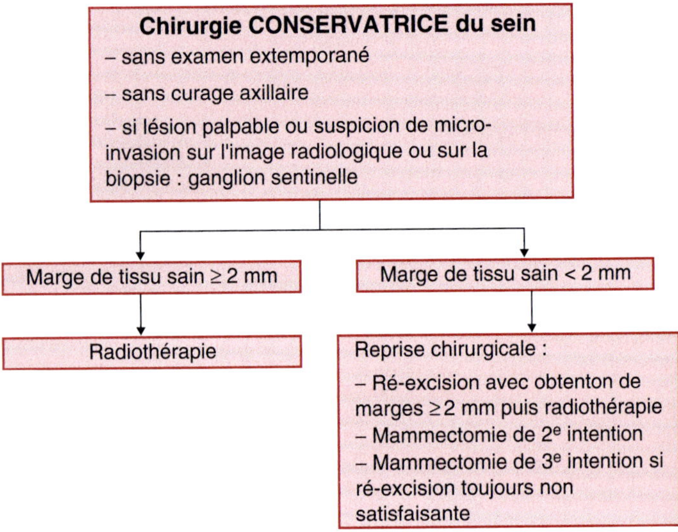

Carcinome intracanalaire

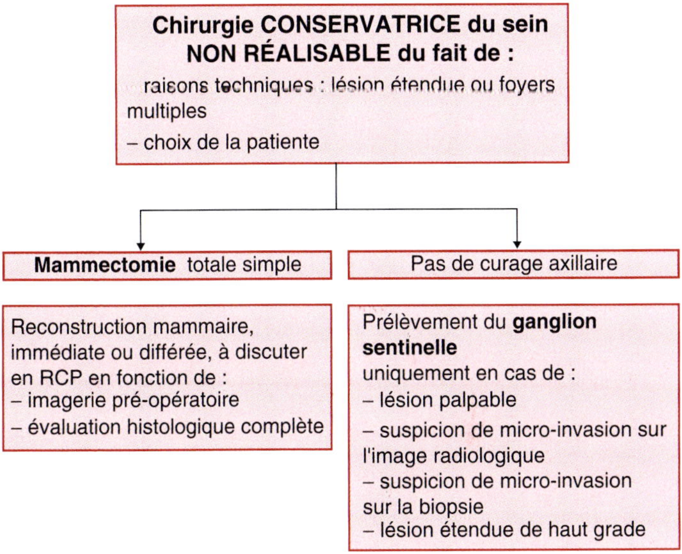

Carcinome *in situ*

Pour en savoir plus : www.oncolor.org/espace-professionnels/

II
Obstétrique

33 Schéma général de la surveillance de la grossesse

D'après les RPC de la HAS 2016.

1re consultation avant 10 SA

- Affirmer la grossesse
  - interrogatoire et examen clinique
  - β-hCG en cas de doute
- Dater la grossesse
  - date des dernières règles si cycles réguliers
  - échographie de datation si incertitude : date la grossesse avec une précision de ± 4 j
- Examen général et gynécologique
  - taille, poids, pression artérielle
  - examen des seins
  - frottis cervical si > 2 ou 3 ans
- Recherche de facteurs de risque
  - tabac, alcool, drogues (*cf.* Annexe – Comment interroger sur les addictions ? Exemple de modalités)
  - pathologies médicales
  - traitements en cours
- Prévenir les malformations du tube neural jusqu'à 8 semaines ou 10 SA : acide folique 400 μg/j commencé en préconceptionnel
- Examens à prescrire obligatoirement
  - groupe rhésus si inconnu
  - recherche d'agglutinines irrégulières (RAI)
  - sérologie syphilis
  - sérologies toxoplasmose et rubéole sauf si immunité antérieure prouvée
  - recherche de l'antigène HBs
  - protéinurie et glycosurie
- Examens à proposer systématiquement
  - échographie entre 11 et 13 SA + 6 j
  - dépistage combiné des anomalies chromosomiques fœtales associant la mesure de la clarté nucale et le dosage des marqueurs sériques du 1er trimestre (PAPP-A et β-hCG libre)
  - sérologie VIH
- Examens recommandés dans certaines situations
  - glycémie à jeun pour dépister un diabète de type 2 si âge ≥ 35 ans, ou IMC ≥ 25 kg/m², ou diabète chez les apparentés du 1er degré, ou antécédent personnel de diabète gestationnel ou d'enfant macrosome
  - ECBU au premier trimestre puis chaque mois si facteurs de risque : uropathie, diabète, infections urinaires récidivantes
  - sérologie hépatite C si facteurs de risque
  - ECBV pour rechercher une vaginose bactérienne si antécédent d'accouchement prématuré mal expliqué (intérêt discuté)

– si femme rhésus négatif et son conjoint rhésus positif, proposer de déterminer le génotype rhésus du fœtus par diagnostic prénatal non invasif (DPNI) dès la fin du 1er trimestre si les RAI sont négatives. Ce test est remboursé depuis juillet 2017.

Contenu du suivi	Consultation préconceptionnelle	1re consultation avant 10 SA	2e consultation avant 15 SA
Examens cliniques et biologiques		**Établir le diagnostic de grossesse et dater la grossesse**	**Établir la déclaration de grossesse et fixer la date présumée de l'accouchement**
	Examen gynécologique frottis cervical (si > 2–3 ans)	**Réaliser un examen clinique général et gynécologique** PA, taille, poids, examen des seins, frottis cervical (si > 2–3 ans)	**Réaliser un examen clinique** PA, taille, poids, si possible bruits du cœur fœtal
	Sérologies prescrites • groupes sanguins (A, B, O, phénotypes rhésus complet et Kell) • toxoplasmose et rubéole • RAI	**Sérologies prescrites obligatoirement** • groupes sanguins (A, B, O, phénotypes rhésus complet et Kell) • toxoplasmose et rubéole • syphilis • glycosurie et protéinurie • RAI, à l'exclusion des Ac dirigés contre les Ag A et B	**Sérologies prescrites** • toxoplasmose en cas de négativité du résultat précédent • rubéole en cas de négativité du résultat précédent (jusqu'à 18 SA) • glycosurie et protéinurie
	Sérologie proposée VIH (population à risque)	**Examens proposés systématiquement** • sérologie VIH-1 et 2, information sur les risques de contamination materno-fœtale par le VIH • dépistage combiné du 1er trimestre des anomalies chromosomiques fœtales associant mesure de la clarté nucale (1re échographie réalisée entre 11 et 13 SA + 6 j) et dosage des marqueurs sériques (PAPP-A et β-hCG libre) **Examens proposés éventuellement** • examen cytobactériologique des urines (ECBU) • dépistage d'une anémie (hémogramme) en cas de facteurs de risque	**Examens proposés systématiquement** Dépistage des anomalies chromosomiques fœtales : marqueurs du 2e trimestre en l'absence d'un dépistage combiné au 1er trimestre

Information et prévention	Recherche des facteurs de risque ciblée en particulier sur les pathologies chroniques (hypertension artérielle, diabète) Sensibiliser aux effets du tabagisme, de la consommation d'alcool, de l'usage de drogues et de médicaments tératogènes Prévenir des anomalies de fermeture du tube neural (jusqu'à 8 SA) par supplémentation en folates à raison de 400 µg/j Informer sur le suivi de la grossesse	Proposer systématiquement un entretien individuel ou en couple et rechercher d'éventuels facteurs de stress et toute forme d'insécurité (précarité, insécurité affective au sein du couple ou de la famille)
	Commencer l'élaboration d'un projet de naissance	Conseiller la participation aux séances de préparation à la naissance et à la parentalité

2e consultation avant 15 SA

- Déclarer la grossesse et fixer son terme théorique
- Examen clinique : poids, pression artérielle
- Dépistage des anomalies chromosomiques fœtales : proposer le dosage des marqueurs sériques du 2e trimestre (alphafœtoprotéine et β-hCG libre) si dépistage combiné du 1er trimestre non réalisé
- Proposer systématiquement l'entretien individuel du 4e mois
- Examens complémentaires
  - sérologie rubéole si négative précédemment (risque fœtal jusqu'au 4e mois)
  - sérologie toxoplasmose si négative précédemment
  - protéinurie et glycosurie

Conduite à tenir en fonction du risque estimé de trisomie 21 fœtale (HAS 2017)

- Si le risque de trisomie 21 est $\geq 1/50$, proposer une amniocentèse pour étude du caryotype
- Si le risque de trisomie 21 est compris entre 1/1 000 et 1/51, proposer un DPNI par le test de l'ADN libre circulant de la T21
- Si le risque est $< 1/1\,000$, il n'est pas recommandé de poursuivre les investigations

Du 4e au 8e mois

- Une consultation prénatale mensuelle avec poids, pression artérielle, hauteur utérine, recherche des bruits du cœur et des mouvements fœtaux, recherche de signes fonctionnels urinaires et de contractions utérines
- Consultation pré-anesthésie au 8e mois

- Examens à prescrire obligatoirement :
  - protéinurie et glycosurie tous les mois
  - sérologie toxoplasmose tous les mois si négative au 1er trimestre
  - RAI au 6e mois si femme rhésus négatif, sauf si un DPNI a été pratiqué et a montré un fœtus rhésus négatif. Si RAI négatives, injection d'immunoglobulines anti-D à la fin du 6e mois
  - hémogramme au 6e mois
- Examens à proposer systématiquement :
  - 2e échographie entre 20 et 25 SA
  - 3e échographie entre 30 et 35 SA
  - prélèvement vaginal avec recherche de streptocoque B entre 35 et 38 SA.
  - hyperglycémie provoquée par voie orale (HGPO) au 6e mois pour dépister un diabète gestationnel si âge ≥ 35 ans, ou IMC ≥ 25 kg/m², ou diabète chez les apparentés du 1er degré, ou antécédent personnel de diabète gestationnel ou d'enfant macrosome
  - dépistage de la bactériurie asymptomatique par analyse d'urines à la bandelette tous les mois. ECBU si bandelette positive
- Examens recommandés dans certaines situations : ECBU mensuel si facteurs de risque (uropathie, diabète, infections urinaires récidivantes)

Consultation (Cs)	3e Cs	4e Cs	5e Cs	6e Cs	7e Cs
Mois de gestation	**4e mois**	**5e mois**	**6e mois**	**7e mois**	**8e mois**
Examen clinique Poids, PA, hauteur utérine, bruits du cœur et mouvements fœtaux, signes fonctionnels urinaires, contractions utérines	X	X	X	X	X
Évaluation de la présentation fœtale					X
Consultation de préanesthésie					X
Sérologies à prescrire obligatoirement					
• Glycosurie et protéinurie	X	X	X	X	X
• 2e détermination (si non faite avant) du groupe sanguin					X
• RAI, si rhésus D négatif : à toutes les femmes et si rhésus D positif, aux femmes avec un passé transfusionnel			X		X
• Toxoplasmose en cas de négativité du résultat précédent	X	X	X	X	X
• Hémogramme			X		
Examens à proposer systématiquement					
• 2e échographie (entre 20 et 25 SA)	X				
• 3e échographie (entre 30 et 35 SA)				X	
• Prélèvement vaginal avec recherche de streptocoque B (entre 35 et 38 SA)					X

• Dépistage d'infections urinaires asymptomatiques à la bandelette urinaire	X	X	X	X	X
	Examens à proposer éventuellement				
ECBU en cas d'antécédents d'infections urinaires, de diabète ou de bandelette urinaire positive	X	X	X	X	X

Consultation du 9e mois

- Examen général : poids, pression artérielle, signes fonctionnels urinaires.
- Examen obstétrical : hauteur utérine, bruits du cœur et mouvements actifs, contractions utérines, présentation fœtale (contrôle échographique en cas de doute).
- Établir le pronostic obstétrical et le mode prévu d'accouchement.

	Consultation du 9e mois
Examens cliniques et biologiques	**Établir le pronostic obstétrical (mode prévu d'accouchement)** **Réaliser un examen clinique général et obstétrical** Poids, PA, recherche des signes fonctionnels urinaires, hauteur utérine, recherche des bruits du cœur et des mouvements fœtaux, recherche des contractions utérines, présentation fœtale (contrôle échographique en cas de doute) **Sérologies prescrites obligatoirement** • Toxoplasmose en cas de négativité du résultat à la consultation précédente • Glycosurie et protéinurie **Examens proposés éventuellement** • ECBU en cas d'antécédents ou de diabète
Information et prévention	**Donner des informations pratiques** **Vérifier l'environnement familial, les conditions de sécurité de la mère et de son enfant**

Annexe – Comment interroger sur les addictions ? Exemple de modalités (*cf.* fiche 66)

- Alcool :
  - qu'avez-vous l'habitude de boire ?
  - avant votre grossesse, aviez-vous l'habitude de boire du vin, de la bière, du cidre ou d'autres boissons alcoolisées ?
  - depuis la grossesse, comment votre boisson a évolué ?

- Tabac et cannabis :
  - fumez-vous du tabac ?
  - vous arrive-t-il de fumer du cannabis ou d'autres toxiques ?
  - avez-vous déjà eu envie d'arrêter ?
- Aliments :
  - quelles sont vos habitudes alimentaires (poissons, viandes, fruits, etc.) ?
  - avez-vous eu des variations importantes de poids dans votre vie ? si oui, lesquelles ?
  - vous arrive-t-il de vomir ?

Référence HAS : https://www.has-sante.fr/portail/upload/docs/application/pdf/suivi_orientation_femmes_enceintes_synthese.pdf

34 Facteurs de risque médico-psycho-sociaux

Mise en œuvre de la PNP (HAS 2005)[1]

- Un entretien précoce, individuel ou en couple :
  - proposé systématiquement au moment de la confirmation de la grossesse
  - réalisé durant le 1er trimestre par une sage-femme ou un médecin
  - ne doit pas se substituer à la 1re consultation médicale de suivi de la grossesse
  - est une aide pour le professionnel, qui assure le suivi médical de la grossesse, qui pourra ajuster sa vigilance grâce aux transmissions

Les conditions de dialogue et l'utilisation des techniques de communication appropriées permettent d'accéder au ressenti des femmes et des couples et de consolider leur confiance en eux et dans le système de santé.

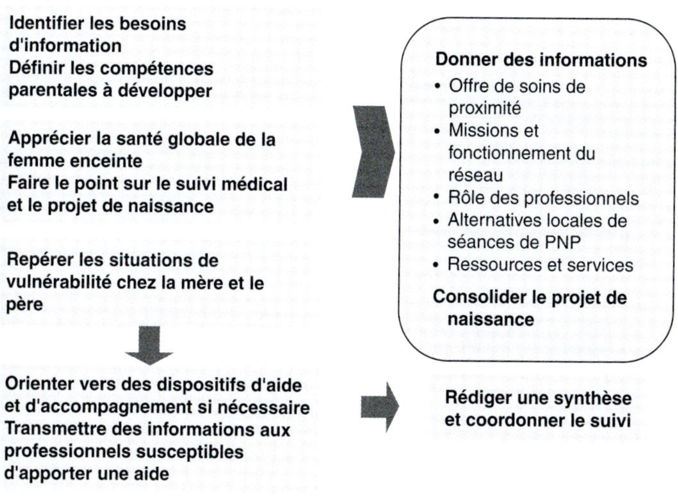

HAS. Préparation à la naissance et à la parentalité (PNP) - Fiche de synthèse. 2005.

L'ensemble des éléments de ce paragraphe ainsi que la figure sont repris de HAS. Préparation la naissance et à la parentalité (PNP) - Fiche de synthèse. 2005. Nous remercions la Haute utorité de santé de nous avoir autorisés à reproduire ces extraits. L'intégralité de ces docuents sont consultables sur le site www.has-sante.fr rubrique *Évaluation & Recommandation*.

- Une coordination dès l'entretien individuel ou en couple :
  - un travail en réseau quels que soient la discipline et le mode d'exercice
  - une fonction de coordination pour assurer la cohérence du suivi
  - un partage et des modalités de transmission de l'information
  - une évaluation à tous les stades pour adapter le suivi en fonction des besoins
- Séances prénatales :
  - un programme structuré proposé en individuel ou en groupe
  - un contenu adapté aux stades de la grossesse et sélectionné selon les besoins individuels : information, repères, apprentissage, confiance en soi
  - des techniques éducatives favorisant la participation et l'interactivité
- Séances durant le séjour à la maternité :
  - une guidance et un soutien individuel, des séances collectives thématiques
  - une évaluation individuelle avant la sortie identifiant les besoins de séances complémentaires au domicile
- Séances postnatales en cas de sortie précoce, de besoins particuliers décelés pendant la grossesse ou reconnus après la naissance ou en réponse à des demandes des parents :
  - un accompagnement des soins au nouveau-né, un soutien à l'allaitement
  - une vérification du bon développement psychomoteur de l'enfant
  - un soutien à la parentalité et à la confiance en soi
  - une recherche des signes de dépression du post-partum
  - une adaptation du suivi en fonction des besoins
- Évaluation individuelle de la PNP

Critères de précarité

1. Proposition de questions

- Recevez-vous des allocations : RSA, AAH, API, ASS, allocation de veuvage ?
- Vivez-vous seule ?
- Votre conjoint a-t-il un emploi ?
- Avez-vous un logement ?
- Avez-vous la CMU, la CMU complémentaire ou l'AME ?
- Avez-vous une mutuelle santé ou une assurance maladie complémentaire ?

2. Conduite à tenir en cas de situation repérée

- Proposer une prise en charge psychosociale
- S'assurer que les visites prévues ou les examens demandés seront possibles
- Se rapprocher des personnes et structures d'aide et de prises en charge.

35 CAT EN CAS DE VIOLENCES CONJUGALES

D'après les RPC de la HAS 2011.

Les violences conjugales peuvent se manifester sous différentes formes, leur point de départ commun est la domination :

- violences physiques
- violences sexuelles
- violences verbales et psychologiques
- violences économiques

Certaines violences sont invisibles, les plus fréquentes ; elles risquent d'aboutir aux formes visibles, celles avec traumatismes. En effet, la violence conjugale se développe à travers des cycles (accalmie, sentiment de culpabilité, lune de miel, puis récidives) dont l'intensité et la fréquence augmentent avec le temps.

Elles concernent 10 % des femmes entre 20 et 45 ans, soit 1,5 million de femmes en France.

Toutes les catégories socioprofessionnelles sont concernées. On retrouve souvent une histoire familiale de maltraitance et d'alcoolisme du conjoint.

Les conséquences des violences conjugales sur la santé des femmes et de leurs enfants sont nombreuses et peu spécifiques :

- traumatiques (visage, cou, tout le corps 45 %)
- chroniques
  - aggravation des pathologies chroniques (pulmonaires, cardiaques, endocriniennes, etc.)
  - troubles émotionnels (colère, honte, anxiété, phobies, etc.)
  - troubles cognitifs (difficulté de concentration)
  - troubles psychosomatiques (sommeil, alimentation, douleurs, etc.)
  - troubles de la sexualité
  - troubles gynécologiques (lésions, douleurs, infertilité, etc.)
  - troubles obstétricaux (FCS, accouchement prématuré, RCIU, HRP, rupture utérine, mort maternelle)
  - troubles psychiatriques (dépression, toxicomanies, usage de psychotropes, tentatives de suicide [× 10], stress post-traumatique, etc.)
  - et pour les enfants : 68 % des enfants sont témoins, 10 % sont victimes avec comme conséquences des troubles du comportement et surtout le risque de reproduire la violence est multiplié par 6 à 15.

Elles démarrent au cours de la grossesse dans 40 % des cas.

Enfin, elles peuvent conduire au décès : un décès tous les 3 jours en France est lié aux violences conjugales.

Le rôle des médecins est multiple et essentiel

- dépister les violences par un questionnement systématique notamment au cours de toute grossesse
- accueillir et être à l'écoute
- évaluer la gravité sur un plan somatique, psychique et social
- assurer les soins et constituer un dossier
- rédiger un certificat avec détermination de l'ITT

- informer et orienter la patiente vers associations, autorités de police et de gendarmerie et de justice : **n° tél : 3919 et possibilité d'éviction du domicile familial pour l'auteur de violences, sinon possibilité de relogement de la victime**

Référence du ministère de la Santé : http://stop-violences-femmes.gouv.fr/4-outils-pour-l-animation-sur-les.html

36 DÉPISTAGE DES ANOMALIES CHROMOSOMIQUES

= Élément du cahier des charges de l'échographie du 1er trimestre.
En dehors d'anomalies morphologiques parfois évidentes, le dépistage combiné fondé sur l'âge maternel, la mesure de la clarté nucale et le dosage des marqueurs sériques maternel est la référence.
Les femmes doivent être informées de la possibilité de ce dépistage.
But = sélectionner les femmes à qui proposer autre chose qu'un simple suivi échographique.

Établir le *risque initial* de la trisomie 21 et des principales aneuploïdies chez la patiente

Les principaux éléments sont l'âge maternel, l'âge gestationnel, éventuellement les antécédents et enfin la notion de gémellité dont il va falloir tenir compte.

Calculs de risque

L'échographie (mesure de la clarté nucale) et les marqueurs sériques vont modifier le risque initial.
La clarté nucale (CN) doit être mesurée pour une LCC comprise entre 45 et 84 mm et selon des critères de qualité stricte, plus la mesure de la nuque est augmentée par rapport à la valeur attendue pour la LCC, plus le risque est majoré. Des abaques sont intégrés dans les logiciels de calcul de risque.
C'est le même principe pour les marqueurs sériques maternels :

- plus les β-hCG vont être élevées
- plus la PAPP-A va être basse
- plus le risque va être augmenté

Tous ces marqueurs (âge, âge gestationnel, CN, fraction libre de la β-hCG, PAPP-A) ne peuvent être combinés que parce qu'ils sont indépendants les uns des autres et c'est de cette manière qu'est calculé le risque combiné du 1er trimestre :
Risque combiné du 1er trimestre = risque initial (âge maternel, âge gestationnel, antécédents T21) × LHR (CN) × LHR (MSM T1)
Attention

- Calcul de risque : pour toutes les patientes qui le souhaitent
- Mesure de la clarté nucale : pour toutes les femmes car cela fait partie de l'échographie du 1er trimestre.
- Regarder en détail le taux des marqueurs qui est exprimé en multiple de la médiane.

Performances du dépistage combiné ?

À l'issue du dépistage combiné du 1er trimestre, environ 5 % des femmes enceintes ont un risque > 1/250 (dépistage positif). Parmi ces femmes, on retrouvera environ 80 à 85 % de l'ensemble des cas de T21 (vrais positifs), les autres cas étant chez des femmes ayant un risque combiné du 1er trimestre estimé < 1/250 (faux négatifs du dépistage). Si l'on considère toutes les femmes ayant un risque > 1/1 000 comme « à risque », alors 10–15 % des femmes ont un dépistage positif. Dans cette population, on trouvera 90 à 95 % de l'ensemble des cas de T21.

Stratégies de dépistage

- La stratégie de dépistage, qui reposait jusque récemment sur les recommandations de la HAS de 2007 et l'arrêté de juin 2009, est en train d'évoluer.
- Jusqu'alors, on proposait un caryotype chez les femmes à risque > 1/250 par biopsie de trophoblaste ou amniocentèse, et l'on proposait un suivi échographique aux femmes à risque inférieur à 1/250.
- Les nouvelles recommandations de la HAS, pour lesquelles l'arrêté modificatif correspondant n'est pas encore publié, prévoient dorénavant une place pour les tests fondés sur l'ADN fœtal circulant. Ces tests très sensibles et très spécifiques permettraient de ne sélectionner finalement qu'un très petit groupe de femmes à qui serait *in fine* proposé un test diagnostique (seules les femmes avec un test ADN positif auraient un prélèvement). Cette nouvelle stratégie prévoit trois groupes. On commence par un dépistage combiné du 1er trimestre exactement comme on l'a vu.
  - groupe 1 : les femmes qui sont à risque très élevé (ex. > 1/50) vont se voir proposer un prélèvement invasif d'emblée (mais un test ADN est possible) ;
  - groupe 2 : les femmes qui ont un risque très faible (< 1/1 000) vont avoir un suivi échographique simple ;
  - groupe 3 : les femmes qui ont un risque intermédiaire (< 1/50 mais > 1/1 000) vont se voir proposer un test ADN pour pouvoir les reclasser soit en risque élevé pour une minorité, soit en risque faible pour une majorité.

L'intérêt est d'augmenter nettement la sensibilité globale du dépistage en proposant le test ADN à une proportion plus large de la population (toutes les femmes à risque > 1/1 000), soit environ 10–15 % des femmes, tout en réduisant le nombre de prélèvements invasifs réalisés.

Attention

- Le risque (de fausses couches et autres complications) attribuable au prélèvement invasif a été récemment réévalué comme extrêmement faible et aucune étude n'a pu démontrer à ce jour que l'implémentation des tests ADN permet de diminuer le nombre de pertes fœtales attribuables à ces prélèvements.
- Il faut également informer les femmes que les tests ADN n'ont en rien l'informativité d'un caryotype, voire d'une CGH.
- En outre, toute anomalie suspectée sur un test ADN doit impérativement être confirmée par un caryotype.

Conclusion

Le dépistage combiné du 1er trimestre, reposant sur l'âge maternel et gestationnel, la clarté nucale et les marqueurs sériques maternel est le socle absolu du dépistage des anomalies chromosomiques en début de grossesse.

L'arrivée des tests fondés sur l'ADN fœtal circulant dans le sang maternel, qui seront proposés aux femmes dont le risque est > 1/1 000, va permettre probablement d'augmenter la sensibilité globale de notre dépistage. Les bénéfices et limites de ces nouveaux tests ADN doivent toutefois être clairement explicités aux femmes.

37 Hydramnios

Définitions

- Grande citerne de liquide amniotique > 80 mm (méthode de Chamberlain)
- Ou somme des 4 quadrants > 95e percentile (courbes de Phélan)

Deux grands types d'étiologies

- **Excès de production par hyperdiurèse fœtale** :
  - métabolique : diabète maternel, diabète insipide fœtal, syndrome finlandais, mégavessie – microcôlon, diarrhée chlorée, augmentation du débit cardiaque fœtal
  - toutes les anémies, en particulier l'iso-immunisation rhésus ; arythmies, chorioangiome, anomalies funiculaires ; STT
- **Défaut de résorption** :
  - obstructions digestives hautes (atrésie de l'œsophage/du grêle, sténose duodénale)
  - compression gênant la déglutition (goitre, tumeur ORL) ou la vidange de l'estomac, en particulier dysplasie rénale gauche
  - anomalie de la déglutition fœtale d'origine neurologique et/ou musculaire
  - infections, anomalies cérébrales, maladie de Steinert, myasthénie, autres causes d'immobilisme fœtal
- **Divers** : chromosomiques pouvant combiner plusieurs étiologies

Bilan

- Diabète : glycémie à jeun avant 24 SA, HGPO 75 g après 24 SA si non réalisée
- Iso-immunisation/anémie : RAI si non récente
- Bilan infectieux maternel/sérologies : cytomégalovirus, parvovirus B19, herpès
- Recherche d'une malformation : échographie ± de référence : morphologie, recherche de signes d'anasarque
- Anomalie chromosomique = à discuter au CPDPN : amniocentèse pour caryotype fœtal et bilan infectieux dans le liquide amniotique

Conduite à tenir

→ Hospitalisation si mauvaise tolérance maternelle ou fœtale ou MAP associée et bilan

→ Sinon prise en charge en externe dans la semaine

- Traitement d'une étiologie
- Traitement symptomatique :
  - drainage (après avis du CPDPN)
  - traitement de la MAP
  - corticothérapie anténatale
  - tocolyse (attention au risque d'OAP dans les contextes d'hydramnios sévères)
- IMG si pathologie fœtale grave, demande par la patiente et recevable par le CPDPN

Pour l'accouchement

Risque de :

- présentation dystocique (au moindre doute au TV, vérifier à l'échographie)
- rupture prématurée des membranes
- hématome rétroplacentaire *a vacuo*
- procidence du cordon ou d'un membre
- dystocie cervicale
- hémorragie de la délivrance

38 Prévention de l'accouchement prématuré spontané et de ses conséquences

D'après les RPC du CNGOF 2016.

Bilan

- Réaliser une analyse précise :
  - des antécédents médicaux
  - du déroulement de la (ou des) grossesse(s) précédente(s)
  - des facteurs de risque : parmi les facteurs de risque modifiables de prématurité spontanée, seul le sevrage tabagique est associé à une diminution de la prématurité
- Rechercher une malformation utérine par échographie pelvienne :
  - si cloison = section
  - utérus en T = métroplastie d'agrandissement
  - correction d'anomalies acquises (polype, myome, synéchie) si 3 antécédents de fausse couche précoce (< 14 SA) ou fausse couche tardive (14–22 SA)
- Une IRM peut être proposée en cas de doute diagnostique
- L'hystérosalpingographie n'est plus recommandée

Prévention en cas de grossesse ultérieure

- Sevrage tabagique recommandé
- La recherche et le traitement d'une vaginose ou d'une infection bactérienne en début de grossesse sont controversés
- Surveillance échographique systématique de la longueur du col utérin (voie vaginale) entre 18 et 24 SA sans antécédent d'accouchement prématuré
- Traitement par progestérone vaginale : 100 à 200 mg/j à partir de 16–18 SA jusqu'à 37 SA en cas de grossesses monofœtales asymptomatiques et sans antécédent d'accouchement prématuré présentant un col mesuré à moins de 20 mm entre 16 et 24 SA
- Un antécédent isolé d'accouchement prématuré ou de chirurgie cervicale n'indique pas la réalisation d'un cerclage à but préventif
- Le repos et l'arrêt de travail systématiques n'ont pas fait la preuve de leur efficacité
- Cerclage prophylactique en cas d'antécédents de 3 FCT ou d'accouchement(s) prématuré(s)
- Pas d'efficacité des pessaires
- En cas d'antécédent de FCT après 16 SA ou d'accouchement prématuré (< 34 SA), si la grossesse ultérieure est une grossesse singleton, cerclage uniquement en cas de col court (moins de 25 mm) à l'échographie réalisée entre 16–22 SA
- En cas de grossesse multiple, il n'existe pas d'intervention efficace

En cas de menace d'accouchement prématuré (*cf.* fiche 46)

- Il n'est pas recommandé d'utiliser un outil plus qu'un autre (échographie du col, toucher vaginal ou fibronectine fœtale) pour prédire l'accouchement prématuré
- Il est recommandé de ne pas administrer systématiquement d'antibiotiques
- L'hospitalisation prolongée et le repos au lit strict ne sont pas recommandés
- Tocolyse de 48 h uniquement suivie d'une cure de corticoïdes à toutes les patientes à risque d'accouchement prématuré avant 34 SA
- Après 34 SA, une cure pourra être discutée dans les situations à haut risque de détresse respiratoire sévère, en particulier en cas de césarienne programmée
- L'administration anténatale de sulfate de magnésium intraveineux est recommandée en cas d'accouchement imminent avant 32 SA

Mode d'accouchement en cas de prématurité

- La césarienne systématique n'est pas recommandée en cas de présentation céphalique ni du siège
- Si l'état néonatal ou maternel le permet, un clampage du cordon retardé peut être envisagé

39 Retard de croissance intra-utérin

D'après les RPC du CNGOF 2013.

Définitions

- PAG (petit poids pour l'âge gestationnel) = PA ou EPF < 10e percentile
- PAG sévère < 3e percentile
- RCIU = PAG associé à des arguments en faveur d'un défaut de croissance pathologique : arrêt ou infléchissement de la croissance de manière longitudinale (au moins 2 mesures à 3 semaines d'intervalle)
- RCIU précoce : présent dès le début du 2e trimestre

Dans les situations de PAG sur une mesure isolée, l'existence de signes d'altération du bien-être fœtal (diminution des mouvements fœtaux, anomalies du doppler, oligoamnios) doit faire évoquer un RCIU.

Étiologies

Causes maternelles (40 %)	Causes fœtales (25 %)	Causes placentaires (5 %)
Syndrome vasculorénal Conduites addictives (tabac, alcool, drogue) Éléments prédisposants ou causals : • primiparité • malformation utérine • petite taille (< 1,50 m) • âge < 20 ans, > 40 ans • maladie cardiovasculaire • maladie de système • diabète • thrombophilie	Infections : • rubéole • toxoplasmose • syphilis • parvovirus • entérovirus • herpès • varicelle • EBV • CMV Malformations Anomalies chromosomiques Grossesse multiple	Insertion vélamenteuse Nœuds au cordon Anomalies placentaires : • chorioangiome • infarctus • pathologie dysimmunitaire (villite chronique d'étiologie indéterminée +++)

Le fœtus qui a un poids programmé génétiquement pour être < 10e percentile est dit constitutionnellement petit. À terme égal, son pronostic est identique à celui d'un enfant de poids normal.

Bilan de 1re intention en cas de RCIU

1. Contexte général

- Âge, taille, poids, poids de naissance
- Environnement socioprofessionnel
- Conduites addictives et prises médicamenteuses

2. Antécédents

- Familiaux (RCIU, prééclampsie, thrombophilie, maladie génétique, DES)
- Médicaux (HTA, diabète, maladie de système, cardiopathies, néphropathies, thrombophilie)

- Gynécologiques (FC précoces à répétition, malformation utérine)
- Obstétricaux (RCIU, malformations, accouchement prématuré, MFIU, anomalie chromosomique)

3. Déroulement de la grossesse

- Notion d'épisode infectieux
- Pathologie hypertensive de la grossesse
- MS 1er trimestre : PAPP-A $< 0,4$ MoM ou β-hCG $< 0,5$ MoM
- MS 2e trimestre : β-HCG $> 2,5$ MoM
- Terme certain +++

4. Examen clinique

- Signes fonctionnels d'HTA
- Examen clinique : PA, poids, œdèmes, BU (protéinurie ?)
- Hauteur utérine et évolution depuis la consultation précédente
- BDC
- Examen au spéculum (malformation utérine repérée par une traduction cervicale ?)

5. Échographie

- Vérification du terme (écho T1 ++++)
- Étude morphologique du fœtus
- Biométrie et courbes de croissance : BIP, PC, PA, LF et poids fœtal
- Quantité de liquide amniotique
- Position et aspect du placenta
- Doppler (artères utérines, ombilicale, cérébrale moyenne, ± Arantius et veine ombilicale)
- Vitalité fœtale (score de Manning)

Synthèse et bilan de 2e intention

1. RCIU/PAG précoce

- **Étiologies principales :** anomalies fœtales (chromosomiques ou morphologiques), infection fœtale et petit poids constitutionnel
- Arguments en faveur :
  - absence de pathologie vasculaire placentaire personnelle ou familiale
  - anomalie morphologique ou signe d'appel d'anomalie chromosomique
  - dépistage de la trisomie 21 au 1er ou 2e trimestre anormal

Faire :

- caryotype fœtal (avec recherche de 4p-) couplé à une recherche de virus dans le LA (principalement CMV)
- échographie de 2e niveau
- sérologies avant le stade de la PLA :
  - CMV en première intention
  - rubéole, toxoplasmose, syphilis, si orientation
  - éventuellement herpès, varicelle, EBV, entérovirus, parvovirus

2. RCIU/PAG tardif

- **Étiologies principales :** pathologies vasculaires placentaires et pathologies maternelles chroniques

- **Arguments en faveur :**
  - contexte familial ou personnel de RCIU, prééclampsie, pathologie maternelle chronique
  - présence d'une pathologie vasculaire de la grossesse
  - MS pathologiques (*cf.* ci-dessus)
  - échographie : un ou plusieurs dopplers pathologiques, oligoamnios, placenta calcifié, absence de malformation fœtale

Faire :

- bilan vasculorénal
- examen anatomopathologique placentaire

3. RCIU précoce et sévère avec hémodynamique pathologique

Étiologies principales : pathologie vasculaire placentaire dans un contexte de prééclampsie sévère, lupus, thrombophilie (SAPL +++)
Idem ci-dessus.

Conduite à tenir devant un RCIU d'origine vasculaire

1. Prise en charge en fonction du bilan initial

Bilan initial si terme > 25 SA : doppler ombilical (DO), cérébral (DC) ± Arantius + LA + RCF

Avant 32 SA :

- DO normal : EPF + DO toutes les 2–3 semaines
- DO diastole > 0, résistance :
  - DC normal : DO + DC + RCF ± VCT 1 fois/semaine
  - DC pathologique : DO + DC + RCF ± VCT ≥ 2 fois/semaine
- DO diastole = 0 ou *reverse flow* :
  - hospitalisation niveau adapté
  - corticothérapie
  - RCF + VCT + DV normaux : expectative
  - ARCF ± VCT < 3 ms ± DV onde a = 0 ou inversée : extraction

Après 32 SA :

- DO diastole = 0 ou *reverse flow* : expectative ou extraction
- si > 34 SA : naissance

Une naissance peut être envisagée à partir de 37 SA en fonction de l'estimation pondérale, de la quantité du liquide amniotique et de la mesure des dopplers.

2. Mode d'extraction

- Si ARCF = le plus souvent césarienne
- Terme précoce ± DO = 0 ou *reverse flow* = césarienne
- Déclenchement/maturation possible mais surveillance +++ (> 2 h après prostaglandines)
- Intervention obstétricale précoce car risque d'acidose augmenté

3. Conditions d'abandon fœtal

Toujours discuté au cas par cas (antécédents, nombre d'enfants, âge de la mère, autre grossesse possible ?)

L'abandon peut être discuté si :

- RCIU sévère et précoce et anomalies hémodynamiques majeures < 25 SA
- ARCF majeures au moment du diagnostic et/ou à un terme précoce (RCF plat avec décélérations)
- Pour sauvetage maternel : prééclampsie sévère

4. Délai d'altération du bien-être fœtal (gravité croissante)

L'altération du bien-être fœtal correspond à l'apparition d'une acidose fœtale qui conduit aux lésions cérébrales puis au décès en l'absence d'extraction fœtale.

L'aggravation peut être plus ou moins rapide, sans que cela soit prévisible, justifiant un bilan et une surveillance initiale en hospitalisation lorsque des anomalies dopplers existent.

On observe une dégradation progressive des différents paramètres de surveillance, qui survient, le plus souvent, dans l'ordre indiqué ci-dessous (délai avant apparition d'une acidose fœtale).

Doppler	Manning	RCF
• Utérin (mois) • Ombilical (semaines) • Cérébral = vasodilatation (j) • Arantius (j) • Cérébral = disparition vasodilatation (h) • Veine ombilicale (h)	• Oligoamnios (j) • Mouvements respiratoires (j) • Mouvements fœtaux (h) • Perte du tonus fœtal (h)	• RCF aréactif (j) • Variabilité réduite (heures) • Variabilité absente ou VCT < 3 ms (min) • Décélérations (min)

Visite postnatale avec l'obstétricien

1. Objectifs

- Évaluation du risque de récidive
- Mise en place de mesures préventives

2. En cas de pathologie fœtale

- Conseil génétique
- Examen anatomopathologique du fœtus et du placenta
- Recherche de pathologie génétique ou métabolique
- Grossesse suivante : consultation dans un CPDPN si diagnostic anténata[l] possible

3. En cas de pathologie vasculaire placentaire

- Authentifier la nature vasculaire sur l'évolution de la grossesse (prééclampsie, anomalies dopplers) et l'examen anatomopathologique placentaire
- Recherche d'une pathologie maternelle chronique sous-jacente (si non fai[te] pendant la grossesse, sauf néphropathie à refaire) :
  - néphropathie : créatininémie, clairance de la créatinine, protéinurie
  - lupus : ACAN, Ac anti-ADN natifs
  - thrombophilie : SAPL, fibrinogène, protéine C, résistance protéine [C] activée, protéine S, mutation du gène de la prothrombine (*G20210A*), antithrombine III
  - diabète : HGPO à 3 mois

OBSTÉTRIQUE

4. Surveillance et mesures préventives

- Surveillance :
  - échographie de croissance mensuelle dès 18 SA
  - doppler des artères utérines au 1er ou 2e trimestre ? discutable car pas de stratégie de prise en charge à proposer à ce jour
- Mesures préventives :
  - systématique :
    - aspirine 100 mg/j de 8–10 SA à 35 SA
    - arrêt du tabac
    - repos
  - si pathologie maternelle chronique : équilibre > 1 an +++
  - si thrombophilie maternelle : HBPM
  - si villite chronique d'étiologie indéterminée : corticoïdes + immunoglobulines IV

40 Diabète gestationnel

D'après les RPC du CNGOF 2010.

Définition

Toute hyperglycémie découverte pendant la grossesse quelle que soit son évolution dans le post-partum

Facteurs de risque retenus

- Âge ≥ 35 ans
- IMC ≥ 25 kg/m²
- Antécédent familial au premier degré de diabète (quel que soit le type de diabète)
- Antécédent de diabète gestationnel (DG) lors d'une grossesse précédente ou de nouveau-né macrosome

Modalités pratiques du dépistage

- Glycémie à jeun au 1er trimestre :
  - si > 1,26 g/L (7 mmol/L) : diabète de type 2 antérieur à la grossesse
  - si > 0,92 g/L (5,1 mmol/L) : diabète gestationnel
- **HGPO avec une charge glucidique de 75 g**, réalisée entre 24 et 28 SA (à réaliser si le dépistage du 1er trimestre est négatif, ou si celui-ci n'a pas été réalisé)
- Seuils retenus :
  - glycémie à jeun = 0,92 g/L (5,1 mmol/L)
  - glycémie à 1 heure = 1,80 g/L (10,0 mmol/L)
  - glycémie à 2 heures = 1,53 g/L (8,5 mmol/L)

Si une seule de ces valeurs est pathologique = DG

Prise en charge

- Prise en charge multidisciplinaire en ambulatoire
- Éducation et information de la patiente de l'intérêt de la prise en charge
- Autosurveillance par glycémies capillaires pluriquotidiennes pré et postprandiales
- Prise en charge diététique. Environ 1 600 à 2 000 kcal/j réparties en 3 repas et 2 collations avec 50 % de glucides en favorisant les sucres lents
- Maintien d'une activité physique adaptée à la grossesse
- Instauration d'une insulinothérapie si les objectifs glycémiques ne sont pas atteints après 7 à 10 j de règles hygiénodiététiques
- Les antidiabétiques oraux n'ont pas l'AMM pendant la grossesse et ne sont pas recommandés

Objectifs glycémiques

- Glycémie à jeun = 0,95 g/L (5,3 mmol/L)
- Glycémie à 2 h = 1,20 g/L (6,7 mmol/L)

Surveillance

- Si DG bien équilibré, en l'absence d'autres pathologies ou facteurs de risque associés : surveillance habituelle
- Si présence d'un autre facteur de risque (obésité, mauvais équilibre glycémique, HTA chronique) : surveillance plus rapprochée (PA et protéinurie)
- Une échographie supplémentaire de fin de grossesse peut être proposée si suspicion de macrosomie à l'écho du 3e trimestre
- L'ERCF systématique n'a pas d'utilité démontrée en cas de DG bien équilibré
- En cas de DG déséquilibré ou de diabète de type 2 découvert au cours de la grossesse, la surveillance fœtale doit être renforcée à partir de 32 SA (échographie supplémentaire, surveillance du RCF)
- La réalisation d'un pelviscanner n'est pas nécessaire, même en cas de suspicion de macrosomie

Accouchement

- En cas de diabète gestationnel bien équilibré, par régime seul ou par insuline : accouchement normal à terme
- En cas de diabète gestationnel mal équilibré ou avec retentissement fœtal, déclenchement avant terme : idéalement à 39 SA
- Si insulinothérapie : arrêt au cours du travail sauf doses élevées. À discuter avec diabétologue
- Césarienne programmée si estimation échographique du poids fœtal > 4 250 g ou 4 500 g en tenant compte des antécédents obstétricaux

En post-partum

- En cas d'insulinothérapie : arrêt et surveillance des glycémies capillaires pendant 48 h
- Dépistage du diabète de type 2 : glycémie à jeun ou HGPO à 3 mois après l'accouchement. Ne pas différer ce dépistage en raison de l'allaitement ou de la contraception
- Renouveler la glycémie à jeun ou l'HGPO tous les 1 à 3 ans
- Glycémie à jeun lors d'une prochaine grossesse en début de grossesse
- Pas de contre-indications à une contraception hormonale, œstroprogestative ou progestative. Si obésité, hypertension artérielle ou dyslipidémie, choisir une contraception sans impact cardiovasculaire (DIU conseillé)

Situation particulière : MAP et diabète insulinotraité

- Préférer les inhibiteurs calciques ou l'atosiban aux β2-mimétiques
- Si prescription de corticoïdes pour maturité pulmonaire : surveillance glycémique et ajustement de l'insulinothérapie si nécessaire (risque d'acidocétose)
- En cas de MAP justifiant une maturation par corticoïdes, le dépistage du diabète gestationnel devra être réalisé quelques jours après la dernière injection

41 Prévention de l'allo-immunisation rhésus D chez les patientes de groupe rhésus D négatif

D'après les RPC du CNGOF 2005 – Mise à jour de décembre 2017.

Mesures générales au cours de la grossesse

- Une double détermination de groupe sanguin RhD et une recherche d'agglutinines irrégulières (RAI) doivent être obtenues dès le 1er trimestre de la grossesse chez toutes les femmes.
- Si la femme est RhD négatif :
  - une information doit être délivrée sur l'immunisation anti-RhD : dépistage, suivi, prévention. À cette occasion, le groupe RhD du conjoint est à documenter ;
  - si le conjoint est de groupe rhésus D positif ou inconnu, un génotypage RhD fœtal sur sang maternel est réalisé **à partir de 11 SA**, que la grossesse soit monofœtale ou multiple.

Liste des situations à risque de passage d'hématies fœtales

- Au 1er trimestre (risque modéré de passage d'hématies fœtales) :
  - toute FCS ou menace de FCS du 1er trimestre
  - toute interruption de grossesse (IVG ou IMG), quels que soient le terme et la méthode utilisée
  - grossesse môlaire
  - grossesse extra-utérine (GEU)
  - métrorragies
  - choriocentèse (biopsie de villosités choriales), amniocentèse
  - réduction embryonnaire
  - traumatisme abdominal
  - cerclage cervical
- Aux 2e et 3e trimestres – risque important de passage d'hématies fœtales :
  - interruption médicale de grossesse
  - FCS tardive
  - mort fœtale *in utero* (MFIU)
  - version par manœuvres externes (VME)
  - traumatisme abdominal ou pelvien (quel que soit le terme de la grossesse)
  - intervention chirurgicale abdominale ou pelvienne (quel que soit le terme de la grossesse)
  - prélèvement ovulaire : amniocentèse, cordocentèse, placentocentèse
  - accouchement, quelle que soit la voie

Conduite à tenir en cours de grossesse en fonction des résultats du génotypage

- **Si le fœtus a un génotype RhD positif**, la grossesse est incompatible dans le système RhD et donc la femme à risque d'allo-immunisation. L'immunoprophylaxie rhésus devra être réalisée par injection d'IgRh (prophylaxie ciblée en cas d'événement à risque et systématique à 28 SA, soit 200 µg si évènement à risque, 300 µg systématique à 28 SA)

- **Si le fœtus a un génotype RhD négatif** sur un 1er prélèvement, un contrôle devra être effectué sur un 2nd prélèvement réalisé après 15 SA et avec au moins 15 j de délai par rapport au 1er prélèvement. Si le fœtus est confirmé RhD négatif sur le 2nd prélèvement, la prévention de l'allo-immunisation rhésus en cours de grossesse n'est pas utile.
- **Si le génotype fœtal RhD ne peut être déterminé** sur 2 prélèvements, le fœtus devra être considéré comme RhD positif, et la grossesse en situation d'incompatibilité, donc à risque d'immunisation. L'immunoprophylaxie rhésus devra être réalisée par injection d'IgRh ciblée en cas d'événement à risque et systématique à 28 SA.

Conduite à tenir à l'accouchement en fonction des résultats du génotypage fœtal RhD en cours de grossesse

- **Si le génotypage fœtal RhD était positif pendant la grossesse** et le document disponible à l'accouchement :
  - il n'est pas utile de réaliser un groupe rhésus du nouveau-né ;
  - l'immunoprophylaxie rhésus par IgRh devra être réalisée dans les 72 h après l'accouchement et la dose d'IgRh adaptée au Kleihauer.
- **Si le génotypage fœtal RhD était négatif, indéterminé ou non réalisé** en cours de grossesse :
  - le groupe rhésus D du nouveau-né sera réalisé à la naissance ;
  - l'immunoprophylaxie du post-partum sera décidée en fonction de ce groupe.

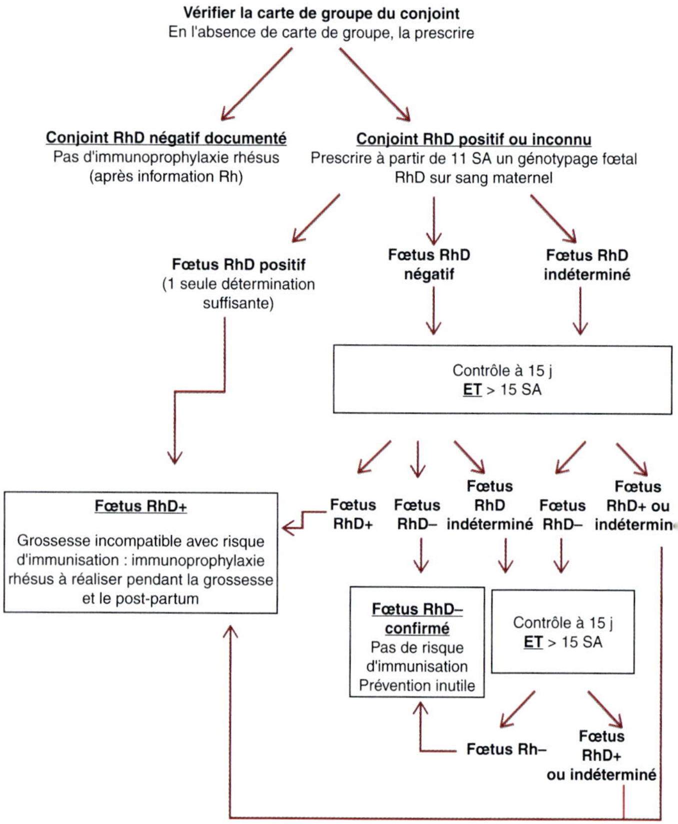

Prescription du génotypage RhD fœtal et interprétation des résultats

42 Streptocoque B

D'après les RPC de la HAS 2001.

Modalités de dépistage de streptocoque B *(Streptococcus agalactiae)*

Le dépistage systématique du portage est recommandé entre 34 et 38 SA.
Demander un antibiogramme en cas d'allergie à la pénicilline.
Le prélèvement est réalisé à l'écouvillon sur l'ensemble de la cavité vaginale, incluant le balayage des parois de la moitié inférieure du vagin jusqu'au vestibule et la vulve.
Il est inutile si :

- antécédent d'infection néonatale à streptocoque B (on exclut le portage lors d'une grossesse antérieure sans infection transmise)
- présence de streptocoque B urinaire pendant la grossesse (traité ou non)
- présence de streptocoque B vaginal pendant la grossesse

Antibioprophylaxie pendant le travail

D'après l'Anaes. Prévention anténatale du risque infectieux bactérien néonatal précoce. Recommandations pour la pratique clinique, 2001.

1. Indication

Elle est recommandée en cas de :

- diagnostic du portage de SGB pendant la grossesse, à distance ou non de l'accouchement
- bactériurie à SGB au cours de la grossesse
- antécédent d'infection néonatale à SGB
- absence de prélèvement vaginal de dépistage du SGB **et** si des facteurs de risque sont présents :
  - travail spontané < 37 SA
  - rupture des membranes > 12 h
  - T° maternelle > 38 °C au cours du travail
  - tachycardie fœtale avérée

En cas de césarienne programmée : pas d'antibiothérapie avant la césarienne (sauf en cas de RPM ou de contexte infectieux avéré) mais bilan infectieux systématique pour le nouveau-né.

2. Modalités

- Prophylaxie antibiotique à débuter dès le début du travail ou dès que possible si les membranes sont rompues car son efficacité n'est optimale qu'à partir de la 2e injection
- **Pénicilline G** (benzylpénicilline) IV 5 MUI flash puis 2,5 MUI toutes les 4 h ou, à défaut, amoxicilline IV 2 g, puis 1 g toutes les 4 h jusqu'à la naissance, maximum 4 injections en tout
- Si allergie : érythromycine ou céphalosporine malgré le risque d'allergie croisée
- Pratiquer : placentoculture, prélèvement gastrique et procalcitonine (**ou** CRP) au cordon
- Fiche de liaison pédiatrique : préciser le type d'antibiotique et le nombre d'injections

43 Version par manœuvre externe

1. Indication

Fœtus en présentation du siège à partir de 36 SA.

2. Contre-indications

- Refus de la patiente malgré information +++
- Placenta praevia
- RCIU
- Sérologie VIH+
- Sérologie hépatite C+ avec PCR+
- Traitement anticoagulant
- HTA sévère (risque d'HRP)
- Anomalies du RCF
- Contre-indication à la voie basse
- Malformation utérine (utérus bicorne, cloison, etc.)
- Rupture prématurée des membranes

3. Mise en œuvre

- Programmation entre 36 et 37 SA idéalement mais peut être réalisée après si non faite avant (pas de limite d'âge gestationnel)
- **Information de la patiente** (technique, bénéfices et risques associés +++)
- **Ne pas oublier les anti-D** si rhésus négatif
- **Vérifications préalables :** vérification par échographie de la présentation, vitalité fœtale, biométrie fœtale (pour éliminer un RCIU), de l'index amniotique et de la localisation placentaire
- **Tentative de version par manœuvre externe par un obstétricien :**
  - vessie vide
  - phloroglucinol : Spasfon® (6 amp dans 500 cm^3) IV 30 min avant la VME
  - enregistrement du RCF durant 30 min avant la version
  - technique :
    - mobilisation du pôle inférieur vers le haut
    - rotation en mobilisant le pôle inférieur et en accompagnant le pôle supérieur du fœtus en appliquant une pression continue prioritaire sur le pôle inférieur vers le côté du dos
    - vérification régulière par échographie de l'activité cardiaque lors de la manœuvre et vérification du succès en fin de version
  - contrôle du RCF durant 30 à 60 min juste après la version puis 6 h après la VME
- Revoir systématiquement la patiente le lendemain pour vérification de la présentation fœtale clinique ± échographique, enregistrement de 30 min du RCF et réalisation d'un test de Kleihauer
- Si succès : prévoir la visite du 9e mois dans les 10 j pour vérifier la présentation
- Si échec :
  - faire biométrie fœtale si non faite au préalable
  - scannopelvimétrie ou radiopelvimétrie
  - décider du mode d'accouchement en confrontant les mesures du bassin et la biométrie fœtale, idéalement de façon collégiale
  - prévoir visite du 9e mois dans les 10 j

N.B. : D'autres techniques existent (pont indien, acupuncture, etc.) mais reposent sur peu de données scientifiques.

44 MÉDICAMENTS ET GROSSESSE

Information et conseils sur les risques des divers agents en cours de grossesse auprès du Centre de renseignements sur les agents tératogènes (CRAT) : www.lecrat.fr.

Médicaments à risque

Médicaments courants présentant un risque tératogène important, avec des possibilités de diagnostic anténatal limitées

Médicaments	Risques tératogènes	Conduite à tenir
Roaccutane® (isotrétinoïne)	Chez l'animal et en clinique, malformations prédominantes : système nerveux central, oreille externe et cœur	• Grossesse : contre-indication absolue • Contraception rigoureusement suivie • À l'arrêt du traitement ⇒ grossesse à éviter dans le mois suivant l'arrêt du traitement
Soriatane® (acitrétine)	Beaucoup moins de données chez l'animal et en clinique : quelques malformations prédominantes au niveau du squelette	• En cas d'exposition en début de grossesse, discussion d'interruption de grossesse justifiée • À l'arrêt du traitement ⇒ grossesse à éviter dans les 2 années suivant l'arrêt du traitement, en raison de l'accumulation tissulaire

Médicaments à risque tératogène et diagnostic anténatal possible

Médicaments	Risques tératogènes	Conduite à tenir
Lithium : Téralithe®	Malformation cardiaque dans environ 4 à 8 % des cas (CIV, canal artériel et maladie d'Ebstein)	En cas de grossesse commencée sous lithium ⇒ Diagnostic anténatal possible par une équipe spécialisée en échographie cardiaque fœtale à partir de la 20e SA

Médicaments	Risques tératogènes	Conduite à tenir
Certains antiépileptiques : Tégrétol® (carbamazépine), Dépakine® (valproate de sodium, contre-indiqué depuis 2018 par le Ministère de la Santé)	Anomalie de fermeture du tube neural (spina bifida, myéloméningocèle) : 1 à 2 % des cas pour le valproate de sodium ; ce risque semble équivalent pour la carbamazépine De plus, des anomalies des membres et de la face sont rapportées avec le valproate de sodium	⇒ Prévention par acide folique, 2 mois avant et 1 mois après la conception, sans dépasser 5 mg/24 h ⇒ Diagnostic anténatal par échographies du tube neural, éventuellement alphafœtoprotéine maternelle sanguine
Anticoagulants oraux	*Warfarin fetal syndrom* dans 4 à 6 % des cas : dysmorphie faciale (os propres du nez hypoplasiques ou absents), hypoplasie des dernières phalanges des mains et des pieds, calcifications osseuses, atrésies des choanes inconstantes Période à risque estimée entre 6 et 9 SA, voire 12 SA Anomalies cérébrales dans environ 2 % des cas pour les expositions au cours des 2e et/ou 3e trimestres (hydrocéphalies, microcéphalies, atrophie optique)	Échographie du massif facial (os propres du nez), squelette, cerveau IRM cérébrale fœtale en fonction de la période d'exposition et des résultats de l'échographie ⇒ Dès le diagnostic de la grossesse, relais par héparine pendant toute la grossesse si l'efficacité est comparable Ce relais est impératif pour l'accouchement
Anticancéreux, radiothérapie	Les médicaments anticancéreux sont de nature chimique diverse et possèdent des mécanismes d'action différents ; leur incidence sur la grossesse est donc variable. L'indication des anticancéreux et/ou de la radiothérapie pose le problème de l'évaluation du rapport bénéfice/risque qui ne peut être étudié qu'au cas par cas	

Médicaments à risque fœtal et/ou néonatal

Médicaments	Risques fœtaux et/ou néonatals rapportés	Conduite à tenir
Anti-inflammatoires non stéroïdiens (AINS) Inhibiteurs de Cox2 (Célébrex®)	**Toxicité de classe :** concerne tous les AINS Mort *in utero*, détresse respiratoire et insuffisance cardiaque droite néonatales par hypertension artérielle pulmonaire et fermeture prématurée du canal artériel Oligoamnios, oligoanurie, voire insuffisance rénale définitive chez le nouveau-né par toxicité rénale fœtale Risque hémorragique : par modification de l'agrégation plaquettaire	Contre-indication absolue dès le 6e mois, même en prise brève et prévenir l'automédication Éviter toute prise chronique au 2e trimestre (même pour la spondylarthrite ankylosante) En cas de prescription pour une situation obstétricale particulière sans alternative, surveillance fœtale spécialisée : écho-doppler (fonction cardiaque, épaisseur myocarde, valve tricuspide, canal artériel, diurèse) En dehors de ces situations obstétricales exceptionnelles, il n'y a aucune justification à prescrire ce type de médicament dangereux en cours de grossesse
Inhibiteurs de l'enzyme de conversion (IEC) : captopril, énalapril **Antagonistes des récepteurs de l'angiotensine II** (losartan)	Toxicité de classe concernant tous ces médicaments : mécanisme d'action commun évoqué (hémodynamique) Oligoamnios, oligoanurie, voire insuffisance rénale Quelques cas d'anomalies d'ossification des os du crâne	Contre-indication aux 2e et 3e trimestres En cas de grossesse chez une femme traitée : relais le plus tôt possible par un autre antihypertenseur (la diurèse fœtale commence vers la 10e–12e semaine de vie embryonnaire)
Antituberculeux inducteurs enzymatiques : rifampicine **Anticonvulsivants inducteurs enzymatiques** : phénobarbital, carbamazépine, primidone, phénytoïne	Syndrome hémorragique précoce pendant le travail et/ou dans les 24 premières h de vie par déficit en vit. K Anomalies du bilan phosphocalcique par déficit en vit. D Pour phénobarbital et primidone : somnolence, hypotonie, difficultés de succion et syndrome de sevrage non constant	Chez la mère : vit. K1 (20 mg/j) par voie buccale dans le dernier mois de grossesse et vitamine D, sous forme de vit. D2 : ergocalciférol 1 000 à 1 500 UI/j dans le dernier trimestre de la grossesse Chez le nouveau-né : vit. K1 à la naissance (posologie « enfant à risque ») Pour phénobarbital et primidone : dosages dans le sang de cordon

Médicaments	Risques fœtaux et/ou néonatals rapportés	Conduite à tenir
Neuroleptiques (anti-psychotiques) : – phénothiazines : chlorpromazine (Largactil®) – butyrophénones : halopéridol (Haldol®) **Correcteurs antiparkinsoniens souvent associés :** trihexyphénidyle (Artane®), tropatépine (Lepticur®)	Syndrome extrapyramidal mais clinique différente de celle de l'adulte : dystonie, rarement opisthotonos Imprégnation atropinique pour les phénothiazines, majorée par les correcteurs antiparkinsoniens : tachycardie, rétention urinaire, hyperexcitabilité ; rarement : retard d'émission du méconium, distension abdominale, syndrome du petit côlon gauche	Pour tous les psychotropes : possibilité de prévenir ou de diminuer la toxicité chez le nouveau-né par une monothérapie quand elle est possible, ou une diminution des posologies maternelles, très progressive lors des deux derniers mois de grossesse, en évitant un arrêt brutal et sous couvert d'un soutien psychothérapique +++ Prévoir l'accueil du nouveau-né par l'équipe pédiatrique
Antidépresseurs : 1. imipraminiques, type clomipramine (Anafranil®) 2. IRS : fluoxétine (Prozac®) et dérivés **Benzodiazépines :** 1. groupe d'élimination lente : diazépam (Valium®, Tranxène®) 2. groupe d'élimination intermédiaire : oxazépam (Séresta®)	Imipraminiques : détresse respiratoire sans anomalie de la radiographie pulmonaire (polypnée, respiration irrégulière), acidose possible Imprégnation atropinique, hyperexcitabilité au 1er plan IRS : détresse respiratoire, hyperexcitabilité Pauses respiratoires, hypotonie, hypothermie, difficultés de succion, mauvaise courbe pondérale, syndrome de sevrage possible	Pour fluoxétine (Prozac®) : prendre en compte la demi-vie d'élimination très longue du principe actif et de son métabolite Éviter l'automédication maternelle par les benzodiazépines et éviter la prolongation des traitements
Bêtabloquants : acébutolol (Sectral®), aténolol (Tenormine®), labétalol (Trandate®), métoprolol (Lopressor®), propranolol, etc.	Bon passage placentaire Persistance du bêtabloquage plusieurs jours après la naissance En général sans conséquence clinique majeure : hypoglycémie, bradycardie Rarement : insuffisance cardiaque aiguë par inadaptation du cœur à l'effort Facteurs de risque mal connus (accouchement difficile, souffrance fœtale aiguë associée, etc.) Risques possibles également avec les formes locales (collyres)	Prévoir l'accueil du nouveau-né par l'équipe pédiatrique Surveillance des premiers jours : glycémie, cœur, capacité de tachycardie à la stimulation En cas de défaillance cardiaque, éviter le remplissage car risque d'OAP : glucagon voire isoprénaline à très forte dose

Classe de médicaments ne posant pas de problèmes majeurs en cours de grossesse

1. Antibiotiques

De principe, aucun antibiotique n'est formellement contre-indiqué en cours de grossesse car la priorité revient au bénéfice maternel attendu.

- Coloration des dents de lait avec les cyclines (à condition que le traitement ait été pris au-delà de 14 SA)
- Risque d'atteinte cochléovestibulaire avec la streptomycine (aucun effet auditif n'a été décrit pour les autres aminosides, en particulier la gentamicine)
- Risques d'ictère avec les sulfamides : ne sont plus d'actualité
- Risques d'atteintes articulaires transplacentaires pour les quinolones (fluorées ou non), théoriques chez l'homme

2. Traitements hormonaux

Risques de virilisation du fœtus de sexe féminin : dérivés de la testostérone ou à de très fortes doses de progestatifs androgénomimétiques (danazol – Danatrol® ou 500 mg de dérivés 19-nor) pendant la période de différenciation sexuelle.

3. Vaccins (*cf.* fiche 45)

Toute prévention vaccinale nécessaire chez une femme enceinte doit être pratiquée à défaut de pouvoir l'écarter du risque de contamination.

45 Vaccins et grossesse

En 2017, en France, **seul le vaccin antigrippal** est recommandé en cours de grossesse pour protéger la mère et le nourrisson. De nombreux pays recommandent également la vaccination contre la coqueluche au cours de la grossesse pour protéger le jeune nourrisson.

Les autres vaccins, à l'exception des vaccins vivants atténués, peuvent être effectués en cours de grossesse. L'allaitement ne contre-indique pas la vaccination à l'exception de la vaccination contre la fièvre jaune.

Les vaccins vivants sont contre-indiqués chez la femme enceinte sauf celui contre la fièvre jaune dans les situations à risque élevé de contamination lorsque le voyage en zone endémique ne peut être reporté. En revanche, ce vaccin est contre-indiqué chez la femme allaitant un nourrisson de moins de 6 mois sauf en cas de voyage impératif. Si la vaccination est réalisée, il est conseillé de suspendre l'allaitement maternel et de le reprendre au moins 15 j après la vaccination. Si le nourrisson allaité a plus de 6 mois, il n'y a pas de restriction à la vaccination de sa mère (lui-même pouvant être vacciné à partir de cet âge-là).

Un vaccin vivant administré par erreur chez une femme enceinte n'est pas une indication à une interruption médicale de grossesse.

La vaccination contre la coqueluche est recommandée dans l'entourage pendant la grossesse et à l'accouchement pour la mère (stratégie de *cocooning*).

La vaccination contre la grippe est recommandée dans l'entourage des enfants à risque de grippe grave (prématuré ou malformation pulmonaire, cardio ou neuromusculaire).

Vaccins réalisables ou spécifiquement recommandés en cours de grossesse ou en post-partum

	Contre-indiqué en cours de grossesse	Administration spécifiquement recommandée pendant la grossesse	Administration possible pendant la grossesse	Administration spécifiquement recommandée en post-partum
		Vaccins du calendrier vaccinal		
Diphtérie	Non	Non	oui	Non
Tétanos	Non	Non	Oui	Non
Poliomyélite	Non	Non	Oui	Non
Rougeole-Oreillons-Rubéole (ROR)	Oui	Non	Non	Oui (si mère née après 1980 et non vaccinée ou n'ayant reçu qu'une seule dose de vaccin ROR) Pas plus de 2 doses même si sérologie rubéole négative

Grippe	Non	Oui (quel que soit le trimestre)	Oui	Oui (si période grippale et pas de vaccin en *per-partum*)
Coqueluche	Non	Non (recommandé dans de nombreux pays mais pas en France)	Non	Oui (si pas de rappel dans les 10 dernières années) Vaccination de l'entourage pendant la grossesse (stratégie du *cocooning*)
Pneumocoque	Non	Non	Oui	Non
Méningocoque C	Non	Non	Oui	Non
Varicelle	Oui	Non	Non	Oui (si non immunisée)
Hépatite B	Non	Non	Oui	Non
		Vaccins du voyageur		
Fièvre jaune	Oui	Non	Oui (si voyage en zone d'endémie ne pouvant être reporté)	Non
Typhoïde	Non	Non	Oui (mais peu de données disponibles)	Non
Hépatite A	Non	Non	Oui	Non
Choléra	Non	Non	Oui (mais peu de données disponibles)	Non
Encéphalite japonaise	Non	Non	Oui (mais peu de données disponibles)	Non
Encéphalite à tiques	Non	Non	Oui (mais peu de données disponibles)	Non
Rage	Non	Non	Oui (mais peu de données disponibles)	Non
Méningocoque A, C, Y, W135	Non	Non	Oui	Non

À noter : Il n'y a aucune indication à la vaccination de l'adulte et donc de la femme enceinte par le BCG.

Penser à :

- avant la grossesse : mettre à jour les vaccinations (rougeole-rubéole-oreillons, varicelle, coqueluche)
- en cours de grossesse :
  - vaccination antigrippale systématique
  - dépistage Ag HBs : pour proposer sérovaccination VHB du nouveau-né à la naissance en cas de positivité
  - réalisation sérologie rubéole ± varicelle si absence d'antécédent pour proposer vaccination rubéole et varicelle de la mère (à l'accouchement)
  - vaccination coqueluche de l'entourage
- à l'accouchement :
  - rappel coqueluche si pas de rappel dans les 10 dernières années
  - vaccination ROR si sérologie rubéole négative et/ou 0 ou 1 dose de vaccin rougeole (pour les femmes nées après 1980)
  - vaccination varicelle si sérologie négative

Références :

http://solidarites-sante.gouv.fr/prevention-en-sante/preserver-sa-sante/vaccination/vaccins-obligatoires/
http://inpes.santepubliquefrance.fr/CFESBases/catalogue/pdf/1778.pdf

46 PRISE EN CHARGE D'UNE MENACE D'ACCOUCHEMENT PRÉMATURÉ (MAP)

D'après les RPC du CNGOF 2002 et 2016.

Critères diagnostiques

- Contractions utérines entre 22 et 36 SA
- Longueur échographique cervicale (seuil variable selon les équipes entre 20 et 30 mm)
- Dépister les facteurs de risque : sociaux, professionnels, médicaux, infectieux

Prise en charge

Hospitalisation ± envisager transfert *in utero* selon le niveau de prise en charge initiale

1. Surveillance

- MAF, contractions utérines, pertes vaginales, perte de liquide amniotique, métrorragies
- Constantes : T°, PA, pouls, HU

2. Explorations

- ECBU, prélèvement bactériologique vaginal, Amnicator® et/ou Promtest® si suspicion de perte de liquide amniotique, ERCF, échographie de col, échographie obstétricale
- NFS, CRP, sérologies, RAI et carte de groupe sanguin à vérifier

3. Schéma thérapeutique

- Repos non strict
- Tocolyse 48 h
- Corticothérapie anténatale par bétaméthasone (Célestène Chronodose®) 12 mg (2 amp.) en IM (ou IV si contre-indication à l'IM) à renouveler 1 fois à 24 h d'intervalle. À partir de 24 SA (au cas par cas), jusqu'à 34 SA si MAP avérée ; 2 cures max avec un minimum de 10 j d'intervalle
- Si rhésus négatif, prophylaxie (après RAI) par immunoglobulines anti-D (Rhophylac®) 300 µg
- Antibiothérapie non systématique, à discuter selon le contexte et les résultats biologiques
- Informations sur les risques de prématurité (pédiatre/obstétricien)

Rappels sur les tocolytiques (à adapter selon protocoles locaux)

1. Protocole Adalate® (nifédipine)

- 1 capsule de 10 mg sans croquer à avaler toutes les 15 min pendant 1 h
- Puis traitement d'entretien, 1 capsule LP 20 mg/12 h pendant 48 h
- Surveillance par tensiomètre/15 min et ERCF en continu pendant 1 h

2. Tractocile® (atosiban)

- Bolus IV lente initial : 6,75 mg (0,9 mL) sur 1 min
- Dose de charge : 300 µg/min (flacon de 5 mL d'atosiban à diluer dans 45 mL de sérum physiologique, Ringer lactate ou SG5 %), vitesse : 24 mL/h pendant 3 h
- Dose d'entretien : 100 µg/min, vitesse : 8 mL/h jusqu'à 48 h
- Possibilité de nouvelles cures si récidive des contractions utérines

3. Points importants

- Contre-indications générales à la tocolyse : chorioamniotite, ARCF
- Pas d'association de tocolytiques
- Si inefficace, possibilité de changer de classe thérapeutique
- Si efficace, pas d'arguments à prolonger le traitement plus de 48 h
- En cas d'accouchement imminent de 24 à 33 SA, **sulfate de magnésium** avec :
  - dose de charge 4 g,
  - suivie d'une dose d'entretien de 1 g/h jusqu'à l'accouchement pour une durée maximale de 12 h.

47 Rupture prématurée des membranes entre 24 et 34 SA

Hospitalisation systématique (au minimum 48 h)

Le pronostic dépend de :
- l'âge gestationnel à la rupture
- l'existence ou non d'un oligoamnios
- la durée de latence
- l'âge gestationnel à l'accouchement
- l'existence ou non d'une chorioamniotite

1. Éléments à surveiller cliniquement

- Mouvements actifs fœtaux, contractions utérines, pertes vaginales, métrorragies
- Température, pouls

2. Explorations

Maternelle
- À l'admission : examen clinique (dont spéculum). Pas de TV sauf si activité contractile ressentie par la patiente, les limiter ++
- En cas de doute, test de dépistage de protéines du liquide amniotique
- Prélèvement vaginal, ECBU, à renouveler 1 fois/semaine
- NFS, CRP à renouveler 2 fois/semaine
- Sérologies à vérifier, groupe rhésus, phénotype (carte de groupe dans le dossier)
- Bilan préopératoire avec consultation d'anesthésie
- Consultation obstétrico-pédiatrique pour expliquer la prise en charge néonatale et discuter d'une réanimation aux âges limites de la viabilité (entre 24 et 26 SA)

Fœtale
- ERCF, 1 fois/j
- Échographie par voie abdominale (quantité de liquide +++, présentation, biométrie, vitalité, placenta) à l'entrée puis 1 fois/15 j. Estimation du poids fœtal aux âges limites de la viabilité (24-26 SA) afin de discuter la prise en charge néonatale

3. Schéma thérapeutique

- En hospitalisation
- Repos sans alitement
- Bas de contention grade 2 si facteurs de risque thromboembolique modérés (si sévères, anticoagulation)
- **Corticothérapie** : à partir de 24 SA, bétaméthasone (forme chronodose) 12 mg en IM à renouveler à 24 h d'intervalle ± transfert *in utero* selon le niveau de soin du centre de la prise en charge initiale
- **Tocolyse** pendant 48 h si contractions utérines et absence d'élément en faveur d'une chorioamniotite (*cf.* fiche 46)

- **Antibioprophylaxie :**
  - amoxicilline ou amoxicilline + acide clavulanique ou C3G ou macrolides pendant 5 à 7 j
  - si résultat PV positif : adapter à l'antibiogramme
- Hospitalisation à domicile envisageable si situation stable après 5 j d'hospitalisation conventionnelle : possible entre 24 et 34 SA
- **Naissance :**
  - déclenchement entre 34 et 36 SA
  - sans attendre en cas de suspicion de chorioamniotite dont le diagnostic repose sur un faisceau d'arguments dont la présence des signes suivants : hyperthermie, contractilité utérine, tachycardie fœtale, élévation de la CRP et des globules blancs, liquide teinté
- Antibiothérapie pendant le travail :
  - amoxicilline ou amoxicilline + acide clavulanique 2 g puis 1 g/4 h ou clindamycine 600 mg/6 h
  - ou si antécédent d'*E. coli* résistante : ceftriaxone 1 g/24 h
  - en cas de chorioamniotite clinique : ceftriaxone 1 g/24 h + gentamicine 3 mg/kg/24 h

En cas de chorioamniotite, il est important pour la mère et pour l'enfant de traiter rapidement. Le traitement doit être institué même si l'accouchement est imminent.

4. En post-partum

- Immédiat : prélèvement gastrique et CRP (ou procalcitonine) chez le nouveau-né, et anatomopathologie placentaire (recherche de signes de chorioamniotite)
- Poursuite de l'antibiothérapie chez la mère pendant 5 j pour réduire le risque d'endométrite

5. À distance (*cf.* fiche 38)

48 Hyperthermie au cours de la grossesse

Température > 38 °C pendant plus de 12 à 24 h.

Bilan initial systématique

1. Interrogatoire

- Antécédents : urinaires, hépato-vésiculaires, fausse couche tardive, accouchement prématuré, appendicectomie, etc.
- Sérologies : toxoplasmose, rubéole, CMV, hépatites
- Notion de contage infectieux ?
- Voyage en pays tropical ?
- Date et mode de début de la fièvre : intensité, aspect de la courbe thermique
- Signes associés : frissons, céphalées, signes fonctionnels urinaires, douleurs lombaires, contractions utérines, signes digestifs, ORL, méningés, etc.
- Perte de liquide amniotique, métrorragies
- Prise médicamenteuse ?

2. Examen clinique

- Auscultation cardiopulmonaire
- Palpation des fosses lombaires, abdomen (appendicite ? cholécystite ?), aires ganglionnaires, état cutané
- Sphère ORL, subictère conjonctival
- Examen gynécologique et obstétrical : HU, bruits du cœur fœtal, spéculum (écoulement de liquide amniotique ? métrorragies ? cervicite ? leucorrhées ?), toucher vaginal (modifications cervicales ?)

3. Examens complémentaires

Bilan maternel

- NFS (hyperleucocytose), CRP, ASAT, ALAT, bilirubine, ionogramme sanguin, ECBU, pH vaginal et PV si écoulement de liquide au spéculum
- Hémocultures si température > 38,5 °C ou < 36 °C ou si frissons en précisant « avec recherche de *Listeria monocytogenes* »
- Rubéole, toxoplasmose si non immunisée
- Et en fonction des symptômes :
  - échographie rénale
  - échographie abdominale (examen vésicule, voies biliaires, appendice)
  - sérologies (hépatites virales A, B, C, VIH, CMV, parvovirus B19, herpès, etc.)
  - grattage d'une lésion évocatrice d'herpès
  - radiographie pulmonaire, IDR, si fièvre prolongée
  - ponction lombaire, si signes méningés
  - goutte épaisse, frottis (paludisme), si voyage en zone impaludée dans les 2 mois précédents

Remarques :

- VS et sérodiagnostic de listériose : **inutiles**
- appendicite : diagnostic difficile, douleur atypique, plus haute qu'en dehors de la grossesse, du flanc ou de l'hypocondre droit avec hyperthermie souvent modérée et dissociation pouls/température ; forme souvent plus grave d'emblée, d'évolution rapide et aiguë : plastron appendiculaire ou péritonite localisée ; intérêt de l'échographie abdominale

Recherche d'une MAP

- monitoring à la recherche de contractions utérines, échographie du col, éventuellement TV si CU douloureuses

Bilan fœtal

- ERCF après 26 SA
- Échographie : vitalité fœtale +++, quantité de liquide amniotique, longueur et ouverture du col (échographie endovaginale)

Traitement initial

1. En l'absence d'orientation et en attente des résultats bactériologiques

- Amoxicilline 3 g/j en l'absence d'allergie (sinon érythromycine)
- Paracétamol 1 g × 4/24 h maximum, délai minimum 4 h entre 2 prises

2. En fonction de l'étiologie

- Si épidémie de grippe (*cf.* fiche 76) : associer inhibiteur de la neuraminidase
- Si infection ORL/gastroentérite : traitement en externe
- Si altération de l'état général et/ou T° > 38,5 °C inexpliquée et/ou altération ERCF (dont tachycardie fœtale) :
  - hospitalisation
  - ± avis d'un interniste en l'absence de diagnostic ou d'évolution favorable rapide
- Si chorioamniotite :
  - tocolyse formellement contre-indiquée
  - en fonction du terme, discuter extraction
  - corticothérapie maturative pulmonaire si doute diagnostic décalant l'extraction
- Si listériose :
  - **urgence :** débuter un traitement par amoxicilline 3 g/j (érythromycine si allergie) dès que le bilan infectieux est pratiqué
  - dès que le diagnostic est confirmé : amoxicilline 6 g/j intraveineux pendant 5 à 10 j, associée à aminoside pendant 2 à 5 j ; le traitement doit être prolongé *per os* (amoxicilline 3 g/j) (au minimum 4 semaines)
  - accouchement sans délai après corticothérapie maturative pulmonaire en l'absence de signes de souffrance fœtale ou directement à partir de 34 SA
- Si pyélonéphrite : 1re cause de fièvre chez la femme enceinte (*cf.* fiche 49)
- Si hépatite virale aiguë (fièvre modérée, douleurs de l'hypocondre droit, nausées et vomissements, prurit puis secondairement ictère, cytolyse importante, cholestase variable) :

- échographie hépatobiliaire pour éliminer un obstacle
- sérologies hépatites A, B (Ag HBs, Ac anti-HBs, Ac anti-HBc), C, MNI test = EBV, CMV, herpès. Si visite récente en pays d'endémie : sérologie hépatite E
- bilan de coagulation (TP < 50 % : risque ++ d'insuffisance hépatocellulaire, d'hépatite fulminante)
- en cas d'hépatite B : l'antigène HBs sera recherché tous les mois jusqu'à l'accouchement. S'il persiste : sérovaccination du nouveau-né (*cf.* fiche 68)

- Si appendicite : traitement chirurgical avec couverture antibiotique et si besoin tocolyse
- Si cholécystite : traitement médical; traitement chirurgical si échec du traitement médical ou ictère; la grossesse ne contre-indique pas la cholécystectomie, si ce n'est le développement de l'utérus qui pourra rendre le geste chirurgical difficile, surtout au 3e trimestre

49 INFECTIONS URINAIRES

D'après la Fiche Mémo de la HAS 2016.

Colonisation urinaire gravidique

= Bactériurie > 10^5/mL, absence de SFU

- Mesures hygiénodiététiques (bénéfice non prouvé) : boissons abondantes, uriner après rapports sexuels
- Antibiothérapie *per os* **adaptée aux résultats de l'antibiogramme**. Choix de l'antibiotique ayant le spectre le plus réduit :
  - 1re intention : amoxicilline
  - 2e intention : pivmécillinam (Selexid®)
  - 3e intention : fosfomycine-trométamol (Monuril®)
  - 4e intention (hiérarchie selon l'impact écologique, l'efficacité étant comparable) :
    - nitrofurantoïne (traitements itératifs contre-indiqués)
    - sulfaméthoxazole-trimétoprime (Bactrim®) (à éviter les 2 premiers mois)
    - amoxicilline-acide clavulanique (Augmentin®)
    - céfixime (Oroken®) ou ciprofloxacine (Ciflox®)
- Traitement de 7 j sauf fosfomycine-trométamol (monodose)
- ECBU de contrôle 8–10 j après l'arrêt du traitement, puis tous les mois
- Si infection urinaire à streptocoque B, prophylaxie antibiotique en per-partum

Cystite

= SFU et ECBU avec leucocyturie > 10^4/mL et bactériurie > 10^3/mL pour *E. coli* et *S. saprophyticus*, > 10^4/mL pour les autres bactéries.

- Antibiothérapie probabiliste commencée **avant résultats de l'antibiogramme**
  - 1re intention : fosfomycine-trométamol (Monuril®)
  - 2e intention : pivmécillinam (Selexid®)
  - 3e intention : nitrofurantoïne ou céfixime (Oroken®) ou ciprofloxacine (Ciflox®)
- Secondairement adaptée aux résultats de l'antibiogramme :
  - 1re intention : amoxicilline
  - 2e intention : fosfomycine-trométamol (Monuril®) ou pivmécillinam (Selexid®)
  - 3e intention (hiérarchie selon impact écologique) :
    - nitrofurantoïne (traitements itératifs contre-indiqués)
    - sulfaméthoxazole-trimétoprime (Bactrim®) (à éviter les 2 premiers mois)
    - amoxicilline-acide clavulanique (Augmentin®)
    - céfixime (Oroken®) ou ciprofloxacine (Ciflox®)
- Traitement de 7 j sauf fosfomycine-trométamol (monodose)
- ECBU de contrôle 8–10 j après l'arrêt du traitement, puis tous les mois
- Si infection urinaire à streptocoque B, prophylaxie antibiotique en per-partum

Pyélonéphrite aiguë

→ Hospitalisation

1. Éléments à surveiller cliniquement

- Frissons, douleurs, MAF, contractions utérines
- T°, diurèse

2. Explorations

- NFS, CRP, fonction rénale, ionogramme sanguin, ECBU, PV
- Hémocultures si température > 38,5 °C ou < 35,5 °C ou frissons
- MAP : TV et/ou échographie du col utérin, monitoring
- Échographie (biométrie fœtale, vitalité et col utérin)
- Échographie rénale : dilatation, obstacle, lithiase

3. Schéma thérapeutique

- Antibiothérapie : C3G injectable (ex. : ceftriaxone – Rocéphine® 2 g/j en 1 injection IV ou IM) pendant 48 h après apyrexie ; à adapter secondairement si besoin à l'antibiogramme, relais par voie orale en fonction de l'antibiogramme pour compléter 14 j de traitement
- Ajouter amikacine (15 mg/kg/j, IV ou IM) en cas de signe de gravité (sepsis grave, choc septique, indication de drainage chirurgical)
- Antipyrétiques : paracétamol, maximum 1 g 4 fois/24 h (*per os* ou IV)
- Tocolyse (+ corticothérapie et TIU si nécessaire) si signes de MAP

4. Surveillance

- En cas de douleurs, hyperthermie persistantes : avis urologique
- ECBU 8 à 10 j après arrêt du traitement puis 1 fois/mois
- Si infection urinaire à streptocoque B, prophylaxie antibiotique en per-partum

5. En post-partum

Si récidive au cours de la grossesse, proposer une consultation avec un urologue.

50 Colique néphrétique

Évaluation visuelle analogique de la douleur dès l'arrivée

Objectifs :
- soulager la douleur
- évaluer le retentissement

Hospitalisation généralement de courte durée

1. Éléments cliniques

- Examen obstétrical
- T°, diurèse, tamisage des urines si pas d'expulsion du calcul

2. Bilan paraclinique

- ECBU, ionogramme sanguin, urée, créatininémie
- Échographie fœtale et ERCF
- Échographie rénale (non urgente! recherche de dilatation pyélocalicielle, obstacle, lithiase, etc.)

3. Schéma thérapeutique

- En 1re intention : antispasmodiques de type phloroglucinol (Spasfon®) 6 ampoules dans 1 L de SG5 % sur 24 h + antalgiques de palier 1 de type paracétamol (Perfalgan®) 1 g/6 h
- En 2e intention si pas d'amélioration antalgique au bout de 1 h : antalgiques de palier 3
- En 3e intention : AINS de type kétoprofène (Profénid®) 1 amp de 100 mg/8 h dans 100 cm^3 de sérum physiologique à passer en 20 min à poursuivre 48 h au maximum et seulement au 2e trimestre de grossesse
- Avis urologique si :
  - colique néphrétique fébrile
  - anurie
  - colique néphrétique résistante
  - rein unique fonctionnel ou anatomique
  - insuffisance rénale
  - rein transplanté
  - uropathie préexistante
  - calcul $\geq$ 6 mm ou calculs bilatéraux
  - rupture de la voie excrétrice
- Sortie si disparition ou nette diminution de la douleur

4. En post-partum

Prévoir consultation avec un urologue à 3–6 mois.

51 Prééclampsie

D'après les Recommandations de SFAR-CNGOF 2010.

Rappel : critères définissant la prééclampsie sévère

Une pression artérielle systolique ≥ 160 mmHg et/ou une pression artérielle diastolique ≥ 110 mmHg associée à une protéinurie > 300 mg/24 h.
Les facteurs de gravité d'une prééclampsie sont :

- *critères maternels :*
  - *une éclampsie*
  - *un OAP*
  - *des céphalées persistantes, des troubles visuels*
  - *une barre épigastrique ou une douleur de l'hypocondre droit*
  - *une oligurie inférieure à 500 mL/24 h*
  - *une créatinine sérique élevée (100 μmol/L)*
  - *un HELLP syndrome (en particulier si plaquettes < 100 000/mm^3 et ASAT supérieure à 3 fois la norme du laboratoire)*
- *critères fœtaux :*
  - *un RCIU sévère*
  - *un oligoamnios*

Conduite à tenir en cas de prééclampsie

→ Hospitalisation

1. Surveillance clinique

Patiente à jeun tous les matins (en cas de PE sévère) :

- contractions utérines, MAF, recherche quotidienne des signes fonctionnels : céphalées, troubles visuels, acouphènes, douleurs épigastriques ou de l'hypocondre droit, métrorragies
- contrôle de la PA initiale toutes les 4 h (en cas de PE sévère, sinon 3 cycles/24 h)
- HU, périmètre ombilical, poids, œdème
- ROT 2 fois/j (en cas de PE sévère)
- contrôle quotidien du poids
- mesure quotidienne de la diurèse, sondage si inférieure à 30 mL/h (< 350 cm^3/12 h)
- bilan liquidien entre les entrées (absorption de liquide) et les sorties (diurèse)

2. Examens complémentaires

Maternels

(Quotidiens ou plus si bilan anormal)

- Vérifier sérologies, groupe sanguin Rh (2e détermination), RAI
- Hémoglobine, plaquettes, schizocytes, uricémie, TP, TCA, fibrinogène, PDF, ASAT, ALAT, LDH, bilirubine, ionogramme sanguin, haptoglobine
- Protéinurie toutes les 48 h ou quotidienne si PE sévère
- Pression oncotique

- Bilan de thrombophilie à discuter si PE sévère ou précoce (< 32–34 SA)
- Radiographie pulmonaire à discuter si dyspnée, en fonction de l'auscultation cardiopulmonaire
- Échographie abdominale si douleur épigastrique
- IRM cérébrale à discuter si crise d'éclampsie (à réaliser après l'extraction fœtale)

Fœtaux

- Évaluation quotidienne des MAF
- ERCF 3 fois/j avec courbe d'évolution de la VCT
- Estimation biométrique par échographie toutes les 2–3 semaines
- Si RCIU : *cf.* fiche 39

3. Stratégie thérapeutique

Critères d'extraction

- PE sévère > 34 SA
- PE non sévère > 36 SA
- Contre-indications à l'expectative
- Extraction immédiate :
  - maternelle :
    - HTA sévère non contrôlée par 2–3 antihypertenseurs, hématome sous-capsulaire du foie, OAP, HRP, insuffisance rénale
    - extraction après corticothérapie pour maturation pulmonaire (si les conditions maternelles et fœtales permettent de prolonger la grossesse de 48 h) ; insuffisance rénale d'aggravation rapide et/ou oligurie (< 100 mL/4 h) persistante malgré un remplissage vasculaire adapté, signes persistants d'imminence d'une éclampsie (céphalées ou troubles visuels), douleur épigastrique persistante, HELLP syndrome évolutif
  - fœtale : anomalies répétées du rythme cardiaque fœtal ou anomalies sévères des indices dopplers fœtaux
- PE sévère < 24 SA : discuter une interruption de grossesse en raison de la mise en péril grave de la santé de la mère.

Traitement conservateur entre 24 et 34 SA

- Repos, DLG
- Régime normosodé
- Transfert *in utero* dans un centre de niveau III entre 24 et 32 SA, de niveau II entre 32 et 36 SA.
- Corticothérapie fœtale : bétaméthasone (Célestène Chronodose®) 12 mg, soit 2 amp en IM à renouveler une fois à 24 h d'intervalle entre 24 et 34 SA (1 seule cure)
- Remplissage modéré par Ringer lactate 30 mL/kg/24 h si la patiente reste à jeun, sinon simple garde-veine
- Si PAS > 160 mmHg et/ou PAD > 110 mmHg :
  - PAM > 125 mmHg : nicardipine (Loxen®) IVSE amp de 10 mg pour 10 mL : 2 amp diluées avec 20 mL de sérum physiologique (0,5 mg/mL) débuter à 2 mg/h vitesse 4, maximum 6 mg/h vitesse 8
  - but : maintenir PAD entre 90 et 105 mmHg avec PAS ≥ 140 mmHg. PAM entre 105 et 125 mmHg

- Si nécessité d'un 2e traitement antihypertenseur, utiliser labétalol (Trandate®) (contre-indications : asthme, BAV), amp de 100 mg pour 20 mL, diluer 2 amp avec 10 mL soit 4 mg/mL IVSE, débuter à 6 mg/h sous surveillance par Dynamap® (PA et FC), augmenter la posologie toutes les heures sans dépasser 20 mg/h (maintenir la FC au-dessus de 70/min)
- En cas de PE sévère, la prévention de la crise d'éclampsie par du sulfate de magnésium est recommandée devant l'apparition de signes neurologiques (céphalées rebelles, ROT polycinétiques, troubles visuels) et en l'absence de contre-indications (insuffisance rénale, maladies neuromusculaires) :
  - le schéma thérapeutique initial comporte un bolus (4 g) de sulfate de magnésium puis une perfusion IV continue de 1 g/h
  - et pour certaines équipes, l'utilisation de sulfate de magnésium est systématique
- L'utilisation de sulfate de magnésium est suggérée à visée fœtale lorsque l'indication de naissance est posée avant 33 SA.

Transfert en réanimation chirurgicale

En cas de sulfate de magnésium ou de nécessité de plus d'un hypertenseur (ne pas associer nicardipine [Loxen®] et sulfate de magnésium).

4. En post-partum

- Surveillance clinique et biologique à maintenir pendant au moins 48 h
- Traitement antihypertenseur à adapter et chez la femme qui allaite : bêtabloquants (labétalol, propranolol), inhibiteurs calciques (nicardipine, nifédipine), alphaméthyldopa voire inhibiteurs de l'enzyme de conversion (bénazépril, captopril, énalapril, quinapril) sauf si l'enfant est né prématuré ou s'il a une insuffisance rénale
- Ne pas prescrire de contraception hormonale œstroprogestative dans les 6 premières semaines du post-partum en raison d'un surrisque thrombotique veineux ou artériel. En cas de normalisation rapide de la pression artérielle après l'accouchement, une contraception progestative seule (par voie orale, implant ou intra-utérine) est autorisée. Sinon un dispositif intra-utérin (DIU) peut toujours être posé lors de la consultation postnatale

5. Bilan à 3 mois

- Consultation néphrologique, ECBU, créatininémie, protéinurie sur 24 h, échographie rénale
- Protéine S si bilan de thrombophilie fait lors de l'hospitalisation (soit uniquement en cas de PE sévère et précoce)
- Consultation avec un obstétricien
- Suivi de la PA au long cours

6. Prévention pour une future grossesse

Pour prévenir la survenue d'une prééclampsie :

- prescrire de l'aspirine à faible dose (75–160 mg) uniquement chez les patientes ayant un antécédent de prééclampsie ;
- à débuter avant 20 SA, idéalement à la fin du 1er trimestre et au moins jusqu'à 35 SA.

52 Hématome rétroplacentaire

→ Urgence fœtale

Données cliniques

1. Forme typique

- Symptomatologie :
  - douleur abdominale aiguë. Typiquement en coup de poignard, de siège diffus (douleur utérine)
  - métrorragies brunâtres ou rouges
  - diminution des MAF d'apparition récente
- Examen :
  - hypertonie utérine : utérus de bois
  - augmentation de la hauteur utérine
  - anomalies du RCF ou mort *in utero*
  - au toucher vaginal : **segment inférieur tendu** avec présentation fixée ou appliquée et mise en évidence de métrorragies
- Échographie :
  - faible sensibilité de cet examen pour le diagnostic (20 à 50 %)
  - il peut s'agir de la mise en évidence d'une zone hypoéchogène ou d'une masse hétérogène rétroplacentaire
  - sert surtout à vérifier la vitalité fœtale

2. En dehors du travail

- **Métrorragies** (moins de ⅔ des cas) **:** typiquement brunâtres, mais en fait de couleur variable, parfois sang frais
- **Douleurs utérines :**
  - typiquement à type de contracture utérine, parfois confondues avec des contractions
  - dans certains cas, anomalie de la contractilité utérine : mauvais relâchement ou hypertonie
- **Anomalies isolées du RCF :** traduisant la réduction des échanges transplacentaires
- **Tableau de MAP :** l'hématome collecté est un puissant irritant du muscle utérin responsable d'un travail prématuré peu accessible aux tocolytiques
- **MFIU inexpliquée :** l'HRP serait la première cause de ce type d'accident et doit donc être systématiquement recherché en pareil cas
- **Ne pas oublier :** la possibilité de violences conjugales

3. Pendant le travail

- Anomalies de la dynamique utérine : hypertonie, mauvais relâchement, hypercinésie
- Anomalies du RCF : tachycardie ou ralentissements tardifs
- Liquide amniotique sanglant ; parfois l'évolution peut se faire vers une coloration verdâtre témoignant de l'issue de méconium

Principes de base de la prise en charge

L'HRP symptomatique ayant tendance à s'aggraver au fil des heures, le seul geste thérapeutique essentiel est son évacuation. Seul ce geste peut permettre d'éviter ou de minimiser les complications fœtales et maternelles. La prise en charge doit faire intervenir :

- obstétricien
- anesthésiste réanimateur
- pédiatre

1. Mise en condition de la patiente

- Voie veineuse : de calibre suffisant ; au mieux, dans les formes symptomatiques, 2 voies seront posées
- Sonde urinaire : permettant une surveillance de la diurèse horaire et la recherche d'une protéinurie sur BU (non souillée par les métrorragies), faisant suspecter fortement un HRP face à des métrorragies (diagnostic différentiel avec placenta praevia)
- Feuille de surveillance horaire ou bi-horaire de la PA, de la T°, du pouls, de la conscience, de la fréquence respiratoire, des saignements, de la diurèse, des apports liquidiens et des paramètres biologiques

2. Bilan initial et ultérieur

- Groupe sanguin
- RAI
- NFS, plaquettes
- Protéinurie sur BU, à partir d'un sondage évacuateur
- TP, TCA, fibrinogène, D-dimères, PDF
- Ionogramme sanguin
- Créatininémie, uricémie (pas d'intérêt immédiat)
- Anticiper facilement sur la commande de culots globulaires en fonction de la situation clinique et de la maternité
- À réaliser à distance :
- bilan immunologique :
  - Ac circulant, Ac antinucléaires solubles
  - Ac antiphospholipides, Ac anticardiolipines
- bilan thrombophilie (Protéine C, AT III, RPCA, mutations FII)
  - le dosage de protéine S sera à programmer à distance à 3 mois
  - la mutation du facteur V Leiden sera recherchée en cas d'anomalie de RPCA

3. Prise en charge obstétricale

Extraction fœtale par césarienne en urgence, sauf en cas de travail rapide, spontané, en l'absence d'anomalies du RCF. En cas de fœtus mort, privilégier l'accouchement par les voies naturelles, en étant attentif à la survenue possible de troubles de la coagulation maternelle.

4. Conduite à tenir en cas de suspicion d'HRP

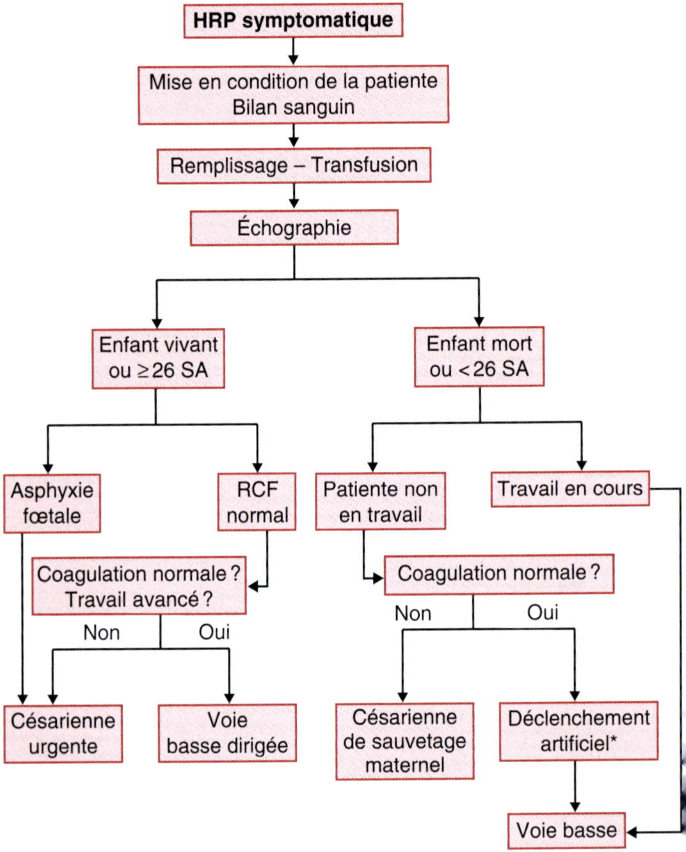

* Maturation préalable par mifépristone (Mifégyne®) et déclenchement par misoprostol ou oxytocine.

53 MORT *IN UTERO*

À l'admission en urgence

- Vérification échographique (biométrie, LA, morphologie, date MFIU, placenta)
- NFS, plaquettes, CRP, hémostase (TP, TCA, fibrinogène, D-dimères, PDF, complexes solubles)
- Groupe, RAI, test de Kleihauer
- Ionogramme sanguin, uricémie, créatinémie, bilan hépatique
- Bilan glycémique (surtout si macrosomie ou MFIU à terme)
- Sérologies : CMV, toxoplasmose, rubéole, parvovirus B19, herpès, EBV, TPHA-VDRL (à moduler en fonction du contexte)
- Bilan infectieux avant antibiothérapie : PV, ECBU, hémoculture (T > 38 °C) ± goutte épaisse
- BU
- Albuminurie des 24 h à mettre en route
- Bilan immunologique :
  - Ac circulants, Ac antinucléaires solubles
  - Ac antiphospholipides, Ac anticardiolipines
  - bilan thrombophilie (PC, AT III, RPCA, mutations FII)
  - le dosage de protéine S sera à programmer à distance à 3 mois
  - la mutation du facteur V Leiden sera recherchée en cas d'anomalie de RPCA
- Électrophorèse hémoglobine dans les populations à risque
- Bilan préopératoire (consultation d'anesthésie)

En hospitalisation

- Proposer un entretien avec le ou la psychologue
- Information des parents sur les formalités administratives (par le cadre du service) :
  - autorisation d'autopsie selon le souhait des parents
  - procédure d'abandon de corps ou de prise en charge de celui-ci (joindre au dossier les formulaires déjà signés)
  - renseigner sur l'aspect administratif (déclaration, report sur le livret de famille, droits sociaux, etc.)
- Rechercher des contre-indications :
  - aux prostaglandines (sulprostone – Nalador®, misoprostol) : tabagisme et âge > 35 ans (pour sulprostone), asthme sévère, insuffisance cardiaque décompensée, antécédents vasculaires, insuffisance rénale ou hépatique, ulcère gastrique, colite ulcéreuse, thyrotoxicose, anémie par drépanocytose, thalassémie, glaucome
  - à la mifépristone (Mifégyne®) : insuffisance surrénale, corticothérapie, allergie

1. Protocole

- **J0 :** 1 à 3 cp de mifépristone (Mifégyne®)
- **J1 :** 1 à 3 cp de mifépristone (Mifégyne®)
- **J2 :** rien ou laminaires (utérus cicatriciel ++) en fonction de l'état du col
- **J3 :** à jeun, misoprostol (1–2 cp en intravaginal toutes les 4 h, maximum 3 prises

Cas particulier : utérus cicatriciel :

- **J3 :** sulprostone (Nalador®) demi-dose, soit 1 amp sur 10 h, ou misoprostol demi-dose, soit 1 cp toutes les 4 h, max 3 prises ; la préparation préalable du col est indispensable

2. Après expulsion du fœtus

- Examen anatomopathologique du fœtus (autopsie + photos) et du placenta (placenta dans formol) : feuille de renseignement à remplir soigneusement (photographies réalisées par le service de fœtopathologie)
- Prélèvement pour analyse chromosomique (à faire par interne + chef) : ponction intracardiaque (5 mL dans tube à bouchon vert, seringue héparinée) ou prélèvement de cordon non fixé
- Radiographie (squelette) : en radiologie si > 15 SA
- Formalités administratives +++ (*cf.* protocole)

3. Post-partum

- Vérifier si le bilan a été réalisé
- Dostinex® (cabergoline) 2 cp si > 17 SA
- Visite systématique 2–3 mois après pour synthèse du dossier

Bilan de mort *in utero*

Madame : ....
Geste : ...... Pare : ......Terme : ......
Poids : ...... Taille : ......

	Demande	Résultat
Bilan maternel		
NFS		
Hémostase (TP, TCA, PDF, fibrinogène)		
Groupe		
RAI		
Kleihauer		
Ionogramme, glycémie		
Uricémie, créatininémie		
BU ± protéinurie, ECBU		
Bilan hépatique		
CRP		

Toxoplasmose (si – ou inconnue)

Rubéole (si – ou inconnue)

CMV

TPHA-VDRL

Parvovirus

VIH

Hépatite B/C

Anticorps anticardiolipines

Anticorps antiphospholipides

Facteurs antinucléaires

Anticoagulant circulant

AT

Protéine C

Protéine S (en post-partum > 2 mois)

Mutation facteur II

RPCA/mutation facteur V Leiden

± Électrophorèse de l'Hb (en fonction du contexte)

Homocystéinémie

Examen postnatal

Examen clinique

Examen macroscopique du placenta

Radiographie corps entier

Anatomopathologie placentaire

Anatomopathologie fœtale (après accord signé des parents)

Caryotype fœtal (prélèvement intracardiaque ou morceau de cordon **non** fixé)

54 Traumatisme et grossesse

Examen maternel aux urgences et appréciation de l'état fœtal

Gravité

- Traumatisme abdominal perforant
- Traumatisme direct sur le ventre
- AVP avec syndrome de décélération brutale
- AVP avec choc frontal (les vitesses s'additionnent)
- AVP avec conflit violent ceinture de sécurité/abdomen
- Ne pas oublier la possibilité de violences conjugales

Examen obstétrical

- En fonction du terme
- MAF +, contractions utérines, métrorragies
- BDC, col utérin
- ERCF
- Échographie (col, vitalité, croissance, morphologie, placenta ++)
- Hématurie, protéinurie
- Test de Kleihauer ++ (à réaliser au-delà de 20 SA pour toute patiente quel que soit le rhésus)
- Si patiente Rh négatif, RAI préalable et sans attendre : immunoglobulines anti-D (Rhophylac®) 200 µg, IV de préférence

En cas de critères de gravité

→ Hospitalisation systématique à partir de 24 SA, minimum 24 h

Surveillance clinique spécifique

- MAF
- Contractions utérines

Explorations

- ERCF : 2/j
- Échographie par référent à renouveler 21 j plus tard (porencéphalie)
- En cas test de Kleihauer positif :
  - vélocimétrie cérébrale fœtale
  - poursuite de la surveillance fœtale

Traitement

- En cas de MAP : tocolyse et corticothérapie
- Immunoglobulines anti-D si rhésus négatif

En l'absence de critères de gravité

- Retour à domicile
- Contrôle échographique (en externe) si > 24 SA ou si Kleihauer positif

Certificat initial descriptif

- Pour tout AVP ou traumatisme par un tiers
- À remettre à toute patiente (hospitalisée ou non)

55 Dysthyroïdies maternelles

Rappels

Anticorps impliqués dans la pathologie thyroïdienne :
- *Ac anti-TPO : antithyroperoxydase*
- *Ac anti-TG : antithyroglobuline (peu d'intérêt pour l'obstétricien, sauf surveillance cancer de la thyroïde)*
- *Ac anti-RTSH, TSI ou TRAb : antirécepteur de la TSH (le terme TRAK est nom de marque de la technique) : pierre angulaire du Basedow*

Franchissement de la barrière placentaire :
- *Anticorps : +++++ (tous)*
- *Antithyroïdiens de synthèse : +++++ (tous)*
- *T3L : +, T4L : + , iode ++++*
- *TSH : –, TRH ++++*

Hypothyroïdie maternelle

0,5 à 2,5 % des grossesses en incluant les formes subcliniques ou frustres

1. Étiologies

- **Auto-immune** : Ac anti-TPO (thyroïdite d'Hashimoto).
- **Carence iodée** (Alpes, Kabylie) mais de façon modérée pour toute la France justifiant une supplémentation systématique.
- Congénitales : rares et souvent déjà bien prises en charge car dépistées.
- Post-traitement : iode 131 et thyroïdectomie (**si antécédents de maladie de Basedow : penser à rechercher TRAb** ++++).

2. Traitement maternel

L-thyroxine (pas de contre-indication à l'allaitement). Bilan mensuel T4L, TSH, anticiper l'augmentation des doses au cours de la grossesse.

3. Conséquences néonatales

En cas d'hypothyroïdie maternelle non contrôlée (T4L très basse) :
- déficit intellectuel et déficit moteur : tellement variable dans son intensité et sa fréquence qu'il faut l'annoncer et le nuancer avec précaution ;
- prématurité et RCIU (augmentation du bruit de fond de l'ensemble des complications obstétricales) : risque identique à celui de la maladie Basedow en cas de thyroïdectomie avec TRAb positif.

4. En pratique

- Adaptation du traitement (T4L et TSH) avant la grossesse (TSH) sinon en début de grossesse +++.
- Intérêt du dépistage périconceptionnel par TSH ou T4/TSH si déjà enceinte et au minimum sur population cible :
  - antécédent personnel thyroïdien
  - antécédent familial thyroïdien
  - âge > 30 ans
  - goitre
  - Ac antithyroïdiens connus

- signes cliniques évocateurs
- diabète de type 1 ou autre maladie auto-immune
- infertilité (bilan avant prise en charge)
- antécédent d'irradiation cervicale
- antécédent d'accouchement prématuré

- Il n'y a pas d'indication validée à la surveillance de la thyroïde fœtale par échographie.
- Supplémentation systématique par de l'iode 150 µg/24 h sauf thyroïdopathie préexistante après avis endocrinologue.
- Pas de bilan néonatal en dehors du dépistage systématique de l'hypothyroïdie par le Guthrie (sauf si thyroïdectomie pour maladie de Basedow et TRAb +).
- **Noter sur le test de Guthrie l'ATCD maternel d'hypothyroïdie** +++.

Hyperthyroïdie maternelle

1 à 3 % des grossesses.

1. Étiologies

- **Maladie de Basedow** (85 %) : chercher présence de **TRAb.**
- Hyperthyroïdies spécifiques de la grossesse : hyperthyroïdie gravidique transitoire, hyperemesis gravidarum et tumeurs placentaires.
- Autres (10 %) : goitres multinodulaires, adénomes toxiques, thyroïdite, surcharge en iode (pouvant aussi donner une hypothyroïdie transitoire), surdosage en hormones thyroïdiennes, sécrétion inappropriée de TSH.

2. Recommandations pour le dosage des TRAb

- Basedow en cours de traitement.
- ATCD de chirurgie ou traitement par l'iode 131 pour un Basedow.
- **Tout** ATCD de Basedow même guéri par antithyroïdien de synthèse avec obtention d'une euthyroïdie. Si négatif en début de grossesse : ne pas le répéter.

3. Traitement maternel : antithyroïdiens de synthèse (ATS)

- **Propylthio-uracile (PTU) :** 150 à 300 mg/j : traitement recommandé.
- **Carbimazole** (Néo-Mercazole®) 15 à 60 mg/j : indiqué en cas de grossesse diagnostiquée après 9 SA chez une femme déjà traitée.
- C'est l'endocrinologue qui doit décider des doses.
- Pas de contre-indication à l'allaitement si petite dose et avec instauration d'une surveillance pédiatrique.
- Au 1er trimestre, préférer le PTU (moindre risque tératogène d'après le CRAT). Du fait du risque d'hépatite fulminante : prévenir la patiente et surveillance par NFS plaquettes et bilan hépatique complet.
- À partir du 2e trimestre, préférer le carbimazole (risque tératogène avéré), mais le switch n'est pas toujours possible. Nécessité d'une surveillance par NFS plaquettes.
- Surveillance au minimum mensuelle de T4L, T3L, TSH, TRAb (qui diminuent classiquement et peuvent se négativer), surveillance plus rapprochée si équilibre à obtenir.
- Proscrire l'*add-back therapy* (T4L + ATS) du fait du risque majeur d'hypothyroïdie fœtale.

4. Risque de dysthyroïdie fœtale

En cas de :

- présence de TRAb + (ou > 2,5 UI)
- bilan thyroïdien maternel déséquilibré
- prise d'ATS
- L'antécédent de thyroïdectomie maternel est un facteur protecteur

5. Échographie centrée sur la thyroïde fœtale dès 22 SA

- Si TRAb + ou > 2,5 UI et/ou si prise d'ATS.
- Répéter l'échographie tous les mois.
- Avec mesure diamètre et faux périmètre.

Si mensurations inférieures au 95e percentile : RAS, sinon analyser autres critères (vascularisation, mouvements fœtaux, maturation osseuse, RCF, etc.) et référer au CPDPN.

6. Bilan néonatal

- Au cordon : T4, TSH, TRAb pour valider l'euthyroïdie ou la dysthyroïdie fœtale.
- Avis pédiatrique nécessaire si TRAb + et/ou ATS maternel.
- Suivi par bilan néonatal rapproché clinique biologique et échographique en particulier si dernier TRAb maternel > 5,9 UI ou si TRAb néonatal entre J0 et J5 > 6,8 UI. Une TSH effondrée est aussi un facteur prédictif d'hyperthyroïdie néonatale.
- J3 (Guthrie) : T4, TSH et TRAb.
- Dépistage présymptomatique des hyperthyroïdies (retardé à J7 si traitement maternel par ATS).
- J7 : contrôle de T4, TSH si ATS.

Consultation préconceptionnelle pour tous les Basedow en cours ou passé.

Pour en savoir plus : http://lecrat.fr/

56 Hémoglobinopathies et grossesse

Drépanocytose

1. Épidémiologie

- Affection grave avec morbidité et mortalité élevées.
- En cas de complications, pronostics maternel et fœtal respectivement compromis dans 1 à 2 et 30 % des cas.
- Augmentation du nombre de cas de sujets adultes atteints de drépanocytose (SS) depuis quelques années.
- Pathologie génétique la plus fréquente en **Guadeloupe** (1 naissance sur 260 et 12 % de transmetteurs) et au **Togo**, cette affection concerne 16 % de la population, dont 3 % d'homozygotes, et constitue un problème de santé publique en raison de la morbidité qu'elle engendre.

2. Génétique

- Maladie génétique humaine la plus fréquente.
- Maladie autosomique récessive due à une mutation unique, ponctuelle, du gène de la bêtaglobine situé sur le chromosome 11 (11p 11-5).
- Sujets hétérozygotes = HbA/HbS.
- Drépanocytose homozygote et les doubles hétérozygoties SC et Sb-thalassémiques {ReversReact} syndromes drépanocytaires majeurs (HbS//HbS [70 %], HbS//HbC [25 %], HbS//Hb-Thalassémie [5 %]).

3. Début de grossesse et bilan préconceptionnel

Dépistage par électrophorèse de l'Hb.

Si risque de syndrome drépanocytaire ou thalassémique majeur :

- consultation génétique
- diagnostic prénatal
- DPI

Vaccinations :

- antipneumococcique/5 ans
- antigrippal/an

Bilan initial :

- clinique :
  - évaluation : cardiaque, rénale, hépatique, ophtalmologique, antécédents de crise vaso-occlusive (CVO), de syndrome thoracique aigu (STA), de l'anémie, de l'hémolyse
  - recherche d'une infection
  - évaluation psychosociale
- paraclinique :
  - groupage avec phénotype étendu, RAI
  - NFS, réticulocytes, ferritinémie
  - bilan rénal, bilan hépatique, calcémie, LDH
  - 25-OH-vitamine D
  - BU, ECBU, PV

- sérologies VIH, CMV, VHB, VHC, HTLV1 et 2, toxoplasmose, rubéole, TPHA-VDRL, parvovirus B19
- échographie cardiaque, EFR, imagerie cérébrale (si jamais faite)

4. Suivi de grossesse

- Toutes les 2 à 4 semaines jusqu'à 36 SA puis 1/semaine.
- *Pluridisciplinaire :* obstétricien/médecin référent pour la drépanocytose.
- Consultation anesthésiste anticipée.
- Clinique :
  - PA, SpO_2
  - dyspnée, OMI, TVP
  - évaluer la mobilité des hanches
- Biologique – mensuelle :
  - NFS, réticulocytes, bilan rénal, bilan hépatique, calcémie, LDH
  - protéinurie/créatininurie
  - ECBU
- Paraclinique
  - échographie cardiaque maternelle au 3e trimestre
  - recherche anomalies du doppler utérin à l'échographie au 2e trimestre
  - échographie de croissance + dopplers fœtaux à partir de 28 SA : dépistage RCIU

5. Complications

Liées à la drépanocytose

- CVO
- Anémie hémolytique
- Infections
- STA
- Thromboses
- Séquestration hépatique et splénique

Liées à la grossesse

- RCIU
- MFIU
- HTA gravidique, PE
- FCT, prématurité
- DGID

Prévention des complications

- Repos
- Hydratation
- Éviter : exposition au froid, hypoxie, alcool, tabac, séjours en altitude, déshydratation, efforts, prise de poids excessive, stress
- Acide folique 10 mg/j
- Kinésithérapie respiratoire
- Pas de supplémentation martiale systématique
- Supplémentation vitamine D
- Aspirine 100 mg si facteur de risque de PE
- Bas de contention ± HBPM préventive
- O_2 nocturne
- Plasmaphérèse

6. Transfusion

Objectif : Hb entre 8 et 10 g/dL à l'accouchement.
CG phénotypés pour les systèmes rhésus, Kell, déleucocytés et compatibilisés.

7. Fin de grossesse et accouchement

- À partir de 36 SA :
  - surveillance monitoring 1 fois/semaine
  - mise en travail spontané et AVB possibles
- Indications de césarienne :
  - risque hémorragique cérébral
  - décollement de rétine
  - relatif : ostéonécrose de hanche sévère et limitation des amplitudes articulaires (pelvi-IRM)
- En salle d'accouchement :
  - hydratation IV 2,5 à 3 L/24 h
  - $O_2 \geq 3$ L/min
  - antibioprophylaxie habituelle
  - réchauffer
  - alcalinisation IV
  - analgésie péridurale
  - médicaments à utiliser avec prudence : prostaglandines IV, diurétiques

Spécificités liées à la thalassémie

1. Épidémiologie

L'alphathalassémie est présente en Afrique, en Asie et plus rarement autour de la Méditerranée.
La bêtathalassémie est principalement présente sur le pourtour méditerranéen et plus rarement en Afrique et dans le Sud-Est asiatique.

2. Physiopathologie

Maladie génétique autosomique récessive caractérisée par des désordres de synthèse des chaînes de globine avec diminution ou absence de production des chaînes de globine alpha et bêta (2 alpha et 2 bêta).
Sévérité de la thalassémie proportionnelle au nombre de gènes atteints :

- atteinte d'un seul gène : asymptomatique (portage silencieux)
- atteinte de deux gènes (trait thalassémique) : polyglobulie avec microcytose et hypochromie classiquement sans anémie ni carence martiale
- atteinte de trois gènes (hémoglobinose h) : anémie hémolytique chronique
- atteinte des quatre gènes : incompatible avec la vie et entraîne un tableau d'hydrops fetalis avec décès *in utero* ou néonatal

Anomalies géniques concernant la chaîne B → inactivation partielle ou complète de la production de la chaîne B.

- Gravité de la maladie non uniquement liée à l'anomalie génétique mais à d'autres facteurs (génétiques et environnementaux).
- 4 formes cliniques. La forme intermédiaire et la forme majeure entraînent un tableau d'anémie hémolytique chronique plus ou moins sévère.

3. Début de grossesse et bilan préconceptionnel

- Évaluation cardiaque (consultation + échographie) pour autoriser une grossesse
- Évaluation métabolique
- Acide folique 10 mg/j
- Chélateurs de fer suspendus

4. Suivi de grossesse

- Pluridisciplinaire
- Consultation anesthésiste anticipee
- Surveillance monitoring 1 fois/semaine à partir de 32–34 SA (à partir de 26 SA si comorbidités)
- Échographie de croissance + dopplers fœtaux à partir de 28 SA

5. Complications

- Liées à la thalassémie
  - Hémochromatose
  - Aggravation de l'anémie → transfusions plus fréquentes. Objectif : Hb = 10 g/dL
  - Infections urinaires
  - Hématopoïèse extramédullaire entraînant déformations du squelette + splénomégalie (SPM) + risque d'hyperhémolyse et paraparésie spastique
  - Insuffisance cardiaque
  - Lithiases biliaires → cholécystectomie
  - SPM donc risques infectieux → vaccinations + risque thrombotique → anticoagulants + antiagrégants si thrombocytose
- Liées à la grossesse
  - RCIU
  - Prématurité
  - DGID
  - HTA gravidique, PE
  - Allo-immunisations plus fréquentes
  - Disproportion fœtopelvienne

57 ÉPILEPSIE ET GROSSESSE

Rappel

Pathologie neurologique chronique la plus fréquemment rencontrée durant la grossesse.
5 000 grossesses par an en France concernent la femme épileptique.
Une femme enceinte/200 est exposée aux anticonvulsivants.
L'épilepsie ne complique que très rarement la grossesse.
Tous les antiépileptiques sont tératogènes : 4 à 10 % d'anomalies congénitales prises en charge en périconceptionnel +++
Des recommandations de prévention des défauts de fermeture du tube neural ont été émises en 2000.
→ Adapter la prescription des antiépileptiques au projet de grossesse.

Consultation préconception

6 objectifs

- 1. **partager avec le neurologue et la patiente des informations décrivant son épilepsie** :
  - épilepsie idiopathique ou secondaire (malformation, tumeur, génétique, etc.)
  - traitement, tolérance, observance
  - prévention des traumatismes
  - fréquence des crises partielles et/ou généralisées
- 2. **connaître les interactions** des médicaments antiépileptiques (MAE) avec la contraception
- 3. **informer sur l'impact de la grossesse sur les crises** :
  - variable, mais généralement pas ou peu d'impact
  - recrudescence des crises possible : changement de concentration des MAE, facteurs déclenchants périnatals (stress, douleur, insomnie)
  - adaptation des doses de MAE à la clinique pour éviter l'état de mal épileptique avec dosages plasmatiques pour évaluer la marge d'augmentation des doses
  - risque de surdosage en MAE en post-partum si augmentation des doses en cours de grossesse (y penser si signes inhabituels, troubles visuels, etc.)
- 4. **informer sur l'impact de l'épilepsie sur la grossesse, le post-partum et la santé de l'enfant** :
  - en collaboration avec le neurologue, tout faire pour arrêter l'acide valproïque
  - préférer monothérapie à polythérapie
  - partager avec la future mère des informations écrites de pharmacovigilance (ex. : lecrat.fr). Si besoin, changements progressifs de MAE par le neurologue
  - expliquer l'impact pédiatrique des MAE : malformations graves (acide valproïque interdit pendant la grossesse par l'ANSM 2018), anomalies du développement sans malformation (acide valproïque, certaines polythérapies, etc.), effet d'imprégnation néonatale et de sevrage (benzodiazépines, etc.)

- allaitement : balance entre bénéfice d'un allaitement maternel exclusif prolongé et risque d'exposition du nouveau-né, *via* le lait maternel, à des médicaments dont il n'a pas besoin
- la survenue de crises, mêmes généralisées, est en règle sans conséquence sur le fœtus, en l'absence de trauma abdominal violent et d'état de mal généralisé
- puériculture adaptée au risque de crise lors des soins
- prévenir de la fréquence accrue de dépression du post-partum

- 5. **orienter** :
  - structure obstétricale adaptée au niveau de risque maternel
  - ressource pédiatrique adaptée au risque d'imprégnation MAE/sevrage
- 6. **actions non spécifiques** :
  - prise en compte de la situation psychologique et familiale (parentalité)
  - acide folique (5 mg possible)

Suivi de grossesse multidisciplinaire

- Avec neurologue, et possibilité d'avis H24 (recrudescence des crises = alerte et adaptation du traitement)
- Noter les traitements
- Informer échographiste, pédiatre, anesthésiste
- Si crise généralisée : pas d'urgence à MAE par voie parentérale. Vérifier les concentrations plasmatiques de MAE
- Préparation à la naissance et la parentalité

Accouchement

- Traitement précoce de la douleur (anesthésie locorégionale, etc.)
- Crise en cours de travail : habituellement sans conséquence grave

Après l'accouchement

- Soins pédiatriques adaptés aux MAE auxquels l'enfant a été exposé
- Puériculture adaptée (changer l'enfant sur un support bas, tierce personne lors du bain, nourrissage en face-à-face si biberon, etc.)
- Pas de contre-indication à la cabergoline si allaitement artificiel
- Vérifier l'adéquation du traitement par MAE y compris après la sortie
- Prendre en compte le risque accru de dépression du post-partum

58 Dermatoses

Éruptions bien définies

1. PUPP : éruption polymorphe de la grossesse

- 0,5–2 % des grossesses ; souvent primipare, grande prise de poids (macrosomie, grossesse multiple)
- Début après la 34e SA dans 82 à 90 % des cas, parfois en post-partum
- Récidive dans grossesses ultérieures rares
- **Prurit insomniant**, pouvant précéder l'éruption de 8 à 15 j ; disparition à J7 du post-partum
- **Éruption** :
  - **plaques** parfois érythémato-œdémateuses persistant au même endroit
  - **commençant et prédominant sur l'abdomen à distance de l'ombilic**
  - atteignant souvent les vergetures qui deviennent orties puis fesses et cuisses
  - visage, thorax conservé
  - parfois d'autres lésions : folliculaires, vésicules (30 %), cocardes
  - excoriations rares
- **Aucun retentissement général** (maternel), obstétrical et fœtal
- Bilan biologique normal
- Disparition dans les premiers jours du post-partum
- **Traitement** : corticothérapie locale intense classe II (5–6 j)

2. *Herpes Gestationis* = pemphigoïde gestationis (rare : 1/50 000)

- Dermatose bulleuse auto-immune de la jonction dermo-épidermique
- **Éruption polymorphe** (vésicules, papules, bulles croûtées excoriation, plaques, etc.) centrifuge **(périombilicale → reste du corps en 3–4 semaines ; visage rare)**
- Très prurigineuse
- Retentissement maternel : guérison (parfois hyperpigmentation), rémission en pré-partum, recrudescence en post-partum, récidives grossesses ultérieures plus précoces ou sous œstroprogestatif
- Retentissement fœtal : parfois mort fœtale *in utero*, prématurité, parfois lésions cutanées chez le nouveau-né
- Biologie : bilan hépatique normal, éosinophilie, diminution C3, HLADR3 – HLADR4
- **Traitement** : corticothérapie générale

3. Cholestase récurrente gravidique (*cf.* fiche 60)

- Incidence : 0,1 % plus fréquente lors des grossesses multiples (11–20 % ; récidives 40–50 %)
- **Prurit nu sans lésions cutanées ; excoriations par grattage**
- **Début au niveau des extrémités**
- Diffusion sur tout le corps surtout l'abdomen
- Bilan hépatique : cholestase, sels biliaires totaux sériques, transaminases
- Bilan fœtal : RCF, échographie

- Pronostic fœtal : prématurité 30 % ; **mortalité périnatale 3,5 %,** souffrance fœtale 27 %
- **Traitement** : acide ursodésoxycholique (et vitamine K en parentéral si le TP est abaissé) et **déclenchement à 37–39 SA**

4. Impétigo herpétiforme

- **Type de psoriasis pustuleux** surtout du 3e trimestre
- Taches érythémateuses centrifuges, inguinale, axillaire, cervicale, entourées de pustules fines
- Prurit inhabituel, parfois muqueuse et onycholyse
- Fièvre ++, nausées, vomissements, diarrhée, tétanie, convulsions
- Disparition en post-partum : récurrences aux grossesses ultérieures
- Biologie : hypocalcémie, hyperleucocytose, hypoalbuminémie
- Retentissement fœtal : morbidité ++, mortalité, RCIU
- Retentissement maternel : décès dans 70 % si non traité
- **Traitement** : corticothérapie générale, antibiothérapie

Éruptions moins définies

- Prurigo gestationis de Besnier
  - dermatose spécifique de la grossesse débutant avant 36 SA ; fréquence 0,5 %
  - petites papules prurigineuses, souvent excoriées
  - face d'extension des membres, partie supérieure du tronc, visage respecté
  - disparition rapide en post-partum ; parfois hyperpigmentation résiduelle
  - retentissement maternel et fœtal : aucun
  - traitement : corticothérapie locale, antihistaminiques
- Dermatite papuleuse de la grossesse (Spangler)
- Éruption folliculaire de la grossesse = folliculite prurigineuse
- Dermatite auto-immune à la progestérone

59 Infection invasive à streptocoque du groupe A

1. Alerte par le laboratoire de bactériologie sans délai

- Un médecin senior, l'obstétricien de garde ou un cadre sage-femme
- Et l'équipe opérationnelle d'hygiène qui se déplacera dans le service pour étude du cas et mise en place d'une « réunion de crise » en cas de survenue de cas groupés

2. Mesures d'urgence

- Antibiothérapie par bêtalactamine (amoxicilline – Clamoxyl®)
- Isolement en chambre seule, précautions vis-à-vis des contacts
- Établir la liste des sujets « contacts » participant à l'accouchement ou la chirurgie, rechercher la notion de lésion muqueuse ou cutanée évolutive, d'infection pharyngée pour écouvillonnage
- Rappel des règles d'hygiène dont le port de masque, de la recherche d'une infection pharyngée à l'interrogatoire de la patiente

3. Mesures complémentaires

- **Pour les futures accouchées :** protocole de sécurité pendant les 4 j à partir du résultat de SGA : amoxicilline (Clamoxyl®) 2 g à l'expulsion, à H + 4 et H + 8 si délivrance artificielle, révision utérine, forceps, épisiotomie ou césarienne
- **Pour les femmes accouchées** : vigilance renforcée en cas d'hyperthermie, faire bilan biologique (hémoculture, ECBU, prélèvement vaginal, prélèvement de gorge)

60 Cholestase intra-hépatique gravidique (CIG)

CIG : cholestase liée à la grossesse.
Éliminer les autres causes de prurit gravidique : hépatite médicamenteuse, hépatite virale, infection bactérienne (voir examens complémentaires).

1. Manifestations cliniques

- Prurit généralisé (sans lésions spécifiques)
- Ictère rare
- Si douleurs ou fièvre : rechercher une autre cause à la cholestase

2. Explorations complémentaires

- NFS plaquettes, créatinine, uricémie : normaux dans la CIG
- Tests hépatiques :
  - transaminases (ALAT, ASAT) : le plus souvent élevées
  - acides biliaires sériques à jeun (test hors nomenclature non remboursable) : également le plus souvent élevés
  - bilirubine : normale ou augmentée
- TP : le plus souvent normal (si diminué, doser le facteur V)
- Sérologies des hépatites virales B et C et du CMV systématiques
- Sérologies du VHA, HSV, EBV si contexte évocateur
- ECBU systématique
- Échographie du foie et des voies biliaires, surtout si douleurs ou fièvre

3. Complications

- Hémorragie de la délivrance (si diminution du TP)
- Menace d'accouchement prématuré
- Prématurité
- Mort fœtale *in utero* (rare : risque d'environ 2 %)
- Détresse respiratoire néonatale

4. Surveillance

- Intensité du prurit (*cf.* tableau ci-dessous)
- Tests hépatiques + TP
- Enregistrement du rythme cardiaque fœtal
- Échographie obstétricale (étude du bien-être fœtal)

Score semi-quantitatif d'évaluation du prurit

Score 0	Absence de prurit
Score 1	Prurit non quotidien
Score 2	Prurit quotidien, moins de 50 % du temps
Score 3	Prurit quotidien, plus de 50 % du temps
Score 4	Prurit permanent

5. Traitement médical

- Hydroxyzine (Atarax®) : 25–50 mg le soir (actif sur le prurit)
- Acide ursodésoxycholique (Delursan®, Ursolvan®, Cholurso®) : 10 à 20 mg/kg/j en traitement continu jusqu'à l'accouchement, sans dépasser 1 000 mg/j. Répartir en 2 prises, matin et soir, au moment des repas.
- Vitamine K parentérale (10 mg à 20 mg) si diminution du TP

6. Conduite à tenir obstétricale

- Selon la sévérité de la cholestase (ictère, bilirubine, acides biliaires sériques), accouchement entre 36 et 38 SA
- À savoir : le seuil de gravité de concentration d'acide biliaire retenu dans la littérature est de 40 μmol/L

7. En période postnatale

- Disparition du prurit en quelques jours après l'accouchement
- Contrôle des tests hépatiques à distance de l'accouchement (1 à 3 mois après l'accouchement)
- Contraception hormonale prudente seulement après normalisation des tests hépatiques
- Consultation en hépatologie indispensable si absence de normalisation des tests hépatiques
- Contrôle des tests hépatiques sous contraception (risque de récidive, surtout avec les œstrogènes)

61 Thrombophilies et grossesse

- Un **bilan de thrombophilie** doit être demandé par un médecin et doit être lu et interprété avec pour objectif de modifier le suivi du patient avec des bénéfices individuels. La découverte d'une anomalie peut justifier des mesures de prévention ou avoir un impact sur la durée d'un traitement anticoagulant. Une attention particulière doit être portée aux femmes enceintes car la connaissance des résultats d'un bilan de thrombophilie peut modifier leur prise en charge.
- Un **consentement** est obligatoire pour toute biologie moléculaire et le nom du médecin mentionné est celui qui recevra les résultats.
- **Le coût est non négligeable** → chaque prescription doit être réfléchie, interprétée et classée dans le dossier. Les explorations de thrombophilie doivent être effectuées dans des centres spécialisés afin de limiter les bilans et, si un tel bilan s'avère justifié, de l'effectuer dans les meilleures conditions, en particulier pour diminuer le nombre de faux positifs.

Quel bilan ?

- Recherche d'une thrombophilie constitutionnelle :
  - déficit en inhibiteurs (antithrombine III, protéine C, protéine S)
  - résistance à la protéine C activée par mutation du facteur V Leiden (R506Q)
  - mutation G20210A du gène de la prothrombine
- Recherche d'une thrombophilie acquise :
  - anticoagulant circulant de type lupique
  - anticardiolipine IgG et IgM
  - anti-β2GP1 IgG et IgM
  - antiphosphatidyléthanolamine

Les dosages de la protéine S et la recherche d'anticardiolipine ne sont pas souhaitables à la phase aiguë d'un événement thrombotique (risque élevé de faux positifs, mais aussi parfois de faux négatifs). Le dosage de l'antithrombine III peut être modifié sous héparine. Le dosage des protéines C et S est fortement déconseillé lorsqu'un patient est sous AVK. Le dosage de protéine C n'est pas interprétable chez la femme enceinte (diminution physiologique).

Pour qui ?

Personnes de moins de 50 ans :

- ayant fait une MTEV idiopathique
- ou ayant une histoire familiale de MTEV
- ou une histoire personnelle suggestive d'un SAPL
- ou encore ayant des épisodes récidivants de MTEV

(Pour autant que cette découverte modifie la prise en charge pour elle-même ou un membre de sa famille.)

Une étude familiale chez des personnes asymptomatiques doit être discutée en cas de déficit en antithrombine ou d'autres facteurs de risque forts, tels que les déficits sévères en protéine C ou protéine S, les anomalies multiples de type homozygotie pour le FVL ou G20210A, ainsi que chez les hétérozygotes composites.

L'intérêt de la recherche d'une thrombophilie constitutionnelle en cas de pathologie vasculaire de la grossesse (prééclampsie, RCIU, mort *in utero*) est controversé.

62 Maladies thromboemboliques et grossesse

D'après les RPC de la SFAR 2005 – Mise à jour en 2010.

Thrombose veineuse

- Tableau clinique évocateur : gonflement, rougeur et température accrue d'un membre inférieur
- En 1re intention : échographie doppler
  - si échographie doppler négative : abstention ou arrêt thérapeutique
  - si échographie doppler négative et forte suspicion clinique : poursuite du traitement et nouvel examen dans les 7 j
- D-dimères = pas contributifs
- Autres examens : veinographie par TDM et visualisation directe du thrombus par résonance magnétique (*Magnetic Resonance Direct Thrombus Imaging* ou MRIDTI)

Embolie pulmonaire

- Dyspnée, tachypnée, douleur thoracique, hémoptysie et tachycardie
- Caractère massif si cyanose, état de choc ou arrêt cardiorespiratoire
- S1Q3 à l'ECG
- Hypoxie et hypocapnie prononcée à l'analyse des gaz du sang (l'hypocapnie modérée est physiologique avec le développement de la grossesse)
- Échographie cardiaque = signes de cœur droit aigu et d'HTAP
- D-dimères = pas contributifs

En cas de forte suspicion clinique et en l'absence de contre-indications : traitement anticoagulant avant la confirmation du diagnostic.
Confirmation par scintigraphie de ventilation/perfusion ou angioscanner (souvent plus facile à obtenir en urgence).
En cas de coexistence de signes cliniques de TVP et d'EP, le premier examen à réaliser est l'échographie doppler des membres inférieurs. Sa positivité permet d'affirmer le diagnostic d'embolie pulmonaire.

Peut-on faire une scintigraphie et un angioscanner et/ou utiliser des produits de contraste iodés en cas d'allaitement maternel ?

La scintigraphie de ventilation/perfusion est possible chez la femme enceinte et chez la femme qui allaite. Il n'est pas nécessaire d'interrompre l'allaitement car le marqueur se bloque dans la circulation pulmonaire ; 2 % seulement passent dans la circulation générale et ne sont pas excrétés dans le lait. Sa seule contre-indication est le shunt droit-gauche massif.
L'angioscanner est possible chez la femme enceinte et chez la femme qui allaite sans restriction car l'irradiation est < 2 mSv. L'effet des marqueurs iodés est plus discuté : il a été démontré un passage transplacentaire avec diffusion à l'ensemble des tissus fœtaux dont la thyroïde et donc un risque d'hypothyroïdie transitoire et d'augmentation de la TSH. Mais ces incidents concernent surtout

les angiographies où la charge iodée est importante. En post-partum, la glande mammaire concentre le produit avec passage à l'enfant allaité, mais les conséquences sont infracliniques.

Devant quels signes doit-on penser à la thrombophlébite pelvienne ?

- Douleur pelvienne et/ou fièvre récurrente rebelle au traitement antibiotique
- Confirmation diagnostique = scanner abdominal ou IRM
- Traitement en urgence :
  - pour éviter les complications graves que sont l'extension à la veine cave, aux veines rénales et aux veines iliofémorales, l'infarctus ovarien, l'embolie pulmonaire et le choc toxi-infectieux avec défaillance multiviscérale
  - antibiothérapie par voie intraveineuse à large spectre intégrant le staphylocoque et anticoagulation efficace

Quelles thérapeutiques pour le traitement de l'embolie pulmonaire cruorique ?

Le traitement curatif initial des TVP et/ou des EP non massives sera : HBPM 2 × 100 UI/kg par jour par voie SC.
En cas d'embolie pulmonaire massive chez une femme enceinte ou en post-partum :

- **protocole de thrombolyse** = altéplase (Actilyse®) : 100 mg en 2 h : 10 mg IV lente en 2 min puis 90 mg en SAP en 2 h (si < 65 kg, ne pas dépasser 1,5 mg/kg = 75 mg pour 50 kg).

  Si accouchement dans les 6 h précédentes ou qui suivent = **préférer l'embolectomie chirurgicale ou la thrombolyse *in situ***
- **héparinothérapie :** à instaurer en 1re intention ou après la thrombolyse dès que le TCA est inférieur à 2 fois le témoin
- héparine non fractionnée : 100 UI/kg en bolus puis 300 à 500 UI/kg/j (ex. : chez une femme de 100 kg, 10 000 UI en bolus, puis 30 000 à 50 000 UI/j)
- contrôle TCA 4 h après le début de la SAP pour un TCA entre 2 et 3 fois le témoin. Adaptation posologique selon TCA
- traitement de la décompensation cardiaque droite : par dobutamine 5 µg/kg/min

63 Prévention de la maladie thromboembolique veineuse et grossesse

D'après les RPC de la SFAR 2005 – Mise à jour en 2010.

Sur quels critères peut-on évaluer le risque thrombotique veineux en post-partum ?

La grossesse représente un facteur de risque multipliant par 5 le risque de MTEV par rapport à la population générale. La césarienne, particulièrement lorsqu'elle est réalisée en urgence, s'accompagne d'un risque 2 à 5 fois supérieur de MTEV. S'y ajoutent un certain nombre de facteurs de risque additionnels permettant de catégoriser le risque de MTEV en faible, modéré, élevé ou majeur :

Risque majeur	– Antécédent de MTEV multiples – Malades traitées au long cours par anticoagulants avant la grossesse pour un épisode de MTEV en rapport avec une thrombophilie
Risque élevé	– Antécédent de MTEV, sans facteur de risque retrouvé – Antécédent de MTEV associé à l'un des facteurs biologiques de risque suivants : • déficit en AT*, SAPL* • mutation homozygote isolée 20210A ou FVL • anomalies hétérozygotes combinées* (surtout mutation 20210A + Leiden hétérozygote) – Antécédent de MTEV lors d'une grossesse antérieure ou au cours d'un traitement œstrogénique
Risque modéré	– Antécédent de MTEV, avec facteur déclenchant temporaire lors de l'épisode antérieur – Antécédent de MTEV avec facteur biologique de risque (autre que ceux cités ci-dessus) – Présence d'un des facteurs biologiques de risque, asymptomatique et dépisté dans le cadre d'une MTEV familiale, surtout si : • déficit en AT*, SAPL* • mutation homozygote isolée 20210A ou FVL • anomalies hétérozygotes combinées* (surtout mutation 20210A + Leiden hétérozygote) – Césarienne en urgence – Césarienne et chirurgie pelvienne majeure associée – Présence de ≥ 3 facteurs de risque faible
Risque faible	– Aucun facteur de risque – Ou présence de < 3 facteurs suivants : • âge > 35 ans, obésité (IMC > 30 kg/m^2 ou poids > 80 kg), varices, HTA • facteurs obstétricaux : césarienne, multiparité > 4, prééclampsie, alitement strict prolongé, hémorragie du post-partum, etc. • maladie thrombogène sous-jacente : syndrome néphrotique, MICI en poussée, infection intercurrente systémique, etc.

* Pour les formes asymptomatiques de SAPL et de déficit en antithrombine, l'évaluation du risque est établie au cas par cas selon notamment l'importance des antécédents familiaux.

Quelle prévention antithrombotique (doses et durée) en période du post-partum selon les catégories de risque ?

En fonction des catégories de risque, la stratégie prophylactique suivante a été proposée :

	Pendant la grossesse	Post-partum et post-césarienne
Risque faible	Pas de traitement anticoagulant	Pas de traitement anticoagulant BAT
Risque modéré	Pas de traitement anticoagulant BAT	HBPM à dose prophylactique forte (énoxaparine 4 000 UI/j ou daltéparine 5 000 UI/j) pendant 6 à 8 semaines La dose peut être réduite et la durée peut être plus courte lorsque le risque est moins important (ex. : césarienne en urgence sans autre facteur de risque associé : énoxaparine 20 mg ou daltéparine 2 500 UI pendant 7–14 j) + BAT
Risque élevé	HBPM à dose prophylactique forte (énoxaparine 4 000 UI/j ou daltéparine 5 000 UI/j) ou intermédiaire (énoxaparine 4 000 UI 2 fois/j ou daltéparine 5 000 UI 2 fois/j) au 3e trimestre voire pendant toute la grossesse + BAT	HBPM à dose prophylactique forte (énoxaparine 4 000 UI/j ou daltéparine 5 000 UI/j) pendant 6 à 8 semaines + BAT
Risque majeur	Traitement curatif par HNF au 1er trimestre puis HBPM à dose curative (adaptée au poids ou à l'anti-Xa) aux 2e et 3e trimestres + BAT	Antivitamine K 3 mois minimum + BAT

BAT : bas antithrombose.

64 Thrombopénie et grossesse

Définitions et risques :

- *Taux de plaquettes < 150 000/mm³*
- *Baisse physiologique pendant la grossesse > 100 000/mm³*
- *Fréquence de 6 à 12 %*
- *Risque hémorragique < 20 000/mm3*

Anamnèse : antécédents personnels (PTI, autres maladies auto-immunes), familiaux (notion de thrombopénie familiale) et obstétricaux (thrombopénie lors d'une grossesse précédente), prise médicamenteuse (héparine, quinine, rifampicine, α-méthyldopa) ou toxique (cocaïne).

1. Conduite à tenir en cas de thrombopénie découverte pendant la grossesse

En fonction de la numération plaquettaire (NP).

75 000 < NP < 150 000/mm³

- Pas de bilan. Surveillance NP 1 fois/mois
- Pas de traitement
- Pas de PSF
- Accouchement : contrôle NP
  - enfant à la naissance
  - mère J2 post-partum à l'occasion de la numération globulaire
- Si thrombopénie persistante à 1 mois : consultation en hématologie

50 000 < NP < 75 000/mm³

- Exclusion des causes obstétricales (HELLP syndrome), infectieuses (VIH, CMV, parvovirus, herpès, hépatites B et C), immunoallergiques (HBPM, pénicillines) + bilan d'hémolyse
- Surveillance NP 1 fois/mois. Pas de traitement. Pas de PSF
- Accouchement : contrôle NP
  - enfant à la naissance
  - mère J2 post-partum à l'occasion de la numération globulaire
- Si thrombopénie persistante à 1 mois = consultation en hématologie

NP < 50 000/mm³

- Consultation en hématologie +++
- Traitement si NP < 30 000/mm³, ou 30 000 < NP < 50 000 mm³ et syndrome hémorragique
- Corticoïdes : prednisolone (Solupred®), 1 mg/kg/j pendant 3 semaines, puis arrêt progressif sur 8 j
- Si contre-indication ou échec des corticoïdes : immunoglobulines IV 1 g/kg
- Vérification créatininémie
- Contrôle NP et créatininémie à J4
- Si échec (NP < 30 000/mm³ à J4) : nouvelle cure immunoglobulines intraveineuses 1 g/kg
- ± traitement d'entretien : 400 mg/kg (1 fois/semaine ou 2 fois/mois) pour maintenir NP > 30 000/mm³ pendant toute la grossesse

- Si échec immunoglobulines IV et syndrome hémorragique : prednisolone 0,5 mg/kg/j en continu
- PSF à discuter : fonction des antécédents (*cf. infra*)
- Surveillance NP 1 fois/15 j

2. Conduite à tenir en fin de grossesse en cas de PTAI chronique

En fonction de la numération plaquettaire (NP).

NP > 50 000/mm³ et pas d'antécédent de splénectomie

- Accouchement : pas de précautions particulières
- Surveillance de l'enfant : NP à la naissance, J1, J3, J5

NP > 50 000/mm³ avec antécédent de splénectomie

Accouchement : indication de PSF (voir plus bas pour la conduite à tenir en fonction du résultat)

NP < 50 000/mm³ avec ou sans splénectomie

- Valeur < 50 000/mm³ révélée en cours de grossesse
- Accouchement : pas de PSF
- Manœuvres obstétricales : pH au scalp autorisé
- Ventouse contre-indiquée (plutôt forceps)
- Surveillance de l'enfant : NP à la naissance, J1, J3, J5

< 50 000/mm³ avec antécédent de PTAI chronique

- Accouchement : indication de PSF sauf chez la multipare sans antécédent de thrombopénie néonatale sévère
- Immunoglobulines IV 1 g/kg à J – 4 de la PSF ± 2ᵉ injection à J0 si NP < 50 000/mm³
- Groupe le plus à risque : patientes avec antécédents de splénectomie ++++
- Après la PSF, le déclenchement doit avoir lieu dans les 48 h. Modalités selon la NP fœtale :
  - > 50 000/mm³ : voie basse
  - 30 000 < NP fœtale < 50 000/mm³ : voie basse si conditions obstétricales favorables
  - < 30 000/mm³ : césarienne
- Surveillance de l'enfant : NP à la naissance, J1, J3, J5

65 Diabète antérieur et grossesse

D'après les RPC de la Société francophone de diabète 2010.

Rappel

Diminution des besoins en insuline au 1er trimestre puis insulinorésistance et augmentation progressive des besoins jusqu'à 30–34 SA.
Stabilisation ensuite voire diminution.
Après l'accouchement, les besoins reviennent au niveau antérieur.
Idéalement, une femme diabétique souhaitant une grossesse doit avoir un équilibre glycémique le plus optimal pendant 12 mois (3 mois avant la grossesse, 9 mois pendant). La grossesse doit être programmée avec une hémoglobine glyquée le plus proche possible de 6,5 %.

Programmer la grossesse

→ Avis d'un endocrinologue.
- Contraception efficace : accord pour conception si HbA1c < 6,5 %
- Planifier la conception et l'identifier (réellement fait dans 18 à 40 % des cas) : diminue la mortalité fœtale, périnatale et néonatale ainsi que la morbidité (moins de malformations)
- Acide folique en préconceptionnel (5 mg/j)
- Évaluer les complications associées au diabète (HTA, cardiopathie, néphropathie, neuropathie, rétinopathie). À défaut en début de grossesse
- Si diabète multicompliqué : avis préconceptionnel
  - en cas d'hypertension artérielle = : évaluer le traitement antihypertenseur
  - si néphropathie : doit être stable. Informer du risque accru d'HTA et de prééclampsie
  - contrôle d'une rétinopathie
  - cardiopathie : grossesse à très haut risque voire déconseillée

Prise en charge de la grossesse

- Optimiser l'insulinothérapie en cas de diabète de type 1
- Arrêt des antidiabétiques oraux et éducation à l'insulinothérapie en cas de diabète de type 2
- Autosurveillance par glycémies capillaires (6/j) :
  - objectifs glycémiques à jeun : 0,6 à 1 g/L (3,3 à 5,6 mmol/L)
  - objectifs glycémiques en postprandial :
    - < 1,4 g/L (7,9 mmol/L)
    - < 1,2 g/L (6,7 mmol/L)
- Prévenir les risques d'hypoglycémies en début de grossesse (1er trimestre)
- Adapter les besoins nutritionnels à la grossesse et à l'équilibre glycémique. Aide d'une diététicienne si besoin

Surveillance de la grossesse

- Consultation mensuelle par un obstétricien et un diabétologue
- Suivi téléphonique ou transmission de l'autosurveillance (télémonitoring)

- Signes fonctionnels, PA, poids, bandelette urinaire
- Carnet de diabète (glycémies capillaires, doses d'insuline, adaptation)
- HbA1c tous les mois (si > 4 % de la valeur normale en début de grossesse, risque de 25 % de malformation)
- Examen ophtalmologique : 1 fois/trimestre
- Surveillance échographique 12, 22 et 32 SA
- Surveillance renforcée à partir de 32 SA. Échographie vers 36–37 SA pour estimation du poids fœtal
- Pas d'hospitalisation systématique. Discuter une surveillance renforcée ou une hospitalisation avec l'endocrinologue en cas de diabète déséquilibré ou compliqué
- Adaptation de l'insulinothérapie

En cas de menace d'accouchement prématuré :

- pas de β2-mimétiques. Préférer les inhibiteurs calciques ou l'atosiban
- cure de corticoïdes en hospitalisation sous insulinothérapie IV (risque d'acidocétose)

Accouchement

- Accouchement dans un environnement adapté, encadré par un protocole anesthésique et diabétologique préétabli, comportant une perfusion de glucose et une insulinothérapie IV à la seringue électrique dont le débit est adapté sur une surveillance horaire de la glycémie. Protocole inscrit dans le dossier au cours du 8e mois
- Pas de césarienne systématique. À discuter si EPF > 4 500 g
- Déclenchement à proposer vers 38–39 SA

Post-partum

- Prévention de l'hypoglycémie néonatale. Mise au sein précoce. Glycémie capillaire à 1 h puis toutes les 3 h pendant 48 h.
- Diabète de type 1 = reprise des doses d'insuline antérieure à la grossesse après la naissance
- En cas de diabète de type 2, surveillance des glycémies capillaires sans traitement ± insuline (avis diabétologue)
- Allaitement encouragé
- Suivi par le diabétologue

66 Tabac et toxicomanie

Rappel

Mode d'action :

- *le tabac et les stupéfiants traversent facilement la barrière hématoplacentaire*
- *effets directs sur fœtus :*
  - *vasoconstriction de la circulation fœtale (cocaïne ++), source de RCIU et de malformations*
  - *pharmacologique sur neurotransmetteurs et neuropeptides cérébraux*

***Conséquences :** effets spécifiques, souvent difficiles à individualiser du fait de la polytoxicomanie fréquente*

	RCIU	Malformation	Prématurité	Sevrage
Tabac	Oui	Non	Oui	Non
Cannabis	?	Non	Non	Oui
Marijuana	Possible	Non	Possible	Non
Opiacés	Oui	Non	Oui (18–25 %)	Oui (sévère ++)
Cocaïne	Oui	Oui (10 %)	Oui (30–50 %)	Oui (modéré)
Amphétamines	Oui	Oui	Oui	Oui (modéré)

Exposition générale in utero → ***syndrome de sevrage du nouveau-né :***

- *apparaît dans les 24–48 h (8–15 j avec la méthadone)*
- *irritabilité ++, trémulations, agitation, impression d'inconfort; cri fréquent, aigu, entrecoupé de geignements, tachypnée, troubles du sommeil; hypertonie musculaire, convulsions parfois (surtout après prise de méthadone); envie de sucer frénétique mais désordonnée; régurgitations, vomissements : risque de déshydratation*
- *à long terme : dépendance de l'environnement, impulsivité, troubles émotionnels, difficultés de communication, retard au langage, difficultés de concentration*

1. Suivi de la grossesse

Toxicomanie = grossesse à haut risque

La toxicomanie doit être reconnue par l'équipe obstétricale en collaboratior avec une équipe spécialisée dans les conduites addictives : obstétricien, sage femme, psychologue, assistante sociale, médecin traitant, centre de substitu tion, pédiatre et anesthésiste.

En cas d'intoxication tabagique :

- Association Thérapies cognitivo-comportementales en valorisant la patient sur ses capacités, thérapie orientée sur le changement, ne pas se centre uniquement sur la grossesse
- Souvent sevrage entamé : il convient de féliciter cette réduction
- Expliquer « l'autotitration » et les méfaits du CO
- Dosage du CO en consultation à chaque fois

- Expliquer le mode de fonctionnement des substituts nicotiniques (formes cutanées et orales) :
  - si utilisation de patch : préférer l'utilisation sur 16 h (par exemple, Nicorette Skin® 10, 15, 25 ou autres marques, à enlever la nuit si possible)
  - rassurer la patiente sur l'absence d'effets tératogènes de la substitution nicotinique
  - pas de risque de dépendance car délivrance en plateau et non en pic
  - absence de CO qui est l'agent privant d'oxygène

En cas de toxicomanie hors tabac → Service d'addictologie de liaison :

- interrogatoire adapté, climat de confiance
- prendre contact avec le médecin prescripteur du traitement de substitution
- présenter le dossier au staff de parentalité, mettre en place les contacts avec la PMI, etc.
- faire un bilan médical des différentes complications maternelles et fœtales
- rechercher des pathologies associées avec dépistage des maladies infectieuses (VIH, hépatites B et C, syphilis, PV pour recherche de vaginose bactérienne, FCV)

2. En cas d'hospitalisation

- Prévenir les différents intervenants rapidement pour éviter de déstabiliser la femme avec des interrogatoires itératifs sur son histoire médicale
- Suivre le protocole de soins préétabli ou en référer au médecin prescripteur

3. En post-partum

- Couple mère-enfant en unité kangourou ou enfant hospitalisé en néonatologie pour les toxiques en dehors du tabac
- Prise en charge du syndrome de sevrage :
  - privilégier les interactions mère-enfant : nursing +++
  - alimentation à la demande
  - éviter les stimuli
  - si échec des mesures précédentes : chlorhydrate de morphine (Largactil®)
  - favoriser l'allaitement (possible si faible dose d'héroïne ou substitution ; contre-indiqué si cocaïne, amphétamines, LSD en cours)
- Recontacter les différents intervenants

4. Au moment de la sortie

- En cas d'intoxication tabagique :
  - proposer de continuer le suivi après la grossesse
  - proposer de rencontrer le conjoint si fumeur
- En cas de toxicomanie hors tabac :
  - réunion de synthèse au sein du service
  - mise en place de relation avec la PMI, les assistantes sociales, etc.
  - éventuel recours à la justice
  - suivi médical pour le traitement de substitution
  - suivi psychosocial et consultations avec un pédiatre

5. Le traitement substitutif

- La patiente consomme de l'héroïne, de la codéine sans prise en charge médicale : substitution par méthadone +++
- La patiente prend du Subutex® (buprénorphine) :
  - le Subutex® est pris de manière satisfaisante : voie sublinguale, dose stabilisée, prescrit par un médecin bien identifié → poursuivre ce traitement
  - il n'est pas bien pris : injection, dose fluctuante, prise en charge médicale aléatoire → indication de méthadone
- La patiente prend de la cocaïne → nécessité d'arrêter en raison des effets vasoconstricteurs et risque de malformations, RCIU, HRP, prééclampsie
- Traitement substitutif par méthadone :
  - éviter le 1er trimestre (FCS) et le dernier trimestre (accouchement prématuré)
  - suivi médical et psychologique ++
  - dose moyenne : 80 mg/j

67 PROPHYLAXIE DE L'ENDOCARDITE INFECTIEUSE

Rappel

Toute pathologie cardiaque ante ou pergravidique doit être vue par le cardiologue. Fréquence des bactériémies per-partum : 0,5 % (streptocoques, colibacilles, staphylocoques).

1. Cas à haut risque

- Valve prothétique ou matériel prothétique utilisé pour une réparation valvulaire
- Antécédent d'endocardite infectieuse
- Cardiopathies congénitales :
  - cyanogène non opérée, ou avec une fuite résiduelle, ou avec mise en place d'une dérivation chirurgicale
  - avec réparation prothétique (chirurgicale comme percutanée), jusqu'à 6 mois après la mise en place
  - avec fuite résiduelle au site d'implantation d'un matériel prothétique, mis en place chirurgicalement ou par voie percutanée

2. Antibioprophylaxie

Seuls ces cas à haut risque relèvent d'une antibioprophylaxie spécifique, comparable à celle proposée dans les procédures de chirurgie dentaire.

En milieu obstétrical ou dans le cadre de la chirurgie gynécologique, il y a très peu de circonstances spécifiques dans lesquelles une antibioprophylaxie n'est pas requise, et les recommandations spécifiques aux maladies cardiaques sont identiques ou équivalentes à cette antibioprophylaxie.

Les situations à risques élevés sont :

- la rupture des membranes, > 6 h
- un travail long, > 6 h

Dans ces cas, une antibiothérapie par amoxicilline (Clamoxyl®) est requise : 2 g à la 1re h puis 1 g/h.

Les recommandations de l'*European society of cardiology* (www.escardio.org) sont d'employer :

- en l'absence d'allergie aux β-lactamines : amoxicilline ou ampicilline, à raison de 2 g *per os* ou IV
- en présence d'une telle allergie : clindamycine, 600 mg *per os* ou IV

68 Hépatites B et C

Rappel

Virus B : 40 % des hépatites pendant la grossesse.
Facteurs de risque associés : VIH, hépatite C, toxicomanie.
Risque de transmission (transmission verticale) :

- *si grossesse chez la femme immunisée : pas de risque néonatal*
- *quasi inexistant pendant la grossesse*
- *surtout per et post-partum : dépend de la contagiosité de la mère*
- *importance de la présence de l'Ag HBe et des séquences génomiques de l'ADN viral dans le sérum maternel : réplication élevée, contagiosité +*
- *risque d'infection : si Ag HBe+ = 90 % ; si Ag HBe– = 20 %*

Statut	Ag HBs	Ac anti-HBs	Ag HBe	Anti-HBc Ig totaux	Anti-HBc IgM	ADN VHB
H. aiguë récente	+	–	–	–	–	+
H. aiguë phase d'état[1]	+	–	+	+	+	+
Fenêtre sérologique[2]	–	–	–	+	+	–
Hépatite guérie	–	+	–	+	–	–
Vaccination	–	+	–	–	–	–
Infection chronique	+	–	±	+	–	+

1. 3 à 6 semaines après l'inoculation, présence isolée de l'Ag HBs précédant la réponse immune.
2. 6 à 8 mois après l'inoculation, disparition de l'Ag HBs, persistance d'anti-HBc IgM.

Conséquences chez le nouveau-né :

- infection du nouveau-né symptomatique (ictère) : rare
- surtout : transmission de l'état porteur chronique d'Ag HBs (90 % si Ag HBe+ ; < 20 % si Ag HBe–)
- évolution vers fibrose hépatitique (50 %), cirrhose (20 %)
- 5 % des cirrhoses post-hépatiques évoluent vers un carcinome

Dépistage systématique pendant la grossesse par recherche d'Ag HBs au 6e mois

En cas de dépistage positif de l'Ag HBs :

- préciser le statut infectieux : Ag HBe, Ac anti-HBs, Ac anti-HBc
- vérifier sérologies : hépatite C, VIH, TPHA-VDRL
- vérifier les transaminases
- prévoir consultation en hépatogastroentérologie
- vérification des sérologies de la famille

Chez le nouveau-né en cas d'Ag HBs+ (quelle que soit la réplication virale) :

- Ig anti-D 30 UI/kg avant H12 (IM à injecter dans la partie supéroexterne de la cuisse après application de crème ou de pansement adhésif EMLA®)
- vaccin le lendemain (un point différent)
- 2e vaccin à M1, 3e vaccin à M2, rappel à 12 mois

Chez le nouveau-né en cas d'Ag HBs négatif et Ac anti-HBs et anti-HBc+ (en faveur d'une infection ancienne) :

- vaccin à J15 si l'enfant risque d'être mal suivi ou non suivi
- sinon : intégrer au schéma vaccinal classique à partir de 2 mois (schéma à 3 injections)

Allaitement : allaitement maternel possible même si ADN+, dans la mesure où la séroprophylaxie et la vaccination ont été réalisées.

Concernant l'hépatite C

- Risque de transmission maternofœtale : < 5 %, mais augmenté en cas de co-infection VIH (20 %) et de charge virale élevée (> 100 copies/mL)
- Allaitement non contre-indiqué

69 HERPÈS GÉNITAL ET GROSSESSE

D'après les RPC du CNGOF 2017.

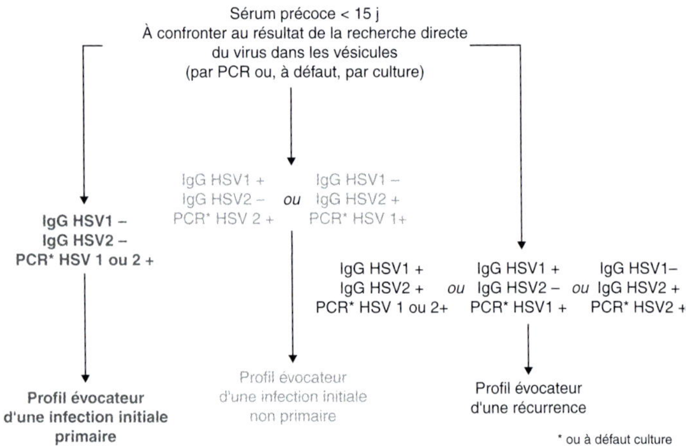

Modalités d'interprétation des sérologies et de la PCR
CNGOF. Recommandations pour la pratique clinique. Prévention et prise en charge de l'infection herpétique au cours de la grossesse et de l'accouchement. 2017 : 792–814.

Deux situations sont à considérer.

1. Suspicion d'herpès génital pendant la grossesse sans antécédent connu d'herpès génital

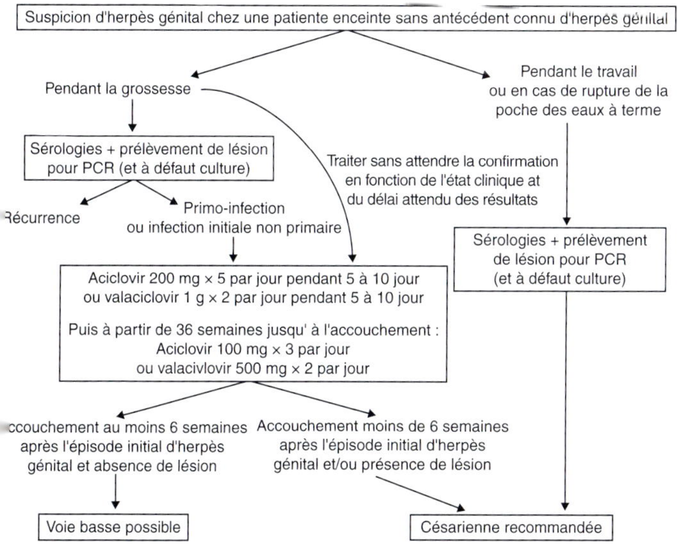

lgorithme de prise en charge d'un épisode initial d'herpès génital pendant grossesse
NGOF. Recommandations pour la pratique clinique. Prévention et prise en charge de nfection herpétique au cours de la grossesse et de l'accouchement. 2017 : 792–814.

→ 25–44 % de risque néonatal (fréquence : rare)

- Conduite à tenir chez le nouveau-né : en cas de primo-infection ou infection initiale non primaire (risque de transmission majeur), les prélèvements PCR HSV cutané, sang et LCR, doivent être réalisés à 24 h de vie et un traitement présomptif par aciclovir doit être débuté en attendant les résultats. Le traitement de l'herpès néonatal repose sur l'aciclovir intraveineux à la posologie de 60 mg/kg/j. La durée de traitement dépend de l'indication : 14 jours pour les formes cutanéo-muqueuses isolées, et 21 jours pour les formes disséminées et cérébro-spinales. Concernant le traitement « préventif », la durée proposée est de 10 jours.

2. Suspicion d'herpès génital chez une femme ayant un antécédent d'herpès génital

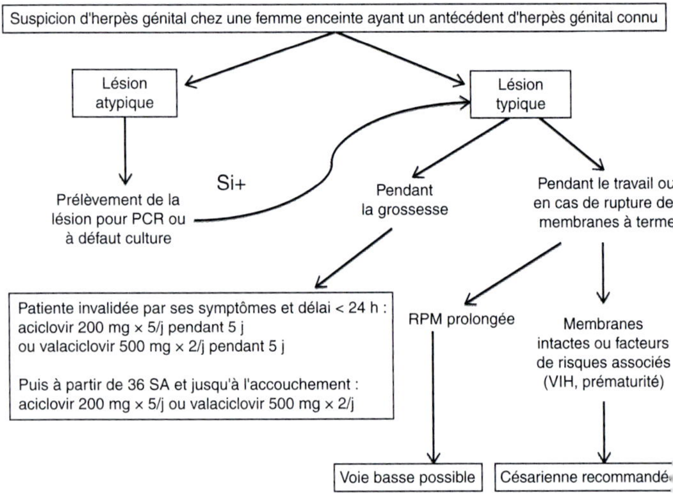

Algorithme de prise en charge d'une récurrence herpétique pendant la grossesse
CNGOF. Recommandations pour la pratique clinique. Prévention et prise en charge de l'infection herpétique au cours de la grossesse et de l'accouchement. 2017 : 792–814.

- Conduite à tenir chez le nouveau-né : en cas de récurrence (risque de transmission mineure), les prélèvements PCR HSV cutanés et sanguins sont réalisés à 24 heures de vie. En cas de positivité, une PCR HSV sur le LCR doit être réalisée et un traitement curatif par aciclovir débuté.

70 VARICELLE

Rappel

Risque maternel (< 3 %) : pronostic maternel = pneumopathie varicelleuse (fréquence : 13 à 19 %) dont 2 % à traduction clinique ; gravité dans 50 %, mortalité dans 18 %.

Risque fœtal :

- *si varicelle clinique **avant 20 SA** : transmission au fœtus d'environ 6 % (fœtus contaminé) mais fœtopathie dans 1 à 2 % des cas (fœtus malade = varicelle congénitale)*
- *si varicelle clinique **après 20–24 SA** : transmission 25 % mais malformation proche de zéro, risque de zona postnatal dans la 1re année*
- *pas de varicelle congénitale **après 24 SA***
- *si varicelle **proche du terme** : varicelle néonatale qui apparaîtra dans les 10 j après la naissance. Au-delà, il s'agit d'une contamination postnatale*

Varicelle congénitale :

- *RCIU, hydramnios*
- *lésions cutanées (100 %) : cicatrices, pigmentation*
- *lésions neurologiques (75 %) : microcéphalie, hydrocéphalie, dilatation V4, atrophie cérébrale*
- *lésions ophtalmologiques (60 %) : choriorétinite, microphtalmie, cataracte, lésions systématiques*
- *atteintes musculosquelettiques (60 %) : hypotrophie musculaire, malpositions des membres*

Varicelle néonatale :

- *grave : si varicelle maternelle survenant entre 5 j avant et 2 j après l'accouchement, risque de 25 % de varicelle (exanthème néonatal J5–J10 post-partum) disséminée (atteinte polyviscérale) du nouveau-né. Grave (surtout si prématurité), parfois létale (10 à 20 %)*
- *bénigne : si varicelle maternelle 5–21 j avant naissance, exanthème néonatal à J0–J4 post-partum. Pronostic bon sans traitement spécifique ; isolement néonatal simple*

Si zona maternel : pas d'atteinte fœtale.

ontage pendant la grossesse

Chez toute femme s'estimant séronégative, un contrôle sérologique doit être prescrit :

- pas de visite en maternité : adresser la patiente à son médecin traitant
- sérologie positive → patiente protégée
- sérologie négative → un traitement post-exposition peut être envisagé (diminue le risque maternel, quel que soit le terme, mais effet non démontré sur l'atteinte fœtale) :
  - injection de gammaglobulines polyvalentes (Tégéline®) :
    - avant 48 voire 72 h post-contage
    - à la dose de 25 UI à 30 UI/kg soit 0,3 g/kg Tégéline® (1 flacon de 10 g = 200 mL, contient 900 UI d'Ac anti-VZ)
    - injection en une perfusion lente, sous surveillance (risque de réaction anaphylactique) à prévoir en hôpital de jour

– aciclovir (Zovirax®) 800 mg 5 fois/j, ou valaciclovir (Zelitrex®) 1 g 3 fois/j : commencé 7 j après le contage (action sur 2e pic virémique) pendant 7 j

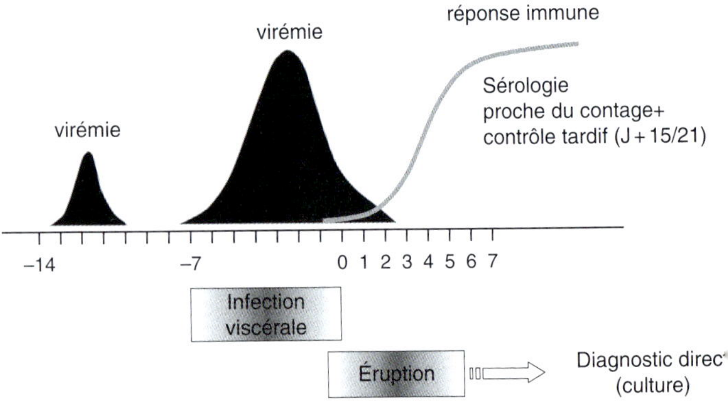

En cas d'éruption

Au cours de la grossesse

- Éviter tout contact avec maternité et service de pédiatrie
- Surveiller survenue de complications pulmonaires
- Antiprurigineux, désinfection
- Traitement par :
  – aciclovir (10 mg/kg/8 h en IV) en cas de forme grave (service de méde cine interne)
  – ou à discuter si proche du terme : aciclovir ou valaciclovir *per os*
- Avant 24 SA, prévoir une surveillance échographique mensuelle (les prélève ments fœtaux ne permettent pas toujours d'affirmer la contamination et n donnent pas le degré d'atteinte fœtale)

Au terme (ou contexte de MAP sévère)

- Si l'accouchement ne peut être différé (< 6 j) :
  – hospitalisation avec isolement, aciclovir IV (10 mg/kg/8 h)
  – pour le nouveau-né : isolement + poursuite traitement antiviral + dési fection cutanée
- Allaitement possible sauf en période contagieuse (tire-lait)

71 VIH

Chez la mère

1. Objectif

Diminuer le risque de transmission mère-enfant du VIH pendant l'accouchement, qui est un moment à risque d'exposition.

2. Pendant la grossesse

Examens

- Bilan initial : CD4, charge virale, NFS-plaquettes, recherche de co-infections (sérologies VHC, Ag HBs/Ac HBs/Ac HBc, VDRL-TPHA, toxoplasmose, CMV), frottis cervical
- Surveillance mensuelle du traitement : clinique, charge virale, tolérance (NFS, ALAT, glycémie, créatininémie, autres examens selon les molécules utilisées)

Traitement antirétroviral

Un traitement est toujours nécessaire, pour la santé de la femme et/ou pour prévenir la transmission mère-enfant.
Il s'agit le plus souvent d'une trithérapie, qui est instaurée le plus tôt possible avant ou pendant la grossesse.

3. Traitement à l'accouchement

- Ne pas oublier la prise du traitement usuel pendant le travail ou avant une césarienne, même si la femme est à jeun
- Perfusion d'AZT (Retrovir®) IV pendant le travail et l'accouchement ou avant et pendant la césarienne

Indications

- Charge virale détectable > 50 copies/mL
- Ou facteur de risque obstétrical (ex. : rupture prématurée des membranes, métrorragies, fièvre)

Contre-indication

- Anémie sévère

Quand commencer ?

- Dès le diagnostic d'entrée en travail ou au début d'un déclenchement
- En cas de césarienne programmée : 4 h avant le passage au bloc

Quand arrêter ?

- Au clampage du cordon
- En cas de faux travail, arrêter la perfusion et reprendre le traitement oral

Modalités

- Perfusion à la pompe
- Préparation :
  - AZT (Retrovir®), amp 20 mL
  - aspirer 2 amp, soit 40 mL à diluer dans 500 mL de G5
  - la concentration obtenue est de 400 mg/500 mL, soit **0,8 mg/mL**
  - la préparation doit être utilisée dans les 8 h, à température ambiante

- Noter l'heure de début de la perfusion
- Dose de charge : 2 mg/kg à passer en 1 h (soit 2,5 mL de perfusion × poids)
- Dose d'entretien : 1 mg/kg/h (soit 1,25 mL de perfusion × poids/h)
- Ex. : 50 kg → dose de charge 125 mL en 1 h et dose d'entretien 62 mL/h
- **Névirapine** (Viramune®) :
  - indication : uniquement chez les femmes non traitées pendant la grossesse, prophylaxie de rattrapage en association avec la perfusion d'AZT et une trithérapie instaurée chez la mère
  - posologie : 1 cp de 200 mg à l'arrivée en travail ou avant césarienne (associée à une trithérapie chez le nouveau-né)

4. Mode d'accouchement

La discussion d'une éventuelle césarienne programmée a lieu vers 36 SA, en fonction du contrôle de la charge virale et des conditions obstétricales. Il est par fois nécessaire de la reconsidérer ultérieurement.

Voie basse autorisée

Dernière charge virale indétectable < 50 copies/mL (par extension < 400 copies/mL

Manœuvres

- Contre-indication du pH ou électrode de scalp, éviter tocométrie interne
- Forceps, ventouse et épisiotomie possibles (éviter les excoriations)

Césarienne

- Programmée à 38–39 SA si charge virale non contrôlée > 50 copies/mL
- Discussion au cas par cas (staff) sur le mode d'accouchement lorsque charg virale (CV) entre 50 et 400 copies/mL à 36 SA, selon le taux et la trajectoire le contexte, l'avis de la femme
- Si entrée en travail ou rupture des membranes alors qu'une césarienne éta prévue : faire rapidement la césarienne si la femme est en tout début d travail ou si la rupture des membranes est récente, et autoriser la voie bass lorsque le travail est déjà avancé

Rupture prématurée des membranes

- Antibiothérapie systématique
- À terme (> 34 SA) : déclenchement rapidement ou césarienne si condition défavorables
- Avant terme (< 34 SA) : décision pluridisciplinaire souhaitable, généralement corticothérapie de maturation et expectative à moduler selon terme charge virale (attitude plus active si VIH non contrôlée et surveillance si C élevée ou femme non traitée)

Terme dépassé

- En cas d'indication, déclenchement possible si conditions favorables
- Éviter les maturations-déclenchements avec conditions défavorables (e raison du risque de travail long, fièvre, dystocie) sauf si CV maternel < 50 copies/mL pendant plus de 6 mois

5. En post-partum

- Allaitement maternel contre-indiqué
- Poursuite du traitement antirétroviral oral
- Contraception par préservatifs + choix d'une contraception progestati associée (à distance, privilégier le DIU)
- Rendez-vous à 4 semaines avec médecin du VIH et à 6 semaines pour vis postnatale

Prise en charge du nouveau-né

1. Prélèvements de l'enfant

- À la naissance (possible sur sang de cordon à contrôler si pathologique) : NFS-plaquettes, transaminases, toxoplasmose IgG/IgM
- En maternité (dans la première semaine de vie) : PCR VIH, NFS-plaquettes, lipase, créatinine, CD4 et CD8, transaminases, recherche de CMV dans les urines

2. Prophylaxie

Indication systématique

- À commencer dans les 12 premières heures de vie
- Noter date et heure de début de traitement
- AZT (Retrovir®) seul pendant 1 mois ou névirapine (Viramune®) seul pendant 2 semaines
- Trithérapie par AZT (Retrovir®) + névirapine (Viramune®) + lamivudine (Epivir®) si mère non traitée et/ou dernière charge virale maternelle > 400 copies/mL et/ou complication obstétricale (chorioamniotite, HRP, placenta praevia hémorragique) : à commencer rapidement après la naissance

Durée du traitement

4 semaines.

Contre-indications

- Tout problème médical mettant en jeu le pronostic vital
- Anomalies biologiques sévères : Hb < 8 g/L, plaquettes < 50 000/mm^3, neutrophiles < 750/mm^3, transaminases > 5 N
- Ictère nécessitant un traitement autre que la photothérapie

Posologies et mode d'administration de l'AZT

Pour les enfants nés à terme

- Si l'alimentation est possible : AZT sirop 2 mg/kg toutes les 12 h pendant 2 semaines, puis 4 mg/kg toutes les 12 h pendant 2 semaines. A conserver à l'abri de la lumière à température ambiante
- Si l'alimentation est impossible : en IVD 1,5 mg/kg toutes les 12 h jusqu'à l'âge de 2 semaines
- La concentration des ampoules injectables est de 10 mg/mL

Pour les prématurés

- À partir de 1 000 g : posologies identiques à l'enfant à terme
- En dessous de 1 000 g : 0,5 mg/kg toutes les 12 h *per os* ou 0,3 mg/kg toutes les 12 h IV, avec dosage plasmatique à J4. Pas d'augmentation de posologie pendant les 4 semaines

Motifs d'arrêt du traitement

- Menace vitale pour l'enfant
- Anomalie biologique si constatée à deux reprises à 24 h d'intervalle : neutropénie < 750/mm^3, thrombopénie < 50 000/mm^3, cytolyse ALAT > 5 N

Soins du nouveau-né en salle d'accouchement

- Un bain est souvent proposé, bien que son intérêt n'ait jamais été démontré. On peut utiliser de l'eau savonneuse ou un antiseptique virucide dans le bain, tel qu'une solution aqueuse d'hypochlorite de sodium à 0,06 % diluée au 1/2e pour un bain d'environ 1 à 2 min : à discuter. La povidone iodée (Bétadine®) est proscrite

- La désinfection oculaire est à réaliser
- L'aspiration gastrique doit être le moins traumatique possible
- La sérovaccination de l'hépatite B est indiquée si la mère est porteuse de l'Ag HBs (vaccination néonatale simple dans les autres cas)
- Suivi après la sortie : rendez-vous chez le pédiatre à 1 mois

Pour en savoir plus : voir les recommandations du rapport Morlat.

72 Rubéole

Rappel

Maladie virale cosmopolite endémique, à transmission interhumaine directe par voie respiratoire, surtout au printemps
Contagiosité de la rubéole : de J – 8 à J + 8 après le début de l'éruption
Trois organes cibles embryologiques : cœur, oreille interne, œil
Taux de femmes enceintes non immunisées en France : 10 %
Incidence annuelle des infections rubéoliques pendant la grossesse : 1,64/100 000 naissances (réseau Renarub)
Prévention : vaccin dans l'enfance (séroconversion dans 95 % des cas ; seuil d'immunité : 10 UI/mL)
Vaccin ROR (rougeole-oreillons-rubéole) par voie SC, à tracer dans le carnet de santé ou de vaccination :
- *inutile si 2 vaccinations réalisées préalablement*
- *contre-indications : infection fébrile, allergie aux constituants, déficits immunitaires, intolérance au fructose*
- *mises en garde : allergie aux protéines d'œuf, convulsions*

Si pas d'immunité constatée :
- *en l'absence de grossesse : vaccination sous contraception orale pour une durée de 3 mois*
- *si grossesse : vaccination en suites de couche sous contraception*

Cinétique d'évolution du taux d'anticorps maternels après séroconversion

Cas cliniques	*Sérologie*			
	Ac totaux	IgG Elisa	IgM Elisa indirect	IgA
Incubation : 15 j (14–21 j)	–	–	–	–
Éruption dans 50 % cas, durée 3 j	+	–	+	+
< 8 semaines après éruption	+	+	+	+
8–15 semaines après éruption	+	+	±	+
> 15 semaines après éruption	+	+	–	+ puis –
Réinfections (± symptomatiques)	Rapide	Rapide	±	+ fréquent
Vaccination dès J28 (contrôle 6–8 semaines)	+	+	+ jusqu'à 6 mois	±

Référentiel : *http://www.has-sante.fr/portail/jcms/c_890769/toxoplasmose-et-rubeole*

En pratique

- Pendant la grossesse :
  - dépistage obligatoire (décret n° 92-143 du 14 février 1992) sauf si la patiente peut être considérée comme immunisée grâce à un résultat écrit prouvant une immunité datant de moins d'un an (HAS 2005)
  - si femme séronégative en début de grossesse : contrôle mensuel jusqu'à 20 SA
- En post-partum immédiat : vaccination possible même si allaitement ou injection d'immunoglobulines anti-D (Rhophylac®)

Primo-infection rubéolique au cours de la grossesse

- Transmission materno-fœtale :
  - au 1er trimestre : 57–90 %
  - au 2e trimestre : 25–50 %
  - au 3e trimestre : 35–60 %
  - fin de grossesse : 100 %
- Confirmer une primo-infection quand les IgM sont détectées :
  - mesure de l'avidité des IgG spécifiques :
    - avidité faible (infection < 1 mois)
    - avidité forte (> 70 %) pour l'antigène → réactivation ou infection > 2 mois
  - recherche d'IgA spécifiques :
    - négative : pas de primo-infection
    - positive : primo-infection ou réactivation
- Rubéole congénitale : l'incidence malformative dépend du terme :

Terme	Rubéole congénitale	Atteinte biologique seule	Total
< 14 SA	Atteinte malformative : 16 % (< 6 SA : 100 %)	26 %	42 %
14–18 SA	Atteinte surtout auditive : 5 %	11 %	16 %
> 18 SA	Surdité : 1 %	7 %	8 %

- Atteintes : RCIU sévère, ophtalmologiques (cataracte, glaucome), cardiovasculaires (CIV, canal artériel, artère pulmonaire), neurologiques, auditives, hépatiques, psychiques, diabète (triade de Gregg : surdité de perception, malformations oculaires, retard mental)
- Infection maternelle < 11 SA → IVG proposée sans preuve de l'infection de l'embryon
- Infection maternelle > 18–20 SA : diagnostic anténatal inutile car risque fœtal quasi nul (surveillance échographique et bilan néonatal)
- Infection maternelle entre 12 et 18 SA, PSF à 22 SA : IgM, NFS, PLA/génome viral par PCR :
  - si positif + anomalies échos → CPDPN → IMG souvent recevable
  - si négatif (infection fœtale ≠ atteinte fœtale) → surveillance échographique, bilan néonatal (FO, crâne, cœur, ORL)

73 Syphilis

Rappel

Association syphilis/grossesse rare : 0,5–2,5 % en France mais recrudescence depuis les années 2000
Treponema pallidum traverse la barrière placentaire mais pas d'effet sur le fœtus < 16 SA
Après 16 SA : fausse couche tardive, accouchement prématuré, MIU (25 % des cas), anasarque fœtoplacentaire, syphilis congénitale
Dépistage sérologique obligatoire au 1er trimestre
Attention : plus de benzathine benzylpénicilline (Sigmacillina®) disponible sur le marché : relais par une autre pénicilline G (Extencilline®)

Diagnostic

1. Clinique

- Période primaire :
  - chancre ulcéreux indolore de 5 à 15 mm de diamètre, le plus souvent unique, à base indurée + ganglions (cicatrisation en 3–6 semaines)
  - survient en moyenne 3 semaines après le contage
- Période secondaire : polyadénopathies, éruptions cutanées variables (roséole syphilitique/syphilides) 2 à 12 semaines après le chancre
- Période latente (asymptomatique) : diagnostic sérologique
- Période tertiaire : manifestations neurologiques, osseuses, cardiovasculaires, cutanées (gomme syphilitique)

2. Prélèvement des sérosités

- Avant tout traitement sur chancre ou lésions cutanées
- Examen direct : recherche du tréponème
- Toujours à compléter par un examen sérologique

3. Sérologie

À interpréter en fonction du contexte clinique :

- TPHA (*Treponema Pallidum Hemagglutinations Assay*) : intérêt qualitatif
- VDRL (*Veneral Disease Research Laboratory*) : intérêt quantitatif

VDRL –/TPHA –	Pas de syphilis ou période très précoce biologiquement muette de la phase primaire	Si forte suspicion : • prélèvement cutané • renouveler sérologie à J8 demander FTA (*Fluorescent Treponemal Antibody Absorption* ou FTA-ABS Test) avec IgM
VDRL +/TPHA +	Diagnostic de tréponématose active vénérienne ou non	

VDRL –/TPHA +	Soit : • cicatrice sérologique de syphilis ancienne • syphilis très récente • syphilis traitée (TPHA longtemps > 0)	En l'absence d'antibiothérapie, refaire sérologie quantitative 15 j après
VDRL +/TPHA –	Syphilis ancienne Faux positifs (collagénoses, parasitoses, dysglobulinémie, hépatite, lèpre, tuberculose, etc.)	Refaire sérologie quantitative

Traitement

- Curatif :
  - syphilis primaire, secondaire ou latente depuis moins de 1 an : traitement minute benzathine benzylpénicilline (Extencilline®) 2,4 MUI IM, une injection IM unique
  - si co-infection VIH, discuter avec CISIH pour éventuel renforcement du traitement : 3 injections à une semaine d'intervalle
  - syphilis latente tardive ou d'ancienneté inconnue ou tertiaire : benzathine benzylpénicilline (Extencilline®) 2,4 MUI/j IM, 3 injections à une semaine d'intervalle
  - neurosyphilis : pénicilline G IV 14 j
- **Prévention du phénomène d'Herxheimer :** prednisone : ¼–½ mg/kg/j les premières 48 h
- **En cas d'allergie** (clairement documentée) : conduite à tenir peu codifiée, alternative à la pénicilline hors cycline peu documentée; érythromycine 2 g/j pendant 15 j (mais mauvaise absorption digestive et mauvaise diffusion transplacentaire) + traitement systématique dans ce cas du nouveau-né à la naissance
- Proposer dépistage des autres IST (VIH, hépatites B et C, *Chlamydiae*)
- Surveillance après traitement : suivi du VDRL quantitatif à 3 et 6 mois, 1 et 2 ans :
  - diminution des Ac, négativation possible si syphilis primaire (rare si syphilis secondaire)
  - en cas de réascension du VDRL : réinfection ou échec thérapeutique
- **Dans tous les cas :** déclaration obligatoire et traitement systématique du partenaire (benzathine benzylpénicilline [Extencilline®] 2,4 MUI/j IM, une injection IM unique)
- À la naissance :
  - examen anatomopathologique du placenta
  - sérologie au sang du cordon (atteinte fœtale ?)
  - traitement du nouveau-né si la mère n'a pas été traitée ou si elle a été traitée par l'érythromycine ou diagnostic de syphilis congénitale après la naissance

74 Coqueluche

Rappel

Maladie infectieuse très contagieuse, malgré une couverture vaccinale très élevée depuis plus de 30 ans avec un vaccin efficace

Transmission de la maladie non interrompue (immunité non définitive après maladie ou vaccination)

Population à risque : nourrisson < 2 mois (mortalité possible), femme enceinte, sujets atteints de pathologie respiratoire chronique (asthme, BPCO, etc.)

Chez la femme enceinte : pas de morbidité accrue, pas de transmission intra-utérine, pas de risque particulier sauf en début de grossesse (induction de CU par la toux avec risque de fausse couche) et en fin de grossesse (> 30 SA) car risque de transmission au nouveau-né à la naissance

Risque de contamination nosocomiale des nouveau-nés

Agents pathogènes = BGN : Bordetella pertussis *(bacille de Bordet-Gengou)/*B. parapertussis

Réservoir : homme malade

Transmission : aérienne (sécrétion des voies aériennes supérieures) par gouttelettes au contact du sujet malade

Incubation : 5 j à 3 semaines

Contagiosité : forte, maximale pendant les 3 premières semaines sans traitement et jusqu'à 5 j après le début d'une antibiothérapie

Définition d'un cas de coqueluche

- Cas suspect : toux nocturne avec quintes évocatrices depuis plus de 8 j en l'absence d'autre étiologie ou avec notion de contage
- Cas probable : toux depuis plus de 3 semaines, avec notion de contage
- Cas confirmé : aspiration nasopharyngée ou écouvillon en dacron avec PCR positive ou culture positive sur milieux spécifiques (Bordet-Gengou ou Regan Lowe) si toux < 21 j

Prévention vaccinale (*cf.* fiche 45)

- Vaccin anticoquelucheux acellulaire à 4 valences associé à l'anatoxine diphtérique, à l'anatoxine tétanique et au vaccin poliomyélite inactivé
- Le Conseil supérieur d'hygiène publique de France recommande depuis 2004 la revaccination avec vaccin acellulaire des personnels des maternités mais aussi de l'ensemble des personnels des établissements hospitaliers (si pas de rappel depuis 10 ans)
- Il est aussi recommandé de vacciner :
  - les adultes ayant un projet parental (sinon en post-partum)
  - l'entourage familial, les proches du couple

Premières mesures en cas de suspicion chez un professionnel

- Porter un masque antiprojection
- Bilan : prélèvements + radiographie pulmonaire
- Traitement par macrolides (azithromycine 3 j) avec suivi chez le médecin traitant
- Éviction de 5 j sous traitement

75 Toxoplasmose

Rappels

- *Dépistage et information des patientes sur la toxoplasmose obligatoires*
- *65 % des femmes enceintes en France ont une sérologie négative*
- *Taux de séroconversion : 1 pour 1 000 naissances*
- *La transmission augmente avec le terme : périconceptionnelle 1 %, vers 8–12 SA 10 %, vers 33 SA 60 %, dans la semaine précédant l'accouchement 70 %*
- *Toxoplasmose congénitale : incidence 3 pour 10 000 naissances. Le risque de lésions cérébrales diminue avec le terme (30 % au 1er trimestre, très rare au 3e trimestre), mais le risque de choriorétinite varie peu (de l'ordre de 20 % à l'âge de 3 ans)*
- Référentiel : *http://www.has-sante.fr/portail/jcms/c_890769/toxoplasmose-et-rubeole*

Interprétation de la sérologie du 1er trimestre

Toujours réaliser les prélèvements dans le même laboratoire pour la même patiente.

- **IgG positifs et IgM négatives :** pas de contrôle, suivi de grossesse standard
- **IgG positifs et IgM positives : dater l'infection**
  - clinique, anamnèse, sérologies antérieures
  - contrôler dans un laboratoire expert avec index d'avidité (IA) des IgG : si élevé, infection > 2–3 mois ; si faible, suivi nécessaire pour conclure
  - 2e sérologie à 3 semaines (voire avant selon l'avis du biologiste), sans traiter : profil évolutif, soit infection datant d'au moins 2 à 3 mois, soit infection récente
- **IgG négatifs et IgM négatifs : femme non immunisée**
  - conseils d'hygiène : viandes cuites à cœur, crudités et fruits lavés, pas de manipulation sans gants de litière de chat, lavage des mains
  - surveillance mensuelle de la sérologie

Conduite en cas de séroconversion

- **Règles générales :**
  - toujours confirmer la séroconversion avec un laboratoire expert
  - prendre en charge et traiter rapidement en cas de diagnostic confirmé
  - moduler la conduite à tenir selon le terme de la grossesse
- **Traitement** prophylactique : spiramycine (Rovamycine®) 9 MUI/j (3 cp/j à 3 MUI)
- **Surveillance échographique** mensuelle
- **Amniocentèse :**
  - réalisable après 18 SA avec un délai de 4 semaines après la date présumée de primo-infection
  - recherche du génome de *Toxoplasma gondii* par PCR
  - toujours discuter risques/bénéfices avec la patiente (couple) pour un choix éclairé

Situations pratiques

1. Séroconversion périconceptionnelle

- Définition : sérologie avec IgG + et IgM + pour laquelle la cinétique permet de conclure à une infection récente, entre 1 mois avant et 1 mois après la conception
- Conduite à tenir : suivi échographique systématique, proposer spiramycine et amniocentèse, en sachant que le risque de transmission est faible (de l'ordre de 1 %), mais le risque d'atteinte fœtale sévère est important en cas de toxoplasmose congénitale
- Dans les cas où la datation n'est pas possible et le laboratoire conclut qu'il n'est pas possible d'exclure une infection maternelle périconceptionnelle, un simple suivi échographique et postnatal est conseillé; les rapports risque/bénéfice de l'amniocentèse et du traitement sont globalement défavorables

2. Séroconversion en cours de grossesse

- Définition : sérologie positive (avec présence d'IgG spécifiques de toxoplasmose), alors que la sérologie précédente était négative. En cas d'IgM + avec IgG – : suivi hebdomadaire jusqu'à conclusion par laboratoire expert
- Conduite à tenir : proposer prophylaxie par spiramycine et amniocentèse 4 semaines après la date présumée de primo-infection (à mi-chemin entre la dernière sérologie négative et la 1re positive, à moins d'une estimation plus précise fournie par le laboratoire)

3. Séroconversion de fin de grossesse

- Pas d'indication à provoquer la naissance avant terme
- Autant que possible, proposer un DAN par amniocentèse, envisageable jusqu'au moment de l'accouchement, ne serait-ce que pour guider la prise en charge néonatale
- Si l'amniocentèse n'est pas possible (terme trop tardif au vu du délai de 4 semaines après la date présumée de primo-infection, refus de la patiente, conditions techniques défavorables), discuter selon le terme la spiramycine ou un traitement probabiliste par pyriméthamine et sulfadiazine (risque élevé de toxoplasmose congénitale, bénéfice du traitement précoce pour le pronostic ophtalmologique)

Conduite selon le résultat de l'amniocentèse

1. Diagnostic prénatal négatif (PCR –)

- Risque faible de toxoplasmose congénitale malgré une amniocentèse négative
- Poursuite de la spiramycine 9 MUI/j jusqu'à l'accouchement
- Échographie mensuelle

2. Diagnostic prénatal positif (PCR +) : fœtus infecté

- Traitement jusqu'à la naissance
- Pyriméthamine (Malocide®) 50 mg/j (1 cp/j) + sulfadiazine (Adiazine®) 3 g/j (3 cp matin et soir) + acide folinique (Folinoral®) 50 mg (2 gélules) tous les 7 j (N.B. : l'acide folique – Spéciafoldine® n'est pas efficace)
- Surveillance bimensuelle NFS-plaquettes

- Hyperdiurèse alcaline (obtenir un volume urinaire par 24 h d'au moins 2 L avec un pH urinaire > 6,5)
- Échographie bimensuelle

Évaluation pronostique en cas de signes échographiques

- L'échographie itérative est l'examen déterminant pour évaluer le pronostic
- La dilatation ventriculaire cérébrale est de mauvais pronostic, faisant discuter l'interruption de grossesse dans le cadre d'un CPDPN. Les densités cérébrales sont associées à un risque de choriorétinite mais quand elles sont isolées, ne suffisent pas pour affirmer un mauvais pronostic neurologique, de même que la présence de signes extracérébraux

Conduite à tenir pour l'enfant en suites de couches après séroconversion pendant la grossesse

1. Enfant présumé non infecté (amniocentèse négative)

- **Sérologie toxoplasmique** mère-enfant dans le sang du cordon ou à J3. Les sérologies sont à adresser à un laboratoire spécialisé utilisant des techniques validées chez le nouveau-né
- **Suivi sérologique** indispensable pour confirmer l'absence de toxoplasmose congénitale : à 1 mois puis tous les 2 mois jusqu'à négativation complète

2. Toxoplasmose congénitale (diagnostic anténatal positif)

- Traitement : pyriméthamine et sulfadiazine ou pyriméthamine/sulfadoxine + acide folinique
- Bilan initial : échographie transfontanellaire, fond d'œil

3. Amniocentèse non réalisée

- Même en cas de contamination maternelle tardive, **pas de traitement présomptif** pour éviter de masquer des marqueurs diagnostiques, mais surveillance sérologique (même si IgM et IgA négatives à la naissance) jusqu'à l'âge de 4 mois
- Que l'enfant soit contaminé ou non, il n'y a **aucune contre-indication à l'allaitement maternel** ni aux vaccinations
- Si sérologie négative pendant la grossesse : contrôler la sérologie chez la mère à l'accouchement ou en suites de couches

76 Grippe

Rappels

Infection respiratoire aiguë qui évolue par épidémies :
- *due à* Myxovirus influenza *dont il existe 3 types majeurs (A, B et C), le type A étant le plus virulent et le plus épidémiogène*
- *début brutal associant une fièvre élevée, des frissons, des myalgies et des signes respiratoires tels que la toux*

Femme enceinte = population à risque :
- *augmentation du risque de FCS et de menace d'accouchement prématuré*
- *risque de mort* in utero *controversé*
- *surrisque d'hospitalisation en particulier aux 2*e* et 3*e* trimestres avec plus de complications respiratoires et cardiovasculaires*
- *mortalité maternelle augmentée surtout si obésité*

Prévention

- Vaccination antigrippale quel que soit le terme de la grossesse
- Traitement par inhibiteur de la neuraminidase (oseltamivir 75 mg *per os*/ pendant 10 j) en cas de contact étroit – même lieu de vie, contact à moin de 1 m (toux, éternuement ou discussion) – datant de moins de 48 h ave un cas confirmé ou cliniquement typique de grippe quel que soit le statu vaccinal
- Mesures d'hygiène en cas de symptômes grippaux :
  - limiter les contacts avec d'autres personnes et en particulier les per sonnes à risque
  - se couvrir la bouche à chaque toux
  - se couvrir le nez à chaque éternuement
  - se moucher dans des mouchoirs en papier à usage unique jetés dans un poubelle recouverte d'un couvercle
  - ne cracher que dans un mouchoir en papier à usage unique jeté dans un poubelle recouverte d'un couvercle
  - se laver les mains après chacun de ces gestes et régulièrement tout a long de la journée

Prise en charge de la grippe chez la femme enceinte

1. Signes cliniques évocateurs de grippe en phase d'épidémie

- Signes généraux (fièvre > 38 °C ou courbatures ou asthénie) + signes resp ratoires (toux ou dyspnée)
- Recherche des signes de gravité :
  - atteinte des fonctions supérieures (confusion, trouble de vigilanc désorientation)
  - fréquence respiratoire > 30/min
  - PA systolique < 90 mmHg
  - fréquence cardiaque > 120/min

2. Bilan

- Diagnostic virologique non recommandé de façon systématique en contexte épidémique saisonnier
- Évaluation du bien-être fœtal (ERCF et échographie)
- Examen obstétrical
- NFS, CRP, hémocultures sur milieu aérobie et anaérobie et ECBU

3. Traitement

- Traitement symptomatique antipyrétique (paracétamol)
- Antibiothérapie probabiliste dirigée contre la listériose (amoxicilline ou érythromycine en cas d'allergie à la pénicilline)
- Traitement spécifique par inhibiteur de la neuraminidase (oseltamivir, Tamiflu® 75 mg 2 fois/j *per os* pendant 5 j)
- Hospitalisation en cas de signes respiratoires sévères ou de comorbidité. Une mauvaise tolérance peut nécessiter un transfert en réanimation

77 Maturation – Déclenchement du travail

Rappel

Information et consentement de la patiente
Indication et modalités à noter dans le dossier

1. Indications médicales

- RPM à partir de 36 SA, absence de consensus entre 34 et 36 SA
- RPM à terme (*cf.* fiche 78)
- Grossesse prolongée
- Pathologie maternelle indiquant la naissance sans contre-indiquer l'accouchement par voie vaginale
- Pathologie fœtale nécessitant la terminaison de la grossesse sans contre-indiquer l'accouchement par voie vaginale (arrêt de croissance)
- Grossesse gémellaire au plus tard à 40 SA pour les bichoriales biamniotiques et au plus tard à 38 + 6 SA pour les monochoriales biamniotiques
- Diabète prégestationnel au plus tard à 39 SA
- Diabète gestationnel mal équilibré à partir de 39 SA
- Col favorable (score de Bishop ≥ 6) chez une patiente habitant à distance de la maternité ou ayant un antécédent d'accouchement rapide (terme ≥ 39 SA et accord de la patiente)

N.B. : le diabète gestationnel bien équilibré, l'HTA ou la protéinurie isolées ne sont pas des indications de déclenchement.

2. Indications non médicales (déclenchement de convenance)

Ne peut être envisagé que si les conditions suivantes sont réunies :

- pas d'utérus cicatriciel
- terme précis
- à partir de 39 SA + 0 j (273 j)
- col favorable : score de Bishop ≥ 6
- demande ou accord de la patiente et informée des modalités et des risques potentiels

3. Choix de la technique

- Maturité du col :
  - utiliser le score de Bishop
  - score favorable à partir d'un seuil de 6 pour une primipare et 5 pour une multipare :
    - à partir de ce seuil, privilégier le déclenchement par rupture artificielle des membranes et oxytocine intraveineuse
    - en dessous de ce seuil, privilégier les prostaglandines ou le ballon intracervical (garder à l'esprit que le risque de césarienne augmente)
- Un décollement des membranes peut être proposé quand un déclenchement sans raison médicale urgente est envisagé

4. Maturation cervicale

- Prostaglandines (PGE2) intravaginales par gel ou par dispositif intravaginal
- Maturation par ballonnet cervical
- Un monitorage fœtal doit être réalisé immédiatement avant le déclenchement et poursuivi en continu pendant au moins 2 h. En l'absence d'anomalie, le monitorage peut être ensuite intermittent jusqu'au début du travail

Prostaglandines

Bien évaluées dans la littérature.

- Contre-indications :
  - hypersensibilité aux prostaglandines
  - présentation fœtale autre que céphalique
  - placenta praevia
  - relatives : glaucome, asthme, troubles rénaux et/ou hépatiques
- Surveillance :
  - ERCF pendant 2 h
  - réévaluation à 6 h (TV + ERCF)
  - passage de la patiente en salle de naissance si anomalies du RCF, hypertonie utérine, Bishop ≥ 6
- Gel = nouvelle application possible à 6 h si pas de contractions
- Dispositif vaginal à laisser en place 24 h

Ballonnet cervical

Double ballonnet ou sondes de Foley/Dufour.

De plus en plus utilisé, même si évaluation moins importante que pour les prostaglandines.

- Contre-indications :
  - placenta praevia
  - présentation transverse ou inconnue
  - infection à HSV évolutive
  - néoplasie cervicale
- Avant la pose : préparation : VVP/consultation d'anesthésie faite/carte de groupe et RAI à jour/ERCF normal pendant 30 min
- Pose :
  - possible le matin ou le soir
  - laisser en place 12 h environ
  - si chute spontanée : TV
    - si bishop ≥ 6 : passage en salle de travail pour suite du déclenchement
    - si bishop < 6 : pose possible de prostaglandines intravaginales

Cas particulier de l'utérus cicatriciel

- Information de la patiente sur le risque de rupture utérine (environ 2 %)
- Possibilité d'utiliser les prostaglandines vaginales avec prudence mais ballonet cervical ++
- Par la suite une tentative de déclenchement par oxytocine est possible si le score de Bishop ≥ 6

5. Technique de déclenchement par oxytocine intraveineuse

ERCF 30 min avant l'instauration du traitement.

- Col favorable
- 5 UI dans 500 cm^3
- Administrer l'oxytocine à l'aide d'une pompe à perfusion électrique avec valve antireflux ou d'une seringue électrique avec valve antireflux
- Commencer par 2,5 mUI/min ; augmenter progressivement la dose toutes les 20 à 30 min. Il faut employer la dose d'oxytocine la plus faible possible en visant à obtenir au maximum 3 à 4 contractions par 10 min
- La dose maximum recommandée d'oxytocine est de 20 mUI/min. Si des doses plus importantes sont nécessaires, elles ne doivent en aucun cas excéder 32 mUI/min
- Amniotomie dès que possible
- La survenue d'une hypercontractilité utérine (> 6 CU/10 min), associée à un tracé cardiotocographie pathologique, doit faire interrompre la perfusion

6. Organisation

Pour tout déclenchement

- Avant de procéder à un déclenchement, il faut s'assurer de la disponibilité des moyens nécessaires à la surveillance maternelle et au monitorage de la fréquence cardiaque fœtale et de la contractilité utérine
- Un monitorage fœtal doit être réalisé immédiatement avant le déclenchement
- Si l'oxytocine est utilisée pour initier le travail, un monitorage fœtal électronique continu doit être mis en place
- En cas de déclenchement par les PGE2 en application vaginale, un monitorage fœtal continu doit être réalisé pendant au moins 2 h. En l'absence d'anomalie, le monitorage peut être ensuite intermittent jusqu'à début du travail

En cas d'hypertonie

- Sous perfusion d'oxytocine, la survenue d'une hypercontractilité utérine, associée à un tracé cardiotocographie pathologique, doit faire interrompre la perfusion
- En cas de prostaglandines intravaginales, le dispositif ou le gel doivent être retirés
- En présence d'anomalies du rythme cardiaque fœtal et d'hypercontractilité utérine sans relation avec la perfusion d'oxytocine, une tocolyse peut être envisagée

Le déclenchement artificiel du travail, quelle que soit la méthode, doit être réalisé à proximité d'une salle de césarienne.

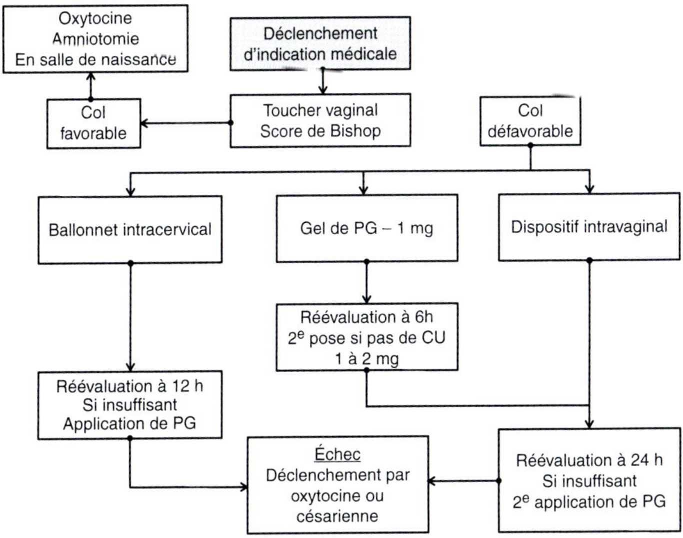
Oxytocine
Amniotomie
En salle de naissance
Déclenchement
d'indication médicale
Col
favorable
Toucher vaginal
Score de Bishop
Col
défavorable
Ballonnet intracervical
Gel de PG – 1 mg
Dispositif intravaginal
Réévaluation à 6h
2e pose si pas de CU
1 à 2 mg
Réévaluation à 12 h
Si insuffisant
Application de PG
Échec
Déclenchement par
oxytocine ou
césarienne
Réévaluation à 24 h
Si insuffisant
2e application de PG

78 Rupture prématurée de la poche des eaux à terme

La rupture prématurée des membranes (RPM) se définit comme une rupture spontanée survenant avant l'entrée en travail.

Hospitalisation pour surveillance

1. Clinique

- Analyse du dossier + statut par rapport au streptocoque B vaginal
- MAF, contractions utérines, caractéristiques du LA (abondance, couleur)
- T°, pouls, PA
- Pas de TV en l'absence de contraction

2. Explorations

- Si doute diagnostic : test de dépistage ± échographie de quantité de liquide amniotique
- ERCF
- Bilan infectieux : PV ou ECBLA, NFS et CRP
- Vérifier les bilans biologiques de la grossesse

3. Stratégie de prise en charge

- Antibiothérapie d'emblée si portage de streptocoque B, sinon à 12 h de rupture :
  - amoxicilline 1 g/8 h en dehors du travail
  - amoxicilline 1 g/4 h pendant le travail
  - amoxicilline-acide clavulanique pour certaines équipes
  - si allergie : clindamycine 600 mg/8 h
- Si CRP élevée ou signes francs de chorioamniotite (hyperthermie, contractions utérines, douleurs abdominales, anomalies du RCF, etc.) : initier le déclenchement dès l'admission
- Sinon, en cas de conditions locales favorables : déclenchement à commencer entre la 12e et la 36e h de rupture
- En cas de conditions locales défavorables : maturation cervicale puis déclenchement à débuter entre la 12e et la 36e h de rupture

4. En post-partum

Si RPM > 12 h

- Pratiquer : prélèvement gastrique ± placentoculture selon les équipes
- Poursuite de l'antibiothérapie jusqu'aux résultats de la placentoculture selon les équipes

Pour le nouveau-né

Si tableau septique clinique d'emblée en salle de naissance : prise en charge et transfert en néonatalogie, bilan et discuter l'antibiothérapie systématique.

En dehors de ce contexte, pratiquer un prélèvement gastrique = examen direct :

- si négatif : surveillance clinique
- si positif : faire CRP à H12 :
  - si CRP > 20 mg/L : antibiothérapie guidée par l'analyse bactériologique du liquide gastrique
  - si CRP < 20 mg/L : surveillance clinique

Certaines équipes pratiquent le prélèvement gastrique et la PCT au cordon :

- si PCT au cordon positive : antibiothérapie guidée par l'analyse bactériologique du liquide gastrique
- si PCT négative : surveillance clinique

79 GROSSESSE PROLONGÉE

D'après les RPC du CNGOF 2011.

1. Définitions

- « Prolongée » au-delà de 41 SA (en France 15 à 20 % des femmes enceintes)
- « Dépassée » au-delà de 42 SA (en France 1 % des femmes enceintes)

2. Surveillance clinique

- Consultation pour toute grossesse à 41 SA
- Vérifier le terme si doute (idéalement cliché de LCC du 1er trimestre)
- Analyse du dossier (complications, antécédents, etc.)
- PA, poids, protéinurie
- Mouvements actifs fœtaux (MAF)
- TV ± décollement des membranes après accord préalable de la patiente
- Amnioscopie inutile

3. Explorations

- ERCF
- Échographie : vitalité fœtale, biométries avec estimation du poids fœtal, mesure de la grande citerne de liquide amniotique, placenta (pas d'intérêt au doppler fœtal ou au score de Manning)

4. Stratégie

RPC CNGOF 2011 : un déclenchement du travail devrait être proposé aux patientes entre 41 + 0 SA et 42 + 6 SA. Le moment du déclenchement sera déterminé en fonction des caractéristiques maternelles (conditions cervicales locales, cicatrice utérine, parité, indice de masse corporelle, âge), de la préférence des patientes et de l'organisation des soins de la maternité. Si une poursuite de la surveillance est choisie, elle se fera 2 à 3 fois/semaine (clinique, échographie et ERCF).

5. Prise en charge « classique »

- Col favorable (Bishop ≥ 5) : proposition de déclenchement par oxytocine (Syntocinon®) + amniotomie + péridurale en salle de naissance
- Si col non favorable :
  - surveillance/48 h jusqu'à terme + 5 j
  - puis hospitalisation pour pose de prostaglandines ou méthode mécanique si Bishop < 5

80 ACCOUCHEMENT NORMAL – ACCOMPAGNEMENT DE LA PHYSIOLOGIE ET INTERVENTIONS MÉDICALES

D'après les RPC de la HAS 2017.

Définition[2]

Un accouchement normal commence de façon spontanée et ne s'accompagne que de faibles risques identifiés au début du travail. Cette situation (quant aux risques évalués en continu) perdure tout au long du travail et de l'accouchement. L'enfant naît spontanément en position du sommet entre 37 et 42 SA. L'accouchement normal est confirmé par la normalité des paramètres vitaux de l'enfant et des suites de couches immédiates pour la mère. Il permet la mise en place dans un climat serein d'un certain nombre d'attentions favorisant le bien-être maternel et familial et l'attachement parents/enfant. **Les modalités de prise en charge de l'accouchement normal** respectent le rythme et la physiologie du travail et de l'accouchement. L'accouchement normal exclut donc le déclenchement et se caractérise par un déroulement spontané qui peut s'accompagner, selon les préférences des femmes et en fonction de l'évolution de la situation clinique de la mère et de l'enfant, de l'une ou l'autre (voire successivement, par choix ou par nécessité) des modalités suivantes :

- un accompagnement de la physiologie de l'accouchement, qui peut cependant inclure des interventions telles que l'amniotomie, l'antibioprophylaxie, l'administration prophylaxique d'oxytocine au 3e stade du travail ou encore la pose d'une voie veineuse ;
- des interventions techniques et médicamenteuses minimales réduites aux données de la science qui, lorsqu'elles sont nécessaires, sont destinées à assurer la sécurité et le confort de la mère et de l'enfant. Elles peuvent comprendre par exemple l'administration d'oxytocine pour accélérer le travail et l'analgésie locorégionale.

LES DIFFÉRENTS STADES DU TRAVAIL

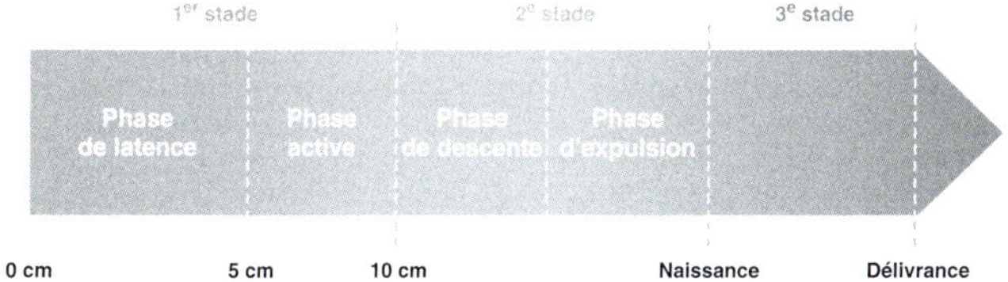

HAS. Accouchement normal - Accompagnement de la physiologie et interventions médicales. 2017.

2 L'ensemble des éléments de ce paragraphe ainsi que la figure sont repris de HAS. Accouchement normal - Accompagnement de la physiologie et interventions médicales. 2017. Nous remercions la Haute Autorité de santé de nous avoir autorisés à reproduire ces extraits. L'intégralité de ces documents sont consultables sur le site www.has-sante.fr rubrique *Évaluation & Recommandation*.

Accueil et surveillance pendant le 1er stade du travail

1. Définition

- Début : premières contractions régulières
- Fin : dilatation cervicale complète
- Passage de la phase de latence à la phase active : 5–6 cm de dilatation cervicale

2. Surveillance de la femme

- Il est recommandé de :
  - prendre connaissance du dossier de suivi de grossesse et de l'éventuel projet de naissance ; réaliser une anamnèse
  - évaluer la fréquence, l'intensité et la durée des CU
  - enregistrer la fréquence cardiaque, la tension artérielle, la température et le résultat de la BU
  - demander si la femme a eu un écoulement vaginal
  - mesurer la HU et réaliser une palpation utérine
  - proposer un TV si la femme semble être en travail
- Utiliser un partogramme au plus tard au début de la phase active, avec une échelle adaptée à l'histoire naturelle, sans lignes d'alerte/d'action
- En l'absence d'évènements intercurrents, il est recommandé :
  - d'évaluer la fréquence des CU toutes les 30 min et durant 10 min au cours de la phase active
  - d'évaluer la fréquence cardiaque, la pression artérielle et la température toutes les 4 h
  - de surveiller et noter les mictions spontanées
  - de proposer un TV toutes les 2 à 4 h, avant si la patiente le demande, ou en cas de signe d'appel
- Adapter la surveillance en cas d'ALR ou d'administration d'oxytocine pendant le travail

3. Surveillance du fœtus

- S'assurer que la femme a perçu des mouvements fœtaux dans les 24 h avant l'admission
- Évaluer l'état initial de l'enfant à naître :
  - soit à l'aide d'une AI durant une contraction et immédiatement après, pendant au moins 1 min (à répéter plusieurs fois de suite si changement), en palpant le pouls maternel (un praticien par femme)
  - soit à l'aide d'un enregistrement continu par CTG pendant 20 min (à interpréter à l'aide d'une classification ; *cf.* FIGO ou CNGOF)
- Après avoir préalablement informé la femme des bénéfices/risques de chaque technique, lui laisser le choix d'une surveillance continue (par CTG), ou discontinue (par CTG ou AI) si les conditions d'organisation de la maternité et la disponibilité permanente du personnel le permettent (un praticien/parturiente en cas d'AI)
- Surveillance discontinue pendant la phase active du 1er stade du travail : toutes les 15 min pendant la contraction et immédiatement après durant au moins 1 min (si AI au doppler), en vérifiant le pouls maternel et lors de la survenue de tout évènement (avec un praticien par femme)
- Surveillance en continue par CTG : interpréter à l'aide d'une classification
- Assurer la traçabilité du RCF quel que soit le mode de surveillance

4. Favoriser le bien-être de la femme

- S'enquérir des souhaits/demandes et besoins physiologiques et émotionnels
- Favoriser les appareils de monitorage permettant une mobilité et le confort des femmes
- Autoriser la consommation de liquides clairs (eau, thé sans lait/café noir sucrés ou non, boissons gazeuses ou non, jus de fruit sans pulpe) sans limitation de volume, chez les patientes ayant un faible risque d'anesthésie générale
- Ne pas autoriser la consommation d'aliments solides durant la phase active
- Mettre en œuvre les moyens humains et matériels nécessaires permettant aux femmes de changer régulièrement de position afin d'améliorer leur confort et de prévenir les complications neurologiques posturales.
- Sous ALR, la femme peut se mobiliser ou déambuler sous réserve de l'existence d'un protocole formalisé et spécifique incluant la traçabilité et la durée des postures, la surveillance et la prévention des compressions

5. Interventions médicales envisageables

- Faire bénéficier toutes les femmes d'un soutien continu, individuel et personnalisé, adapté à leur demande
- Accompagner les femmes dans leur choix en termes de moyens non médicamenteux souhaités (immersion, relaxation, acupuncture, hypnose ou massages) pour prendre en charge la douleur
- En phase active de travail, proposer une intervention si la vitesse de dilatation est < 1 cm/4 h entre 5 et 7 cm, ou < 1 cm/2 h au-delà de 7 cm :
  - en 1re intention : amniotomie si les membranes sont intactes
  - administration d'oxytocine si les membranes sont déjà rompues et les CU jugées insuffisantes
- Antibioprophylaxie :
  - en cas de SGB +
  - en cas de rupture des membranes à terme au-delà de 12 h sans mise en travail; surveillance à adapter et infection à rechercher (au minimum NFS, BU et prélèvement vaginal)
- La demande d'une analgésie est guidée par l'intensité de la douleur ressentie :
  - évaluer la douleur à l'aide d'une échelle validée (type EVA, ENS)
  - ne pas administrer systématiquement un remplissage vasculaire
- Entretenir l'ALR préférentiellement au moyen d'une pompe d'auto-administration par la femme
- Proposer une rachianalgésie faible dose ou une rachianalgésie combinée à une péridurale pour obtenir une analgésie plus rapide sans bloc moteur si la dilatation cervicale est trop avancée
- Alternatives à l'ALR en cas de contre-indication, d'échec ou de refus de celle-ci, d'indisponibilité d'accès ou dans l'attente de celle-ci (phase de latence hyperalgique et si la femme est demandeuse) : MEOPA, opiacés, bloc pudendal

Accueil et surveillance pendant le 2e stade du travail

1. Définition

- Début : dilatation cervicale complète
- Fin : naissance de l'enfant
- Phase de descente/phase d'expulsion

2. Surveillance de la femme

En l'absence d'événements intercurrents :

- poursuivre l'utilisation du partogramme
- évaluer la fréquence cardiaque, la pression artérielle et la température toutes les heures
- évaluer la fréquence des CU toutes les 30 min et durant 10 min
- surveiller et noter les mictions spontanées
- proposer un TV toutes les heures

3. Surveillance du fœtus

Laisser le choix aux praticiens et aux femmes entre l'AI toutes les 5 min (avec un praticien/femme) et l'enregistrement continu du RCF par CTG (à interpréter à l'aide d'une classification)

4. Interventions médicales

- Interventions médicales possibles mais non systématiques :
  - amniotomie (membranes le plus souvent déjà rompues)
  - administration d'oxytocine (au bout de 2 h à dilatation complète si la patiente ne ressent pas d'envie de pousser et si la présentation n'a pas atteint le détroit moyen, en cas de dynamique utérine jugée insuffisante)
  - rotation manuelle de la tête fœtale des variétés postérieures et transverses (en cas de prolongation du 2e stade)
  - incitation ou direction des efforts expulsifs
  - extraction instrumentale
  - épisiotomie
  - césarienne
- Ne pas commencer les efforts expulsifs dès l'identification d'une dilatation complète mais laisser descendre la présentation du fœtus

Accueil et surveillance pendant le troisième stade du travail

1. Définition

- Début : naissance de l'enfant
- Fin : délivrance

2. Surveillance de la femme

- Surveillance rapprochée pendant le 3e stade et les 2 h suivant l'accouchement : mesurer à intervalle régulier le pouls, la pression artérielle, les saignements et le globe utérin
- Laisser à l'appréciation des équipes en salle de naissance l'utilisation systématique d'un sac de recueil pour la quantification des pertes sanguines

3. Interventions médicales

- Informer les femmes qu'une délivrance, sans recours à l'administration d'agents utérotoniques, augmente le risque d'HPP > 500 mL et de transfusion maternelle, ainsi que la durée de la délivrance, y compris chez les femmes à bas risque.
- En cas de gestes endo-utérins ou périnéaux, proposer une rachianalgésie faible dose ou une rachianalgésie combinée à une péridurale chez les femmes sans analgésie, voire renforcer l'ALR déjà établie si besoin
- Pour tous les accouchements par voie basse, administrer de l'oxytocine afin de diminuer l'incidence des HPP, au moment du dégagement des épaules ou dans les minutes qui suivent la naissance, sinon après la délivrance. Pas de traitement d'entretien systématique par oxytocine recommandé après un accouchement par voie basse
- Pour prévenir le risque d'HPP après un accouchement par voie basse, pas d'efficacité démontrée pour aucun des gestes suivants : vidange systématique de la vessie, moment particulier de clampage du cordon, drainage systématique du cordon, traction contrôlée du cordon, mise au sein précoce, massage utérin systématique
- Pas de position particulière pendant le travail ou la délivrance à recommander pour prévenir l'HPP. En cas de rétention placentaire, l'administration d'oxytocine par voie intra-funiculaire ou par voie IV ou IM n'est pas efficace. Pratiquer alors une délivrance artificielle.
- En l'absence de saignements, réaliser la délivrance artificielle à partir de 30 min suivant la naissance, sans dépasser 60 min

81 INTERPRÉTATION DU RYTHME CARDIAQUE FŒTAL ET ASPHYXIE FŒTALE

D'après les RPC du CNGOF 2007.

Objectif

L'enregistrement du rythme cardiaque fœtal (RCF) a pour but de dépister une hypoxie fœtale et d'éviter la survenue d'une asphyxie fœtale et ses conséquences (acidose métabolique, encéphalopathie post-anoxique, décès périnatal).

Les 4 critères d'analyse du rythme cardiaque fœtal

1. La fréquence (ou rythme) cardiaque de base : elle est évaluée sur une période de 10 min
2. La variabilité : il s'agit de la différence entre la fréquence la plus haute et celle la plus basse (en dehors des accélérations et décélérations) sur une période de 10 min
3. Les accélérations : il s'agit de l'augmentation de la fréquence cardiaque, souvent en réponse à des mouvements fœtaux ou à une contraction utérine, de plus de 15 bpm au-dessus de la ligne de base, pendant plus de 15 secondes et < 2 min. Au-delà de 2 min, il s'agit d'une accélération prolongée et au-delà de 10 min, d'un changement de la fréquence de base
4. Les décélérations ou ralentissements : il s'agit d'une diminution de plus de 15 bpm au-dessous de la ligne de base pendant plus de 15 secondes et < 2 min. Au-delà de 2 min, il s'agit d'une décélération prolongée et au-delà de 10 min, d'un changement de la fréquence de base.

Il existe différents types de décélérations qui sont définis en fonction de leur morphologie, leur profondeur, leur durée, leur chronologie par rapport aux contractions utérines

Le rythme cardiaque fœtal normal

- La fréquence cardiaque de base est située entre 110 et 160 bpm
- La variabilité est comprise entre 5 et 25 bpm
- Le rythme est réactif : il y a au moins 2 accélérations par période de 30 min
- Pas de décélération

Particularités du RCF chez le prématuré :

- la fréquence cardiaque de base est légèrement plus élevée
- la variabilité est plus faible, mais toujours > 2 bpm
- l'accélération est de plus faible amplitude (> 10 bpm) et de plus courte durée > 10 secondes
- les décélérations variables sporadiques sont possibles, généralement de très courte durée

Anomalies du rythme cardiaque fœtal

1. Anomalies de la fréquence

- Bradycardie = fréquence cardiaque < 110 bpm, pendant plus de 10 min :
  - une bradycardie permanente, souvent comprise entre 100 et 110 bpm, peut être secondaire à une prise médicamenteuse maternelle ou être physiologique (dans ce cas, les autres critères d'analyse du RCF sont normaux)
  - une bradycardie qui commence brutalement est le signe d'une hypoxie fœtale majeure : compression cordonale, hématome rétroplacentaire, rupture utérine, etc.
- Tachycardie = fréquence cardiaque > 160 bpm, pendant plus de 10 min :
  - une tachycardie permanente peut correspondre à une agitation fœtale (cumul d'accélérations), à une infection maternofœtale ou une prise médicamenteuse maternelle, etc.
  - après un ralentissement, on peut observer une tachycardie compensatrice, qui n'est pas péjorative si elle est de durée proportionnelle à l'agression

2. Anomalie de la variabilité

Variabilité réduite

- Variabilité réduite : entre 2 bpm et 5 bpm
- Rythme plat ou absence de variabilité : < 2 bpm
- Rythme sinusoïdal : absence de variabilité associée à des ondulations régulières et symétriques de la ligne de base
- Rythme pseudo-sinusoïdal : ondulations asymétriques de moindre amplitude avec une fréquence supérieure

Une variabilité diminuée peut être physiologique lorsque la diminution est isolée (tous les autres critères sont normaux) ou au cours des périodes de sommeil calme (durée maximum de 40 min).

Une variabilité réduite peut être secondaire à une prise médicamenteuse : benzodiazépines, morphine, corticothérapie anténatale (bétaméthasone – Célestène®) pendant 48 h.

Un rythme sinusoïdal peut témoigner d'une anémie fœtale ou plus rarement d'une hypoxie sévère (ondulations d'amplitude > 20 bpm à une fréquence de 1 à 2 cycles/min). Comme le rythme pseudo-sinusoïdal, il pourrait également correspondre à des mouvements de succions du fœtus (visible en échographie et de durée < 30 min).

Variabilité augmentée

- Rythme saltatoire : > 25 bpm
- Il est d'interprétation difficile et pourrait être dû à :
- Des mouvements fœtaux importants (signe de bonne vitalité)
- Une hypoxie débutante

3. Anomalie de la réactivité

Le rythme non réactif (absence d'accélération spontanée ou stimulée) est un signe défavorable à considérer en fonction du contexte et des anomalies du RCF associées.

4. Décélérations ou ralentissements

Les décélérations uniformes sont :

- symétriques
- progressives (> 30 secondes entre le début et le nadir)
- d'amplitude identique d'une contraction à l'autre

Elles sont précoces si elles sont «en miroir» de la contraction utérine (début, nadir et fin correspondent). Les décélérations précoces isolées sont à très faible risque d'acidose fœtale. Elles sont dues à une compression de la tête fœtale au moment de la contraction.

Elles sont tardives si le nadir de la décélération est atteint plus de 15 secondes après le pic de la contraction. Elles se rencontrent classiquement lorsque surviennent des contractions dans les situations d'insuffisance placentaire chronique (RCIU, prééclampsie, etc.). Elles sont à risque d'acidose fœtale, d'autant plus qu'elles sont associées à d'autres anomalies du RCF (diminution de la variabilité +++).

Les décélérations variables (les plus fréquentes) sont :

- **les décélérations variables** : elles ont une descente rapide (< 30 secondes entre le début et le nadir) et peuvent être classées en fonction de leur morphologie (typique ou atypique) ou de leur durée et de leur amplitude (compliquées ou non compliquées)
- **les décélérations variables typiques** : elles ont une descente et une remontée rapides. Elles sont précédées et suivies d'une accélération (épaulement) et la variabilité est conservée. La fréquence de base est identique avant et après la décélération. Elles traduisent une compression funiculaire
- **les décélérations variables atypiques** : elles sont variables dans leur forme, leur durée, leur amplitude et leur position par rapport à la contraction. Classiquement, elles sont dites atypiques lorsqu'il manque un ou plusieurs des signes ci-dessus ou qu'il existe un des signes ci-dessous :
  - perte de l'accélération initiale ou finale, remontée lente à la ligne de base
  - accélération secondaire prolongée = tachycardie compensatrice dont la durée est fonction de l'anoxie
  - décélération biphasique en «W»
  - perte de la variabilité durant la décélération
  - fréquence de base différente avant et après la décélération
- **les décélérations variables atypiques** : elles sont associées à un risque d'acidose fœtale, d'autant plus qu'elles sont associées à d'autres anomalies du RCF

La sévérité de l'acidose fœtale est proportionnelle à la durée et à l'amplitude des décélérations. Le ralentissement est modéré (ou non compliqué) si leur amplitude est inférieure à 60 bpm et leur durée inférieure à 60 secondes et sévère (ou compliqué) si leur amplitude est >60 bpm et leur durée >60 secondes.

5. Classification du RCF du CNGOF 2007

Dénomination CNGOF	Rythme de base (bpm)	Variabilité	Accélérations*	Ralentissements	Conduite à tenir
Normal	110–160	6–25 bpm	Présentes	Absents	-
Faible risque d'acidose	• 100–110 • 160–180	• 3–5 bpm pendant < 40 min	Présentes ou absentes	• Précoces • Variables < 60 s et < 60 bpm d'amplitude • Prolongé isolé < 3 min	Surveillance cardiotocographique continue
Risque d'acidose*	• > 180 isolé • 90–100	• 3–5 bpm pendant > 40 min	Présentes ou absentes	• Tardifs non répétés • Variables < 60 s et > 60 bpm d'amplitude • Prolongé > 3 min	Actions correctrices, si sans effet, technique de 2e ligne
Risque important d'acidose	• > 180 associé à autre critère • < 90	• 3–5 bpm > 60 min • Sinusoïdal	Présentes ou absentes	• Tardifs répétés • Variables > 60 s ou sévères • Prolongés > 3 min répétés	Technique de 2e ligne si peut être entreprise sans délai, sinon extraction rapide
Risque majeur d'acidose	Absence totale de variabilité (< 3 bpm) et de réactivité avec ou sans ralentissements ou bradycardie				Extraction immédiate sans recours à technique de 2e ligne

* L'association de plusieurs de ces critères fait passer à « risque important d'acidose ».

6. Gazométrie néonatale

À la naissance, il convient de réaliser systématiquement une analyse gazométrique au cordon.

	Valeurs normales	5e p
pH	7,26 ± 0,07	7,13
PCO_2 (mmHg)	54,5 ± 10,0	74
PO_2 (mmHg)	15,1 ± 5,3	9
Déficit de base (mmol/L)	2,7 ± 2,8	– 10
Lactates (mg/L)	4,63 ± 2,33	8

- Acidose respiratoire = pH faible avec PCO_2 élevée
- Acidose métabolique = pH faible avec PCO_2 normale et élévation du déficit de base
- Acidose mixte = pH faible avec PCO_2 élevée et élévation du déficit de base

7. Consensus multidisciplinaire définissant les critères permettant d'attribuer une encéphalopathie néonatale ou une paralysie cérébrale à une asphyxie per-partum de l'*International Cerebral Palsy Task Force* (1999), revisités par l'ACOG et l'*American Academy of Pediatrics* (2014)

Critères essentiels (devant être tous présents) :

1. Mise en évidence d'une acidose métabolique fœtale per-partum, au cordon sur l'artère ombilicale ou précocement chez le nouveau-né (moins d'une heure de vie) : pH < 7,00 et déficit de base ≥ 12 mmol/L
2. Encéphalopathie précoce modérée à sévère chez un enfant ≥ 34 SA d'âge gestationnel
3. Paralysie cérébrale de type quadriplégie spastique ou de type dyskinétique
4. Exclusion des autres causes : traumatisme, troubles de coagulation, pathologie infectieuse, problème génétique

Critères suggérant ensemble une origine per-partum mais non spécifiques en eux-mêmes (si certains des critères suivants sont absents ou contradictoires, l'origine per-partum du processus demeure incertaine) :

5. Événement hypoxique sentinelle survenant avant ou pendant le travail
6. Altération brutale et prolongée du rythme cardiaque fœtal faisant suite à l'événement sentinelle, le tracé précédant l'événement étant normal ; les anomalies du rythme cardiaque fœtal évocatrices étant une bradycardie ou une disparition de la variabilité ou des décélérations tardives ou variables prolongées
7. Score d'Apgar entre 0 et 3 au-delà de 5 min
8. Altérations multi-organiques précoces (début avant 72 h de vie)
9. Imagerie néonatale précoce montrant des anomalies non focales

82 Utérus cicatriciel

D'après les RPC du CNGOF 2012.

Rappel

AVAC : accouchement vaginal après césarienne
CPAC : césarienne programmée après césarienne
TVBAC : tentative de voie basse après césarienne
Risque de rupture utérine sur utérus cicatriciel :

- *si travail spontané, prévalence = 0,2 à 0,8 %*
- *si déclenchement par ocytocine, prévalence = 5,4 à 7,7 ‰*
- *si déclenchement par prostaglandines, prévalence = 6,8 à 24,5 ‰*
- *encore plus accentué en cas d'association successive de prostaglandines et oxytocine*

Mortalité néonatale : 0,5 à 2,3 ‰

Exploration pendant la grossesse

1. Analyser les conditions de la première césarienne

- Compte rendu opératoire :
  - motif de l'indication de césarienne et terme
  - type d'hystérotomie
- Complications de l'intervention : hémorragique ou non, infection ou non, abcès, suites opératoires, etc.
- Intervalle entre les grossesses (après une césarienne, informer d'attendre 1 an avant une nouvelle conception)

2. Apprécier la qualité de la cicatrice utérine

- Analyse des antécédents : nature des cicatrices, CRO, myomectomies nombre et taille, perforation utérine
- Exploration par échographie du segment inférieur

3. Rechercher un placenta accreta (si placenta praevia)

- Par échographie voire IRM
- Décision de la voie d'accouchement validée par un obstétricien durant le 8e mois
- L'option retenue doit être motivée et notée dans le dossier avec date et nom de l'obstétricien
- L'information doit mentionner la présence ou non sur place de l'obstétricien et de l'anesthésiste

Conduite pratique pendant le travail

1. Indications spécifiques de césarienne systématique

- Utérus pluricicatriciel (≥ 3)
- Césarienne corporéale
- Antécédent de rupture utérine
- Indice de masse corporelle ≥ 50 kg/m²

2. Déclenchement

- Utilisation prudente de l'oxytocine
- Utilisation des prostaglandines avec grande prudence en tenant compte des facteurs obstétricaux et maternels pouvant influencer le succès d'une TVBAC
- Utilisation d'une sonde à ballonnet avec prudence
- Pas de déclenchement par misoprostol ou ≥ 2 cicatrices

3. Pendant le travail

- Informer l'obstétricien en début de travail
- Analgésie péridurale non contre-indiquée même recommandée
- Tocographie interne non systématique
- Direction du travail par oxytocine possible mais se souvenir de l'augmentation du risque de rupture
- Révision utérine en cas d'anomalies du RCF pendant le travail, de métrorragies en phase d'expulsion, d'hémorragie du post-partum ou de douleurs persistantes
- En cas de simple déhiscence de la cicatrice, aucun geste n'est nécessaire ; en cas de rupture utérine, envisager une réparation par voie vaginale ou par laparotomie (selon les cas)

4. Accouchement par voie basse après deux césariennes

Critères d'acceptation	Critères de refus
– Souhait de la patiente – Comptes rendus opératoires des précédentes césariennes = 2 fois incision segmentaire – Conditions non défavorables : • examen clinique du bassin • morphologie de la patiente – Information par un gynécologue obstétricien – Travail spontané	– Absence d'un des critères d'acceptation – Grossesse multiple – Présentation non céphalique – Macrosomie fœtale (> 4 000 g)

83 Grossesse et accouchement gémellaire

D'après les RPC du CNGOF 2009.

Surveillance

Grossesse gémellaire = grossesse à risque = suivi spécialisé.
Distinguer les grossesses **monochoriales** (toujours monozygotes et représentant environ 20 % des cas) des grossesses **bichoriales** (qui sont le plus souvent dizygotes) à l'échographie de 12 SA.
Le compte rendu de l'échographie de 12 SA doit comporter impérativement, outre les clichés des LCC, des BIP et des mesures de clarté nucale, un cliché permettant d'affirmer définitivement la chorionicité.
Si le diagnostic de chorionicité au 1er trimestre ne peut être effectué, la patiente doit être adressée à un échographiste référent d'un CPDPN.

1. Consultations

- Consultation obstétricale mensuelle au moins
- Information spécifique à propos du dépistage de la trisomie 21 :
  - risque augmenté d'indication des prélèvements induits par rapport à une grossesse monofœtale
  - risque augmenté de fausses couches
  - la mesure de la clarté nucale est le meilleur marqueur de dépistage de la trisomie 21 dans ces cas
  - bénéfice d'un diagnostic précoce et d'une éventuelle interruption sélective précoce

2. Examens biologiques

Similaires à ceux d'une grossesse monofœtale. Cependant, certaines équipes réalisent :

- ECBU mensuel
- PV en début de grossesse à la recherche d'une vaginose bactérienne
- NFS

3. Suivi échographique

- Si grossesse bichoriale : suivi échographique mensuel avec EPF, doppler et échographie du col dès 12 SA. Une surveillance échographique plus rapprochée est conseillée s'il existe une discordance de poids > 20–25 % entre les deux fœtus
- Si grossesse monochoriale : suivi échographique bimensuel spécialisé, avec étude doppler étendue (artères ombilicales, cérébrales, ductus venosus) et échographie du col dès 12 SA

4. Surveillance intensifiée

- En fonction des cas, possibilité de rapprocher les échographies du fait de la fréquence accrue des retards de croissance
- Faire appel à un centre de compétence en cas de suspicion de syndrome transfuseur-transfusé (STT) dans le cadre d'une grossesse monochoriale

5. Prise en charge d'un STT

- Sur grossesse monochoriale diagnostic devant :
  - discordance de liquide amniotique plus petite citerne < 2 cm et plus grande citerne > 8 cm
  - discordance sur la taille des vessies
- Traitement + conseil dans un centre pouvant proposer une coagulation laser fœtoscopique des anastomoses placentaires

6. Traitement et terme d'accouchement

- Pas de traitement spécifique pour améliorer le pronostic des gémellaires, en particulier pas de moyen de lutte efficace contre la prématurité
- Faire appel à un centre de compétence pour le traitement des complications spécifiques des grossesses monochoriales (STT, transfusion fœto-fœtale aiguë)
- Pour les grossesses bichoriales, envisager l'accouchement à partir de 38 SA et avant 40 SA en l'absence de complication
- Pour les grossesses monochoriales biamniotiques, envisager l'accouchement à partir de 36 SA et avant 38 SA + 6 j en l'absence de complication
- Pour les grossesses monochoriales monoamniotiques, un accouchement prématuré par césarienne doit être envisagé le plus souvent du fait du risque d'enroulement des cordons. Celle-ci doit être réalisée entre 32 et 36 SA

Accouchement

1. Principes

La patiente doit avoir une information sur les risques de la voie basse et de la césarienne. Il est souhaitable que les femmes ayant une grossesse gémellaire puissent bénéficier d'une analgésie péridurale.

2. Choix de la voie d'accouchement

Il n'y a pas lieu de recommander une voie d'accouchement plutôt qu'une autre en cas de grossesse gémellaire quels que soient son terme ou la présentation des fœtus.

- Si jumeau 1 en présentation céphalique : voie basse possible
- Si jumeau 1 en présentation podalique et poids > 1 500 g : voie basse possible (pas d'augmentation de morbidité ni mortalité)
- Si jumeau 1 en présentation transverse : césarienne programmée
- Si utérus cicatriciel : voie basse possible

Dans tous les cas, si la voie basse est choisie, faire une pelvimétrie avec confrontation fœtopelvienne quelle que soit la présentation de jumeau 1 et jumeau 2 (risque de VMI et grande extraction de siège).

L'accouchement par voie basse devra être réalisé par un obstétricien ayant une bonne pratique de l'accouchement gémellaire par voie basse.

3. Lorsque la voie basse est acceptée

Pendant le travail

- Senior prévenu dès l'arrivée de la femme
- Péridurale recommandée
- Enregistrer séparément les jumeaux

Pour l'accouchement

- Présence de :
  - deux médecins (1 senior et 1 junior)
  - équipe d'anesthésie

- équipe de sages-femmes (ESF)
- équipe de pédiatrie
- appareil d'échographie
- seringue de dérivés nitrés préparée (*cf.* fiche 84)

▪ 1er temps : accouchement du 1er jumeau
  - lorsque jumeau 1 est au grand couronnement : arrêt de l'oxytocine
  - procéder à la naissance de jumeau 1

▪ 2e temps : phase de rémission
  - examen immédiat de la parturiente
  - arrêt de l'oxytocine
  - prise en charge active de l'accouchement de jumeau 2 (l'intervalle de temps écoulé entre la naissance de jumeau 1 et celle de jumeau 2 influence le pronostic néonatal ++)

▪ 3e temps : accouchement du second jumeau
  - en cas de difficulté pour les manœuvres, possibilité d'administrer des dérivés nitrés ou anesthésie générale avec isoflurane pour faciliter le relâchement utérin

▪ 4e temps : délivrance. Attention, risque hémorragique lié à la distension utérine et l'insertion basse du (des) placenta(s)

Dès la naissance

▪ 5 ou 10 U d'oxytocine IVD, prise en charge active de la délivrance et vérification du globe de sécurité ; antibioprophylaxie si manœuvres internes
▪ Examen macroscopique ± anatomopathologique systématique des placentas avec notification dans le dossier

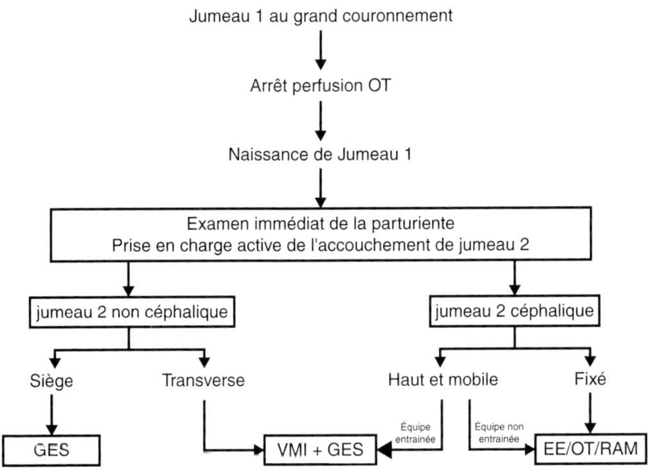

GES : grande extraction de siège ; VMI : version par manœuvres internes ; EE : efforts expulsifs ; OT : oxytocine ; RAM : rupture artificielle des membranes.

OBSTÉTRIQUE

84 Siège

Rappel

3 à 5 % des accouchements
Décompleté = « mode des fesses » ⅔ des cas, primipare
Complet = « en tailleur » < ⅓ des cas, multipare
Discuter avec la femme et son conjoint → information et consentement éclairé
Encourager version par manœuvre externe entre 36 et 37 SA ++
Si échec VME : pelvimétrie +++
La présentation par le siège n'est pas en elle-même une indication de césarienne programmée

Contre-indications à la voie basse

- Contre-indications absolues maternelles :
  - disproportion fœtopelvienne
  - refus d'AVB du couple parental
- Contre-indications absolues fœtales :
  - EPF > 3 800 g chez une primipare
  - déflexion céphalique permanente

Décision de la voie d'accouchement pour le siège

- Bilan obligatoire pour la décision :
  - échographie fœtale récente pour biométrie et degré de flexion de la tête (réévaluation avant l'entrée en salle de naissance)
  - pelvimétrie
- Conditions nécessaires pour la voie basse : algorithme de décision (fœtus/bassin/confrontation)
- Cas particulier :
  - siège arrivant en travail sans pelvimétrie : voie basse possible si EPF < 2 500 g ou en cas d'antécédent d'accouchement par voie basse d'un enfant de plus de 3 800 g
  - pour le second jumeau en présentation non céphalique : pelvimétrie à partir d'une EPF > 2 500 g

1. Déclenchement du travail

Possible, sous réserve :

- de conditions locales favorables (Bishop ≥ 6)
- d'une indication médicale

2. Conduite du travail

« À bonne dilatation = bon siège » (Lacomme)

- La présentation du siège ne doit pas être accusée d'entraîner une dilatation plus lente, elle doit se dérouler normalement (1 cm/h)
- Chef de garde prévenu dès l'entrée en salle de travail
- Laisser entrer en travail spontanément
- Péridurale recommandée (en raison de la possibilité de manœuvres obstétricales)

- Respecter la poche des eaux : facteur mécanique important pour la dilatation ++
- Utilisation d'oxytocine en cas de stagnation de la dilatation, en rapport avec une hypocinésie de fréquence ou d'intensité

3. À l'accouchement

Préparation

- Équipe au complet : obstétricien, sage-femme, pédiatre et anesthésiste présents
- Forceps ou spatules sur la table d'accouchement
- Trinitrate de glycérol dans la salle
- Installation pour le début des efforts expulsifs partie basse
- Efforts expulsifs limités à 30 min
- Épisiotomie non systématique, à l'appréciation du clinicien

Manœuvres à l'accouchement

- **NE JAMAIS TIRER SUR UN SIÈGE** : sinon risque de relèvement des bras
- Abstention totale : méthode de Vermelin → observateur attentif dont le rôle principal est d'empêcher la rotation du fœtus dos en arrière
- Manœuvres de Lovset ou manœuvre d'abaissement des bras : prise par les hanches à l'apparition des pointes des omoplates avec double rotation axiale et abaissement du mobile fœtal

Manœuvre au dégagement de la tête

- Manœuvre de Bracht : renversement de l'enfant sur le ventre de la mère, sans aucune traction
- Manœuvre de Mauriceau : index de l'opérateur dans la bouche, flexion de la tête solidarisée au tronc puis renversement du fœtus sur le ventre de la mère

Délivrance

- RU non systématique
- Trinitrate de glycérol (Nitronal®) :
  - ampoule de 5 mg dans 5 mL (1 mg/mL)
  - dilution à 100 µg/mL (prélever 1 mL dans seringue de 10 mL, compléter avec 9 mL de sérum physiologique)
  - en cas de rétraction utérine, bolus de 100 µg
  - si le relâchement n'est pas obtenu, réaliser des bolus complémentaires de 100 µg
  - effets indésirables :hypotension, céphalées

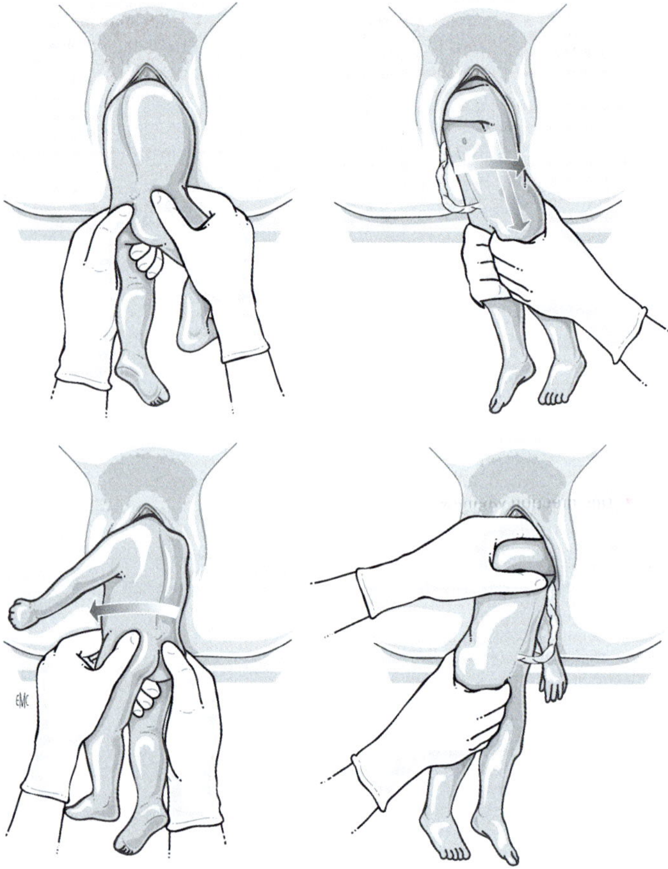

Manœuvre de Lovset

Extrait de Broche D.-E., Maillet R., Curie V., Ramanah R., Schall J.-P., Riethmuller D. Accouchement en présentation du siège. EMC - Obstétrique 2008 : 1–19 [Article 5-049-L-40]. Copyright © 2018 Elsevier Masson SAS. Tous droits réservés.

85 CÉSARIENNE PROGRAMMÉE ET EN EXTRÊME URGENCE : PRINCIPE ET INDICATIONS

D'après les RPC du CNGOF 2000.

Principe

La césarienne est une intervention chirurgicale fréquente (20 % des accouchements) qui permet d'extraire le fœtus par voie abdominale après réalisation d'une hystérotomie.
Il faut cependant, dans la mesure du possible, privilégier l'accouchement par les voies naturelles, et ce afin d'éviter de réaliser la première césarienne, et ainsi toutes les conséquences ultérieures qui peuvent en découler.

1. Réalisation

- Patiente à jeun
- Antibioprophylaxie systématique
- Anesthésie locorégionale (rarement générale)
- Sondage vésical à demeure
- *Lateral tilt* 15°
- Désinfection cutanée (chlorhexidine alcoolique)
- Désinfection vaginale

2. Voie d'abord

La technique à privilégier est celle du Misgav-Ladach :

- incision cutanée transversale 2–3 travers de doigts au-dessus du pubis
- incision de l'aponévrose et ouverture aux doigts, ainsi que le plan des muscles droits
- ouverture du péritoine aux doigts
- pas de décollement vésico-utérin
- incision horizontale de l'utérus (2–3 cm), puis élargissement craniocaudal aux doigts
- l'incision verticale est parfois nécessaire en cas de prématurité extrême

3. Dégagement du fœtus

- Si présentation céphalique : saisir l'enfant en empaumant le sommet fœtal et se servir de sa main comme d'un plan incliné, en associant une pression abdominale sur le fond utérin avec l'autre main.
- Si présentation du siège : réaliser une grande extraction du siège.

4. Délivrance et fermeture

- Administration d'oxytocine dès le cordon ombilical clampé
- Réalisation d'un pH artériel ombilical
- Délivrance par traction douce du cordon ombilical et légère pression du fond utérin
- Révision utérine
- Pas d'extériorisation utérine systématique
- Suture de l'hystérotomie en un plan de Vicryl™ 1
- Pas de fermeture des plans péritonéaux
- Fermeture du plan aponévrotique en un plan de Vicryl™ 1
- Fermeture cutanée par des fils résorbables ou non

Indications

1. Césarienne programmée

Lorsque l'accouchement ne peut avoir lieu par les voies naturelles, une césarienne est programmée.

- Suspicion de macrosomie avec une estimation du poids fœtal > 4 250 g en cas de diabète gestationnel associé, ou > 5 000 g sans diabète associé
- Antécédent de rupture utérine
- Placenta praevia < 20 mm de l'orifice interne (mesuré par échographie vaginale)
- Présentation du siège de principe ou associée à une disproportion fœto-pelvienne, et/ou une mauvaise déflexion de la tête fœtale ou un désir de la patiente de ne pas accoucher par les voies naturelles
- Antécédent de dystocie des épaules compliquée
- Sérologie VIH positive avec charge virale positive, ou primo-infection herpétique
- Antécédent d'utérus cicatriciel avec cicatrice corporéale verticale ou segmento-corporéale, ou multicicatriciel (> 2 cicatrices)

2. Césarienne sur demande maternelle

Il s'agit d'un cas particulier. L'obstétricien doit être à l'écoute de la patiente et lui expliquer les bénéfices/risques d'une telle décision. Si la patiente persiste dans sa demande de césarienne, celle-ci pourra aboutir. En revanche, un obstétricien peut refuser une césarienne sur demande, mais la patiente doit alors être adressée à un collègue.

3. Césarienne en urgence

Il faut distinguer les césariennes en « urgence » et les césariennes devant être réalisées en « extrême urgence ».

Césarienne en urgence « relative »

Ces césariennes seront réalisées dans un délai généralement > 10–20 min, permettant la réalisation d'une rachianesthésie.

- Échec de déclenchement
- Stagnation de la dilatation
- Non-engagement à dilatation complète

Césarienne en extrême urgence

Ces césariennes doivent être dans la mesure du possible réalisées dans un délai (décision-extraction) généralement < 20 min (césarienne « code rouge »). Dans un certain nombre de cas, la réalisation d'une anesthésie générale est nécessaire.

- Suspicion d'hypoxie fœtale sur anomalies du RCF : bradycardie
- Pathologies funiculaires : procidence du cordon
- Pathologies placentaires : hématome rétroplacentaire
- Pathologies maternelles : arrêt cardiaque, hémorragie massive, rupture utérine, embolie amniotique.

Protocole spécifique des césariennes en extrême urgence ou « code rouge »

1. L'appel : urgence vitale : code rouge

Dès que l'indication de césarienne en urgence est posée, la SF responsable de la patiente désigne un membre de l'équipe chargé de prévenir, si possible en un appel unique, en précisant « code rouge », les 5 personnes :

- l'obstétricien de garde et l'interne (ou l'aide opératoire)
- l'anesthésiste
- l'IADE
- l'IBODE qui informera l'aide-soignant (AS) de bloc opératoire et donnera la disponibilité des salles
- et le pédiatre

2. En salle de césarienne

Les césariennes en urgence se font en 1er lieu dans la salle de césarienne du bloc opératoire. Si elle est occupée, elle se fera dans toute salle libre du bloc opératoire.

Du fait de l'éventualité non exceptionnelle de cette situation (5 % des césariennes), une salle d'intervention (ou une salle d'accouchement permettant de réaliser une césarienne en urgence) doit toujours être libre.

Préparation du bloc et passage en salle

Équipe de salle de naissance

- Passe la parturiente au bloc
- Contrôle l'activité cardiaque

Équipe « chirurgicale »

- **Les anesthésistes** vérifient et préparent : dossier, matériel, consommables
- **L'IBODE et l'AS** :
  - ouvrent tous les packs stériles du matériel et des boîtes
  - ouvrent 2 casaques chirurgicales
  - habillent les chirurgiens
- **Les chirurgiens se préparent** :
  - lavage rapide des mains avec utilisation de SHA
  - revêtent les casaques
  - préparent la table avec les instruments de 1re intention : lame de bistouri froid, aspiration, champs opératoires, ciseaux, pinces de Kocher, valve sus-pubienne, pinces à hémostase, ventouse et forceps accessibles

À l'arrivée de la patiente dans la salle d'opération

- **IBODE** :
  - pas de rasage
  - pose rapide d'une sonde vésicale à demeure
  - badigeonnage rapide sans détersion
  - plaque de bistouri électrique
  - sangle sur les cuisses de la patiente
  - aspiration

- **Anesthésistes** : préparation à l'induction
- **Obstétriciens** :
  - installation des champs
  - mise en place des instruments de 1re intention (dont l'aspiration)
  - « feu vert » aux anesthésistes

Extraction fœtale

- **Anesthésistes** : induction de l'anesthésie
- **Obstétriciens** :
  - incision après « feu vert » des anesthésistes
  - extraction fœtale après technique de Misgav-Ladach
- **Sage-femme** : responsable de récupérer le bébé pour le confier au pédiatre
- **IBODE et AS** :
  - pH au cordon et prélèvements placentaires si besoin
  - feuille d'écologie (nom de la SF, chirurgiens, anesthésistes, horaires, validation du compte des champs, coller les étiquettes de traçabilité du matériel utilisé)

Suite de l'intervention

Elle est identique au mode opératoire habituel ; on complétera la table de césarienne après l'extraction fœtale.

Réfection de la salle

Par l'IBODE et l'AS qui ont aidé pour la césarienne :

- mettre les textiles souillés et le placenta dans la poubelle
- ouvrir les instruments de la boîte de césarienne et les mettre à tremper dans le bac préparé par l'AS
- remplir la feuille de liaison pour la traçabilité de stérilisation (nom de la SF, nombre d'instruments et heure de trempage)
- l'AS évacue le linge, les déchets et le bac de décontamination (procédure de stérilisation), désinfecte la salle et prépare pour la césarienne suivante éventuelle

→ **Il est bénéfique de réaliser des simulations de ces situations.**

86 ACCOUCHEMENTS INSTRUMENTAUX

D'après les RPC du CNGOF 2008.

L'utilisation d'un instrument pour aider à la naissance par les voies naturelles remonterait à l'Antiquité. De nos jours, il s'agit de bien poser l'indication, de bien choisir l'instrument, et d'arriver ainsi à la naissance d'un enfant en bonne santé, au prix de conséquences maternelles minimales. La question se pose aussi de choisir une naissance assistée par instrument ou par césarienne.

Il existe 3 instruments utilisables pour réaliser un accouchement instrumental : la ventouse, le forceps, les spatules.

Les principales indications :

- anomalies du RCF
- absence de progression du fœtus en rapport avec des efforts expulsifs insuffisants
- une contre-indication aux efforts de poussée

Certaines **conditions de réalisation** sont identiques pour les 3 instruments : il faut que la présentation soit céphalique, que la dilatation soit complète, et que les membranes soient rompues. Il est également reconnu qu'il faut que la présentation soit engagée. Le bassin doit être perméable, sans cals. Il ne doit pas y avoir de disproportion fœtopelvienne. Les hauteurs de présentation (avec la correspondance anglo-saxonne) sont précisées dans le tableau suivant. L'épisiotomie de routine n'est pas recommandée pour tous les accouchements instrumentaux.

Classification francophone et anglo-saxonne du niveau des présentations dans le bassin maternel

Définition	Classification ACOG 1994	Correspondance française	Niveau
Présentation visible, a atteint le plancher pelvien avec rotation $\leq 45°$	*Outlet*	À la vulve, au détroit inférieur	$+3, +4$
Rotation $\leq 45°$	*Low a*	Partie moyenne, au détroit moyen	$\geq +2$
Rotation $> 45°$	*Low b*	Partie moyenne, au détroit moyen	$\geq +2$
Présentation engagée	*Mid*	Partie haute	$< +2$
Présentation non engagée	*High*	Au détroit supérieur	< 0

Le choix de l'instrument est laissé à l'opérateur, bien que les **indications optimales** diffèrent d'un instrument à l'autre. Ainsi les opérateurs devraient être formés aux 3 instruments et, au minimum, à 2 différents...

Il existe également deux situations :

- l'instrument est choisi pour terminer une situation dystocique
- ou pour abréger les efforts expulsifs quand l'analyse du rythme cardiaque fœtal n'est pas réassurant.

Dans le 1er cas, il sera nécessaire d'avoir auparavant mis en œuvre la correction d'une dystocie dynamique, ainsi qu'avoir tenté la rotation antérieure d'une variété postérieure.

Dans le 2e cas, c'est l'analyse rapide du partogramme qui rassurera l'opérateu sur la faisabilité de l'accouchement instrumental.

Dans les 2 cas, il faudrait être certain de la variété ainsi que de la hauteur de pré sentation. Une échographie transpérinéale peut être une aide rapide et précieuse en fin de travail pour connaître ces 2 paramètres importants.

Il est intéressant de toujours garder en tête les situations à risque d'échec de l'instru- ment, afin d'avoir un plan B facilement et rapidement mis en œuvre dans ces situations

- IMC > 30 kg/m²
- EPF > 4 000 g ou suspicion clinique de macrosomie
- occipito-sacrée
- partie haute

Contre-indications communes

- **Variété de position inconnue**
- Présentation non engagée
- Suspicion de macrosomie fœtale
- Présentation du front
- Risque de transmission virale materno-fœtale (CI relative)

Ventouse

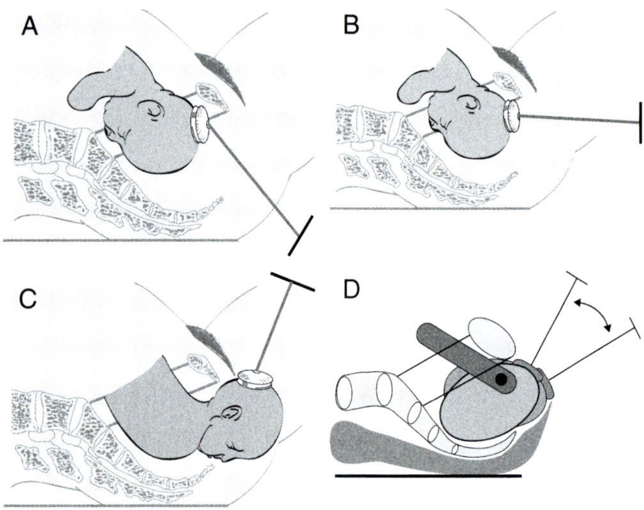

A. Relèvement léger de la traction (partie haute) ; B. Traction horizontale (partie moyenne) ; C. Traction pratiquement verticale (périnée) ; D. Mouvements de flexion-extension de la tête fœtale avec la ventouse pour faciliter l'ampliation périnéale.
Extrait de Schaal J.-P., Rietmuller D., Menget A. Ventouse obstétricale. EMC - Obstétrique 2004 : 1–16 [Article 5-095-A-30]. Copyright © 2018 Elsevier Masson SAS. Tous droits réservés.

1. Indications optimales

- Défaut de flexion, absence de rotation (postérieures et transverses)
- Contre-indication aux efforts expulsifs

2. Contre-indications spécifiques

- **Prématurité avant 34 SA**
- Présentation de la face, du front
- Présence d'une importante bosse sérosanguine
- Syndromes hémorragiques fœtaux
- Trouble de la minéralisation osseuse fœtale
- Anesthésie générale
- Non-participation maternelle

3. Technique

- La cupule doit être posée au point de flexion de la tête fœtale, en théorie à 3 cm de la petite fontanelle, en pratique au plus près de l'occiput.
- La dépression peut être faite en 2 temps, pendant une contraction, d'abord à 200 mbar puis 800 mbar après vérification de la position et de la non-interposition de tissus maternels.
- L'axe de traction permet d'abord « d'exagérer » la flexion (ce qui induira au besoin la rotation), puis doit respecter les axes naturels de progression de la tête fœtale, mimant le plus exactement possible la mécanique d'un accouchement spontané. Les tractions s'exercent en même temps que les contractions et les efforts de poussée. En moyenne 2 à 5 efforts suffisent.

4. Complications maternelles

- Atteintes périnéales dont lésions obstétricales du sphincter anal (LOSA)
- Déchirures cervicales (rares, à vérifier si hémorragie), évitables
- Atteinte de la muqueuse vaginale (attention au cône de branchement de certaines ventouses)

5. Complications néonatales

- Excoriation du cuir chevelu
- Décollement cutané localisé
- Céphalhématome
- Hématome sous-cutané diffus du cuir chevelu
- Fractures
- Ictère

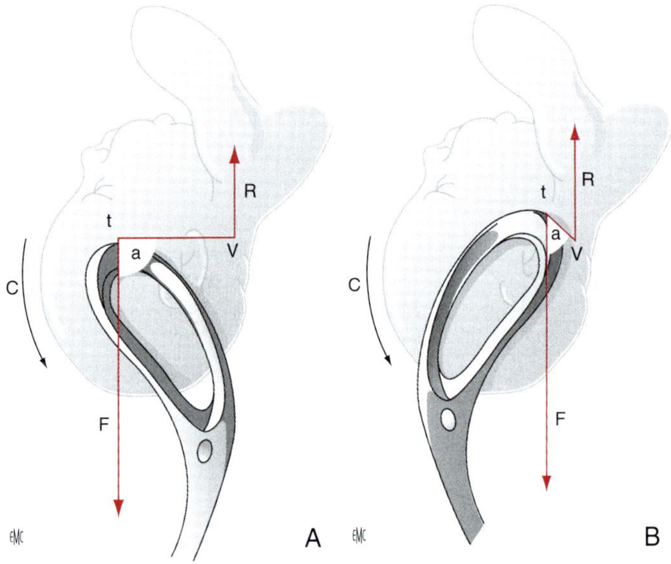

Positions des becs des cuillères et couple de déflexion sur prise en orientation postérieure (A) et antérieure (B)

R : résistance des tissus ; V : vertex, point de flexion de l'articulation occipitale ; t : point d'appui maxima des cuillères ; a : angle du bras de levier ; C : couple ; F : force de traction.

1. Indications optimales

- Mère « ne poussant pas »
- Anesthésie générale
- Tracé « très inquiétant »
- Arrêt de progression de la présentation

2. Contre-indications spécifiques

- Tête fœtale insuffisamment ossifiée (prématurité)
- Syndromes hémorragiques fœtaux
- Trouble de la minéralisation osseuse fœtale

3. Technique

- Pose de la cuillère postérieure puis de la cuillère antérieure, sans forcer, en s'aidant de l'autre main et des doigts intravaginaux
- Contrôle de la pose : suture sagittale perpendiculaire au plan des branches, fontanelle postérieure à mi-chemin entre les 2 cuillères
- Traction dans l'axe ombilico-coccygien pour les présentations antérieures.
- Le dégagement se fera manuellement, après avoir démonté le forceps et retiré les branches. C'est un temps où il faut être très attentif au contrôle de la tête
- L'épisiotomie peut être pratiquée au cas par cas

4. Complications maternelles

- Atteintes périnéales dont LOSA
- Atteintes urinaires
- Déchirures vaginales pouvant parfois remonter dans les culs-de-sac latéraux

5. Complications néonatales

- Céphalhématome
- Hémorragies sous-conjonctivales, excoriations palpébrales
- Paralysie faciale périphérique
- Fractures du crâne : linéaires, en bois vert avec enfoncement
- Hématome de la fosse postérieure du nouveau-né à terme
- Hématomes extraduraux
- Hématomes sous-duraux
- Hémorragie intracérébrale

Spatules

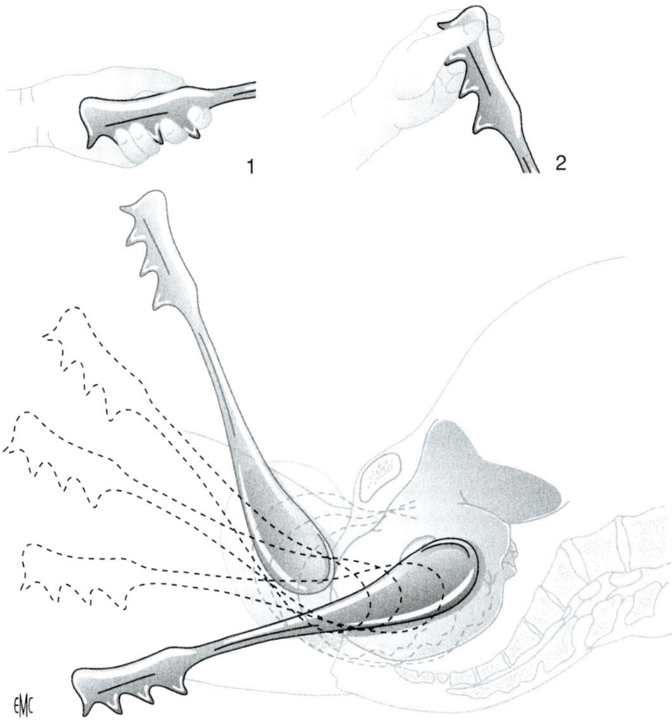

Variation de l'axe de traction avec la progression de la présentation
Les tractions s'exercent dans l'axe occipitomentonnier, amenant le sous-occiput sous la symphyse pubienne. En cartouche : 1. Manière de tenir la spatule lors de l'extraction ; 2. Manière de tenir la spatule pour la retirer lors du dégagement.
Extrait de Parant O., Simon-Toulza C., Fournié A. Spatules de Thierry. EMC - Obstétrique 2011 : 1–7 [Article 5-095-A-10].

1. Indications optimales

- Bosse sérosanguine rendant difficile l'évaluation précise de la variété de présentation
- Présentation céphalique transverse
- Prématuré ou hypotrophie
- Fœtus à risque de trouble de l'hémostase
- Présentation de la face (mento-pubienne)

2. Contre-indications spécifiques

Pas de CI spécifique aux spatules. Relative : suspicion de fragilité vaginale ou périnéale (mycoses à répétition, etc.).

3. Technique

- La technique est la même que celle utilisée pour les forceps. La spatule postérieure en premier, l'antérieure ensuite avec un tour de spire si nécessaire. La manœuvre doit être exécutée avec douceur ; elle ne doit jamais se faire par torsion des poignées.
- Pendant leur mise en place, les becs des spatules ne doivent jamais perdre le contact total avec la tête fœtale.
- Il faut à ce moment juger de l'utilité de pratiquer une épisiotomie.
- Les 2 branches vont écarter les tissus maternels et propulser ainsi la tête fœtale.
- Dès que la tête fait bomber le périnée, on retire les spatules et on termine le dégagement

4. Complications maternelles

- Atteintes périnéales dont LOSA
- Atteintes cervicovaginales
- Déchirures vaginales pouvant parfois remonter dans les culs-de-sac latéraux

5. Complications néonatales

Très peu de lésions du nouveau-né, moins qu'avec la ventouse et le forceps.

Une fois l'accouchement instrumental terminé

Il faut établir un compte rendu, qui précisera :

- les acteurs (sénior et interne, anesthésiste)
- le terme
- l'indication et l'évaluation clinique du bassin maternel
- l'évaluation de l'ERCF
- la hauteur et la variété de la présentation
- la facilité de la pose
- la durée de la traction (en nombre de contractions) et son type (aisée, soutenue, difficile)
- le lâchage et la repose éventuelle
- la description des lésions maternelles et néonatales

Abandon et changement de technique

Il faut savoir arrêter et donc abandonner une tentative d'accouchement instrumental qui se prolonge. Les indications d'abandon sont :

- absence de progression sur chaque traction (une progression soit en hauteur, soit en flexion ou en rotation)
- pas d'accouchement imminent après 3 tractions

Il arrive parfois que l'on choisisse de *poursuivre l'accouchement par voie basse avec une deuxième méthode*. Ceci est possible après l'échec d'une ventouse (échec de ventouse : 3–4 %) en choisissant un forceps ou des spatules. Il est toutefois à noter que l'utilisation séquentielle d'instruments augmente très significativement la morbidité materno-fœtale.

Dans ce cas, il faut absolument respecter les conditions suivantes :

- choix par un praticien entraîné
- progression effectuée avec le 1er instrument
- **en salle de césarienne**, sauf si présentation à la vulve
- absence de macrosomie fœtale
- absence d'anomalie du bassin
- renoncer si l'assistance semble difficile ou **s'il existe des signes d'asphyxie fœtale**

Le tableau suivant devrait aider à choisir la bonne stratégie, en fonction du contexte général de l'accouchement :

	Bon état fœtal	**Risque de d'asphyxie fœtale**	**Risque de macrosomie**
Détroit moyen, variétés postérieures	Ventouse Forceps Césarienne	Césarienne	Césarienne
Détroit moyen, variétés antérieures	Ventouse Forceps Césarienne	Césarienne Ventouse Forceps	Césarienne
Partie basse	Forceps Ventouse Spatule	Forceps Ventouse Spatule	Forceps Ventouse Spatule

N.B. : Il est entendu que les applications d'instrument au-dessus du détroit moyen ne sont pas recommandées. Toutefois, au cas par cas et entre des mains expérimentées, elles peuvent être réalisées sur un bon état fœtal. Une évaluation pondérale échographique en faveur d'un poids important, une HU élevée et une progression laborieuse de la dilatation doivent amener à la prudence dans l'utilisation d'in instrument au risque de générer une dystocie grave des épaules.

87 Réparation des lésions du périnée

Épisiotomie – déchirures périnéales simples

Conditions

Mesures d'asepsie :

- asepsie du périnée
- port de gants, masque et chapeau

Technique

- Bilan initial de l'ensemble des lésions vaginales et périnéales
- Analgésie correcte
- **Surveillance des saignements** +++ **en cas de mise en place de compresse → repérage par un fil ou « souris »**
- Utiliser un fils résorbable
- Suture du vagin (2/0)
- Suture des muscles (0)
- Suture de la peau (3/0)
- Préférer les surjets aux points séparés (plus de confort, moins de désunion)
- TV = vérifier l'absence de compresses vaginales +++
- TR = vérifier l'absence de fils intrarectaux
- Compte rendu détaillé

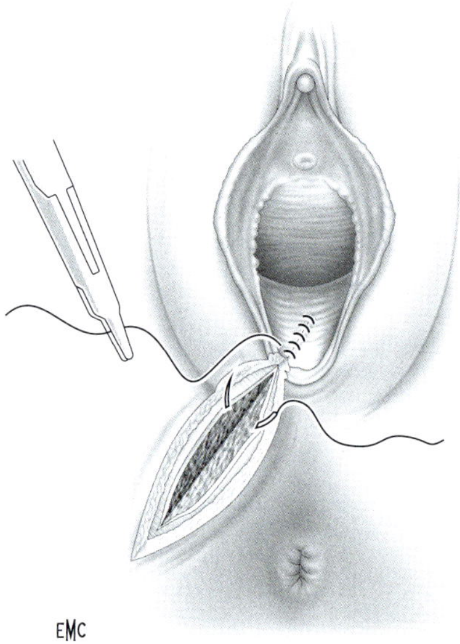

Suture de l'épisiotomie : plans vaginal et musculaire

Extrait de Parant O, Reme JM, Monrozies X. Déchirures obstétricales récentes du périnée et épisiotomie. EMC - Obstétrique 1999 : 1–9 [Article 5-078-A-10]. Copyright © 2018 Elsevier Masson SAS.

Déchirures du 3e et du 4e degré

- Réparation par un sénior ± avis chirurgien viscéral
- Points séparés extra-muqueux résorbables sur la muqueuse anale 3/0
- Repérage des extrémités du sphincter externe
- 2 points en U sur le sphincter externe au fil résorbable 2/0
- Suture du vagin, du muscle et de la peau
- Compte rendu détaillé
- Laxatifs **jusqu'à VPN (4 semaines)**
- Pas d'efforts de poussée ni de rapports sexuels ni de position **accroupie jusqu'au contrôle à la VPN**
- Pas de rééducation périnéale initiale
- Réévaluation à distance par l'opérateur avec échographie du sphincter externe

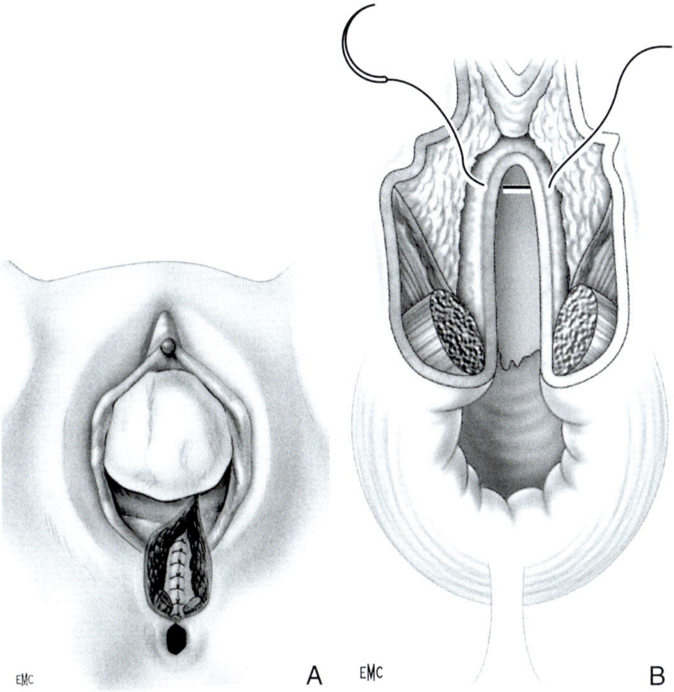

Réparation des déchirures du troisième degré : suture de la muqueuse anale
À droite : technique de suture de la paroi anorectale.
Extrait de Parant O, Reme JM, Monrozies X. Déchirures obstétricales récentes du périnée et épisiotomie. EMC - Obstétrique 1999 : 1–9 [Article 5-078-A-10]. Copyright © 2018 Elsevier Masson SAS. Tous droits réservés.

88 Dystocie des épaules

D'après les RPC du CNGOF 2015.

Définition

- Difficulté à l'engagement des épaules nécessitant la réalisation de manœuvres
- La tête apparaît comme aspirée à la vulve

Facteurs de risque et CAT

Aucun facteur de risque dans 50–75 % des dystocies.

Anténataux	Per-partum
Antécédent de dystocie des épaules : discuter l'opportunité d'une césarienne Macrosomie suspectée : • déclenchement > 39 SA • césarienne si > 5 000 g Diabète prégestationnel +++ ou gestationnel : • régime • césarienne si > 4 500 g Obésité : • conseil diététique et activité physique • déclenchement Grossesse prolongée/terme dépassé	Travail long Recours à l'oxytocine durant le travail Extraction instrumentale → Césarienne si macrosomie et engagée partie haute

Éléments clés

Attitude

- Dire qu'il s'agit d'une dystocie des épaules
- Personnel en nombre suffisant = faire appeler obstétricien, sage-femme, pédiatre et anesthésiste. Appeler la personne la plus expérimentée de l'équipe
- Rester calme +++. Rassurer la patiente et l'équipe
- Ne pas tirer sur la tête. Ne pas réaliser de rotation paradoxale
- Il est possible de réaliser une épisiotomie pour faciliter les manœuvres, mais celle-ci ne doit pas être systématique
- Ne pas faire d'expression fundique
- Informer immédiatement le pédiatre en cas de survenue d'une dystocie des épaules et si possible en cas de facteurs de risque

Manœuvres

- Manœuvre de Mac Roberts (hyperflexion des jambes) + pression sus-pubienne avec le poing (par une personne placée latéralement à la patiente)

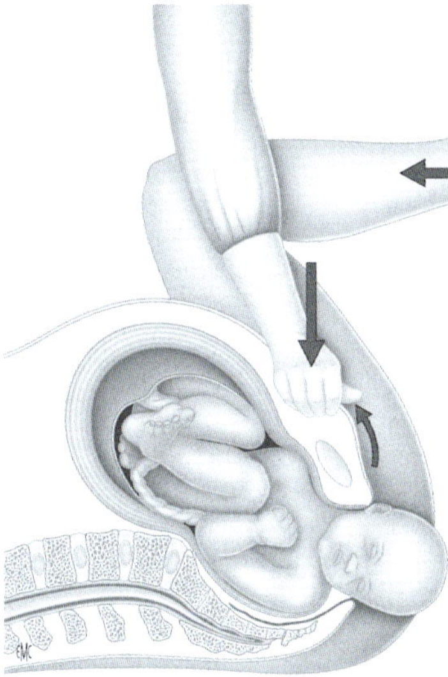

Manœuvre de Mac Roberts
Elle associe une flexion maximale des cuisses, une pression sus-pubienne, et une manœuvre d'abaissement de l'épaule antérieure par traction sur la tête fœtale. Ce dernier geste est potentiellement dangereux s'il n'est pas rigoureusement maîtrisé dans son intensité et sa durée.
Extrait de Gabriel R, Harika G, Bertrand A. Dystocie des épaules et paralysie obstétricale du plexus brachial. EMC - Obstétrique 2014 ; 9(3) : 1–16 [Article 5-067-A-10]. Copyright © 2018 Elsevier Masson SAS. Tous droits réservés.

- Si échec :
  - l'épaule postérieure est perçue dans la cavité pelvienne : manœuvre de Wood « inversé » : utiliser la main du côté de l'épaule postérieure et imprimer un mouvement de rotation de 180° en appuyant sur la face postérieure de l'épaule. Il peut être nécessaire de changer de main pour terminer la rotation après le franchissement de la ligne médiane

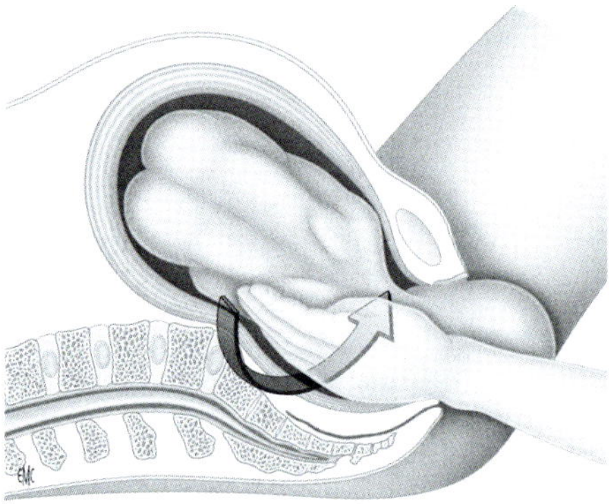

Manœuvre de Wood inversée ou manœuvre de Rubin
La main est introduite en arrière de l'épaule postérieure et exerce une poussée pour faire tourner le diamètre biacromial de 180°. Il ne faut pas tourner la tête !
Extrait de Gabriel R, Harika G, Bertrand A. Dystocie des épaules et paralysie obstétricale du plexus brachial. EMC - Obstétrique 2014 ; 9(3) : 1–16 [Article 5-067-A-10]. Copyright © 2018 Elsevier Masson SAS. Tous droits réservés.

  - l'épaule postérieure n'est pas perçue ou les manœuvres précédentes ont échoué : manœuvre de Jacquemier : utiliser la main opposée du côté du dos ; saisir la main du membre supérieur postérieur et enrouler le bras vers le visage dans l'axe ombilico-coccygien ; il est également possible de saisir le coude et le bras (Jacquemier « bas »). L'opérateur doit se tenir à genoux devant la patiente installée en position de Mac Roberts. Cette traction douce va entraîner une rotation de 180° du corps du fœtus et un dégagement du bras postérieur. Ainsi, la réduction du diamètre bi-acromial permettra un engagement des épaules du fœtus puis l'explusion.

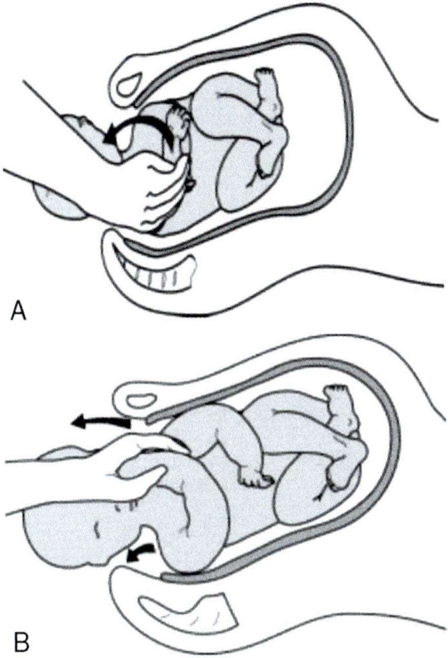

Manœuvre de Jacquemier
A. L'avant-bras est fléchi sur le bras ; B. La main est saisie et tirée, ramenant le bras en même temps que l'épaule postérieure tourne en avant et se dégage.
Oury J.-F., Sibony O., Luton D., Feraud O., Voluménie J.-L., Blot P. Stratégies obstétricales et conduites d'urgence dans l'accouchement du macrocosme. Journal of Gynecology Obstetrics and Human Reproduction *2000 ; 29 : 20–24.*

Débriefer après le geste avec l'équipe pour homogénéiser les informations notées dans le dossier et dans un souci d'amélioration de la prise en charge pour des situations futures.
Discuter avec le couple immédiatement et à distance. Un accouchement difficile peut être source de dépression du post-partum.
→ **Importance d'une formation spécifique par simulation de l'ensemble des soignants de salle de travail sur cette manœuvre.**

89 Procidence du cordon

1. Prévenir la procidence

Avant une rupture artificielle des membranes, il est important de s'assurer de l'absence de procubitus du cordon. Elle doit s'effectuer sur une présentation autant que possible bien appliquée. La rupture des membranes devra être prudente en cas d'excès de liquide amniotique et éventuellement être réalisée sous spéculum à l'aide d'une aiguille.

2. Reconnaître la procidence

Le diagnostic est évoqué devant un ralentissement prolongé, voire une bradycardie ou devant la constatation fortuite du cordon dans le vagin ou à l'extérieur.
Le diagnostic est d'autant plus facilement évoqué lorsque les anomalies du RCF apparaissent dans les suites d'une rupture spontanée ou artificielle des membranes.
Le diagnostic est posé lors du toucher vaginal qui permet de palper un segment de cordon dans le vagin sous la forme d'un cordon, synchrone au pouls fœtal, située en avant de la présentation.

3. Apprécier la vitalité fœtale

Il importe alors d'apprécier la vitalité fœtale sans retarder la réalisation d'une césarienne :

- battements du cordon
- enregistrement du rythme cardiaque fœtal

Si le diagnostic est porté à l'admission d'une patiente qui consulte pour une rupture spontanée, il conviendra de vérifier à l'échographie l'activité cardiaque fœtale.

4. Choisir la voie d'accouchement

La conduite à tenir est fonction de l'état fœtal, du degré de dilatation et du type de présentation :

- si l'enfant est vivant, l'accouchement par les voies naturelles ne peut se concevoir que si la dilatation est complète et la présentation engagée chez une multipare. L'accouchement par voie vaginale peut également s'envisager en cas de présentation du siège à dilatation complète en l'absence d'anomalies du RCF
- si l'enfant est mort ou non viable, l'accouchement par voie basse sera préféré

Dans toutes les autres situations avec enfant vivant, une césarienne s'impose en urgence.

5. Gestes à réaliser en vue d'une césarienne

- Déclencher la procédure césarienne « code rouge ».
- Gestes à réaliser immédiatement :
  - si la présentation est haute, tenter, sans forcer et sans retarder la préparation d'une césarienne, de refouler le segment de cordon

- faire procéder au refoulement manuel de la présentation (et non du cordon) par une sage-femme. Le refoulement de la présentation devra être maintenu jusqu'à l'extraction fœtale par césarienne
- pose d'une sonde vésicale avec éventuellement un remplissage vésical par du sérum permettant de refouler transitoirement la présentation. La sonde devra être déclampée avant l'hystérotomie (ceci ne doit pas se substituer au refoulement manuel)

■ Dans le même temps :
- faire appeler un anesthésiste en urgence, ainsi que le reste de l'équipe obstétricale et le pédiatre de garde
- transfert en urgence vers le bloc opératoire
- faire préparer une table pour la césarienne en urgence

90 Fièvre pendant le travail

Rappel

Définition : T° > 38,5 °C avec analgésie péridurale et T° > 38,2 °C sans analgésie péridurale

1. Surveillance clinique

- T°, pouls, PA/h, diurèse
- LA (couleur)

2. Explorations

- NFS, CRP, ECBU, PV ou prélèvement de liquide amniotique, hémocultures
- ERCF ± oxymétrie

3. Stratégie thérapeutique

- D'emblée **ceftriaxone (Rocéphine®) 1 g IVL/24 h** (30-40 % de résistance d'*E. coli* à l'amoxicilline)
- Si allergie aux lactamines/céphalosporines : clindamycine (Dalacine®) 600 mg/8 h
- Paracétamol 1 g/6 h IV puis relais *per os* dès que possible
- Les modalités d'accouchement devront favoriser une naissance rapide et si possible par voie basse
- À la naissance :
  - examen clinique par pédiatre
  - liquide gastrique et procalcitonine au cordon
  - placentoculture et anatomopathologie placentaire
  - antibiothérapie à poursuivre jusqu'aux résultats des examens complémentaires, relais par amoxicilline (Clamoxyl®) 1 g 3 fois/j ou céfixime (Oroken®) 200 mg 2 fois/j en fonction des résultats et antibiogrammes

91 ANTIBIOPROPHYLAXIE

Antibioprophylaxie et accouchement

1. Césarienne (conférence de consensus SFAR, 1999)

- **Sans facteur de risque :**
  - césarienne programmée et RPDE < 12 h :
  - céfazoline 2 g IV si allergie : clindamycine 600 mg IV; 1 injection après clampage du cordon
- **En cas de facteur de risque :**
  - césarienne en urgence
  - césarienne dans un tableau hémorragique (HRP, placenta praevia, procidence, etc.)
  - RPDE > 12 h
  - phase active > 12 h ou ≥ 3 maturations
  - céfazoline 2 g/8 h pendant 24 h
- **En post-partum, en cas de traitement antibiotique pendant le travail :** poursuivre en attendant les résultats de placentoculture :
  - si positif = antibiothérapie 7 j
  - si négatif = arrêt des antibiotiques

2. Voie basse

- Pendant le travail (recommandations Anaes, 2001) : la seule indication d'antibioprophylaxie concerne le streptocoque B **(et uniquement ce germe)** dépisté entre 34 et 38 SA (*cf.* fiche 42)
- En cas de manœuvres :
  - RU sans facteur de risque : rien
  - RU avec facteur de risque (*cf.* fiche 97) : céfazoline 2 g IV ou clindamycine 600 mg ou amoxicilline-acide clavulanique 2 g IVL
- Délivrance artificielle avec révision utérine : amoxicilline-acide clavulanique 2 g IVL si allergie : clindamycine
- Hémorragie de la délivrance : amoxicilline-acide clavulanique 2 g IVL à poursuivre si corps étranger (méchage, ballon), si allergie : clindamycine
- Périnée complet : amoxicilline-acide clavulanique 2 g IVL, si allergie : métronidazole (Flagyl®) 1 g, si périnée complet compliqué, antibiothérapie poursuivie 8 j

3. Autres gestes au bloc obstétrical

- Curetage : pas d'antibiothérapie
- Cerclage : pas d'antibiothérapie sauf si contexte infectieux
- Laser/drain thoracoamniotique : céfazoline 2 g IVL, si allergie : clindamycine 600 mg
- Amniodrainage/exsanguino-transfusion : pas d'antibiothérapie

Remarque : attention aux patientes obèses (IMC > 35 kg/m^2) adapter les posologies ++++ :

- céfazoline 4 g : perfusion 30 min ; réinjection 2 g si > 2 h
- clindamycine 900 mg : dose unique
- gentamicine : dose unique (max 500 mg)

Antibiothérapie curative probabiliste

- En cas de fièvre pendant le travail : ceftriaxone 1 g/24 h
- **En cas de chorioamniotite clinique :** ceftriaxone 1 g/24 h + gentamicine 3 mg/kg/24 h. En cas de chorioamniotite, il est important pour la mère et pour l'enfant de traiter rapidement. Le traitement doit être institué même si l'accouchement est imminent

92 Prise en charge d'un placenta praevia hémorragique

1. Évaluation rapide du retentissement maternel et fœtal : préciser le degré d'urgence

- Évaluation de l'abondance des saignements (notamment par l'examen sous spéculum)
- État hémodynamique maternel (PA, FC)
- HemoCue® (mesure du taux d'hémoglobine)
- Enregistrement du cardiaque fœtal et tocométrie

2. Évaluation étiologique

- Échographie (abdominale et voie vaginale) qui permettra notamment de déterminer l'insertion placentaire (marginal, latéral, recouvrant) et en outre d'évaluer la vitalité fœtale. En cas d'utérus cicatriciel et d'une insertion antérieure, une attention particulière sera accordée au risque de placenta accreta
- Pas de toucher vaginal en cas de suspicion de localisation praevia

3. Explorations complémentaires

- En urgence : groupe, rhésus, RAI, NFS, plaquettes, bilan de coagulation, test de Kleihauer
- ECRF : 1/j

4. Stratégie thérapeutique

Celle-ci sera adaptée à l'abondance des saignements et au degré d'urgence.

- Mise en place d'une voie veineuse
- Césarienne en urgence si hémorragie massive ou persistante et/ou anomalies du RCF (sauf si poche des eaux accessible à une rupture qui permettra souvent d'arrêter les saignements)
- Si pas d'indication urgente à faire naître :
  - maturation pulmonaire par bétaméthasone si terme < 34 SA
  - repos non strict
  - tocolyse par inhibiteurs calciques ou atosiban (Tractocile®) (*cf.* fiche 46)
  - immunoglobulines anti-D (Rhophylac®) si femme de rhésus négatif
  - supplémentation par fer et vitamine D
  - n'envisager un retour au domicile (avec repos) qu'après au moins 2 j consécutifs sans métrorragies
- Programmer césarienne à 39 SA en cas de placenta praevia recouvrant. La distance entre le placenta et l'orifice interne du col pouvant augmenter avec l'ampliation du segment inférieur de l'utérus, la localisation placentaire devra être vérifiée vers 36-37 SA avant de confirmer l'indication
- Risque augmenté d'hémorragie du post-partum devant conduire à anticiper ce risque au moment de l'entrée en salle de naissance où au bloc opératoire (commande prévisionnelle de culot globulaire, délivrance dirigée, surveillance rapprochée, etc.)

- Indications de césarienne :
  - placenta recouvrant
  - présentation non céphalique
  - procidence du cordon
  - vaisseaux praevia (échographie par voie vaginale +++)
  - placenta praevia non recouvrant hémorragique malgré la RPM
  - placenta praevia inséré > 20mm de l'orifice interne (cas par cas)

93 Inversion utérine

Situation exceptionnelle.
Il faut savoir y penser, le diagnostic est facile, le traitement est simple si réalisé immédiatement, sinon : risque d'hémorragie sévère et de nécrose utérine secondaire.

Facteurs de risque

- Souvent aucun
- Traction sur le cordon pour la délivrance ?
- Pression fundique excessive pour la délivrance ?
- Grande multiparité ?
- Placenta accreta ? Contre toute attente, ce n'est pas un facteur de risque

Diagnostic

Au moment de la délivrance, une masse est expulsée accolée au placenta apparaissant à la vulve.
Il est fréquent de penser qu'il s'agit d'un fibrome mais à la palpation de l'abdomen, on ne perçoit plus l'utérus et au toucher vaginal, on butte immédiatement sur les culs-de-sacs vaginaux car l'utérus est retourné en doigt de gant.

Évolution

Le plus souvent, l'utérus ne peut se rétracter spontanément, conduisant à une hémorragie du post-partum.
Après refoulement de l'utérus (désinvagination), l'utérus ayant été distendu, il a des difficultés à se contracter, conduisant à une hémorragie secondaire, voire un choc.
À un stade plus tardif, l'utérus inversé peut se rétracter tout en restant inversé et extériorisé. Les éléments du diagnostic sont identiques mais cette rétraction prolongée aura pu induire une dévascularisation de l'utérus avec nécrose secondaire. Secondairement : hémorragie ± choc.

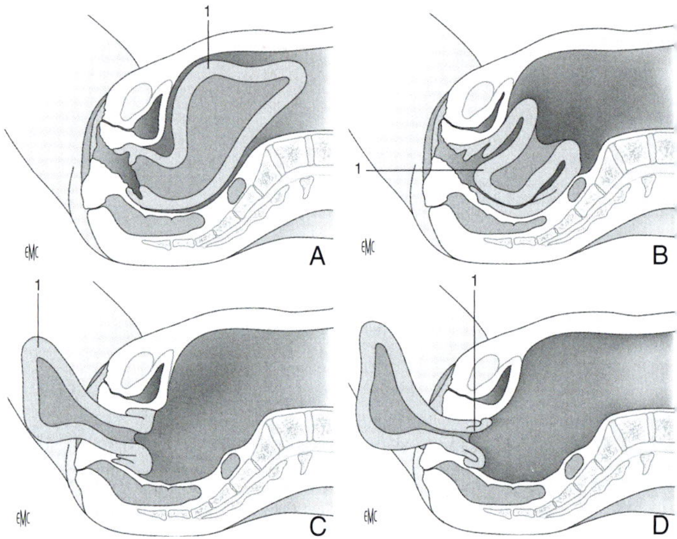

A. Inversion utérine du premier degré (1. Dépression en cupule du fond utérin); B. Inversion utérine du deuxième degré (1. Franchissement du col par le fond utérin inversé); C. Inversion utérine du troisième degré (1. Extériorisation hors du vagin du fond utérin); D. Inversion utérine du quatrième degré (1. Participation de la paroi vaginale au retournement).

Extrait de Ramanah R., Maillet R., Riethmuller D. Inversion utérine puerpérale. EMC - Obstétrique 2010 : 1–11 [Article 5-107-A-10].

Traitement

3 éléments essentiels :

- urgence
- refouler l'utérus dès que possible
- renforcer la contractilité par des ocytociques systématiquement

Manœuvre de refoulement par voie vaginale

On bloque l'utérus par la main abdominale et l'autre main refoule progressivement l'utérus invaginé.

Pratiquée rapidement, cette manœuvre est très simple et efficace.

Si la manœuvre ne fonctionne pas, liée à une prise en charge trop tardive, on peut réaliser une traction par laparotomie.

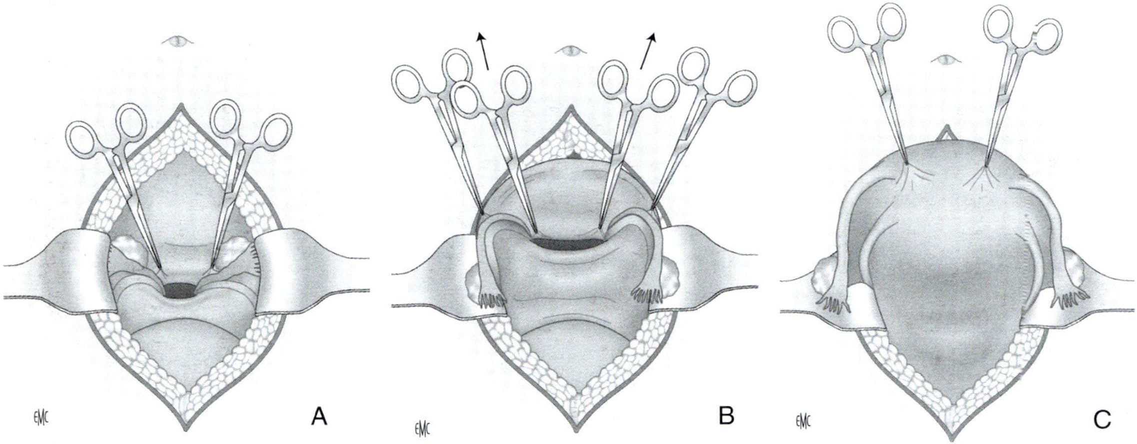

Intervention du Huntington
A. Première prise à l'aide des pinces d'Allis ; B. Désinvagination progressive de l'utérus ; C. Fin de l'intervention : l'utérus a retrouvé sa forme normale.
Extrait de Ramanah R., Maillet R., Riethmuller D. Inversion utérine puerpérale. EMC - Obstétrique 2010 : 1–11 [Article 5-107-A-10].

94 Thrombus vulvaire

Le thrombus vulvovaginal est une complication obstétricale rare, mais potentiellement grave, apparaissant dans 1/700 accouchements pour les petits hématomes, et 1/4 000 pour les volumineux.

Il est dû à une rupture vasculaire survenant au moment de l'expulsion fœtale, souvent veineuse qui se constitue dans l'épaisseur du vagin, après laminage de la paroi et diffusion le long des différents fascias.

Il s'agit d'un hématome et non d'un thrombus.

On distingue trois localisations :

- l'hématome vulvaire, le plus fréquent. Limité aux tissus vulvaires, c'est un hématome de l'épaisseur de la grande lèvre, au-dessous du plan aponévrotique du périnée. Il refoule en dedans la petite lèvre
- l'hématome vulvovaginal. Il intéresse, outre la vulve, les tissus paravaginaux, le périnée et la fosse ischiorectale. La collection est limitée en dedans par le vagin, en dehors par le muscle releveur et son aponévrose.
- l'hématome pelvi-abdominal ou supravaginal. L'hémorragie a diffusé au dessus des aponévroses pelviennes dans la région rétropéritonéale ou intraligamentaires, parfois, il est primitif, en rapport avec une fissure du segment inférieur.

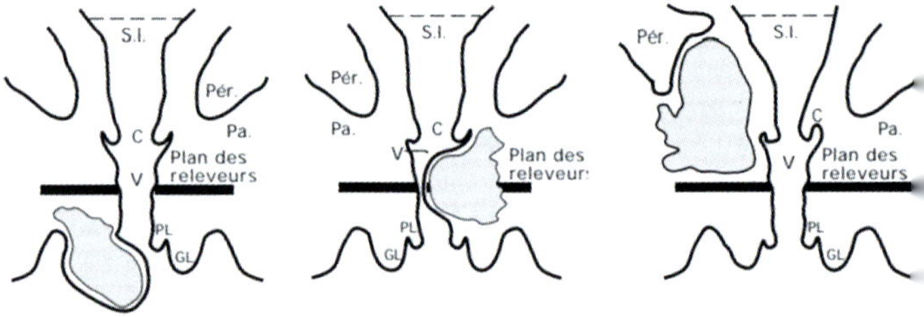

Thrombus vulvaire

A. Hématome vulvaire ; B. Hématome vaginal ; C. Hématome pelvi-abdominal.
C : col ; GL : grandes lèvres ; Pa. : paramètres ; PL : petites lèvres ; S.I. : segment inférieur ; V : vagin.

Riethmuller D., Pequegnot-Jeannin C., Rabenja C.A., Koerberle Ph., Schaal J.-P., Maillet R. Une cause rare d'hémorragie du post-partum : le thrombus génital. Journal of Gynecology Obstetrics and Human Reproduction *1997; 26(2) : 154–158.*

Ces hématomes apparaissent en général immédiatement ou quelques heures après l'accouchement car pendant le travail, la tête fœtale assure l'hémostase en compirmant les parois vaginales et le périnée.

Facteurs favorisants

Ce sont la primiparité, les extractions instrumentales (forceps ou ventouse), la toxémie gravidique, les grossesses gémellaires, et les varices vulvovaginales.
Le thrombus peut également survenir après réparation insuffisante d'une épisiotomie ou d'une déchirure dont l'angle d'incision n'a pas été correctement suturé.
Parfois, aucune cause n'est retrouvée et le thrombus vient compliquer un accouchement en apparence normal.

Clinique

Une à quelques heures après l'expulsion, apparaît une triade symptomatique : **une douleur intense** au niveau du périnée, parfois des grandes lèvres, associée à **un ténesme** et **une envie de pousser.**
L'importance du thrombus peut être à l'origine de signes de choc.
Le diagnostic est fait cliniquement par le toucher vaginal avec perception d'une tuméfaction **très douloureuse au niveau d'une des grandes lèvres** dans le cas de l'hématome vulvaire, ou au niveau de la paroi latérale du vagin refoulant la cavité vaginale dans le cas de l'hématome vulvovaginal.
Pour l'hématome pelvi-abdominal, les signes généraux sont ceux d'une hémorragie interne avec une douleur permanente, sourde, profonde. Au palper, on retrouve une défense : l'utérus est dévié ; si l'hématome est important, une voussure est visible au-dessus de l'arcade crurale. Au toucher vaginal, on perçoit une infiltration latéro-utérine ferme refoulant un cul-de-sac. L'échographie vérifie l'absence de rétention intra-utérine et d'hématométrie.

Traitement

Il doit être instauré rapidement car le pronostic vital maternel peut être compromis en cas d'extension de l'hématome au niveau abdominal.

1. Thrombus vulvovaginaux

Une incision de l'hématome est pratiquée sous anesthésie générale pour évacuer au doigt la collection sanguine. En général, l'hémostase précise est difficile à réaliser. L'hémostase est généralement réalisée par des points en X avec ou sans drainage de l'espace décollé par une lame multitubulée, et surtout par un tamponnement serré par plusieurs mèches à prostate (au moins 4) laissées en place 24 à 48 h dans le vagin. Du fait de l'importance de la compression vaginale, il est indispensable de poser une sonde vésicale à demeure. Lors de l'ablation des mèches, il faut se tenir prêt à parer à l'éventualité d'une reprise hémorragique mais ceci est exceptionnel.
En cas d'inefficacité des méthodes de tamponnement :

- la ligature des artères hypogastriques a l'avantage de préserver la fonction de reproduction et d'être réalisable dans tous les centres chirurgicaux quel que soit l'état hémodynamique de la patiente ;
- ou l'embolisation artérielle radiologique percutanée des artères hypogastriques.

2. Thrombus pelvi-abdominal

Il faut traiter le choc et l'anémie. L'examen sous valves vérifie l'intégrité du col et la révision utérine l'absence de brèche utérine.

La méthode sera identique à celle décrite plus haut mais il faudra bien vider l'hématome par pression abdominale avant de mettre les mèches vaginales.

95 Indications des prélèvements néonatals et d'appel du pédiatre

Prélèvements et indications

Liquide gastrique, placentoculture et procalcitonine au cordon +++ :

- tout prématuré < 37 SA
- tout nouveau-né symptomatique (fièvre > 38 °C, mauvaise adaptation à la vie extra-utérine, détresse respiratoire)
- nouveau-né asymptomatique avec facteur de risque d'infection maternofœtale :
  - température maternelle :
    - > 38 °C en début de travail
    - > 38,5 °C en fin de travail sous-péridurale
    - > 38,2 °C en fin de travail et sans péridurale
  - infection génitale ou urinaire en cours traitée ou non
  - travail prolongé avec phase active > 12 h
  - à partir de trois maturations
  - rupture de la poche des eaux ≥ 12 h
  - anoxie périnatale aiguë sans cause obstétricale (Apgar < 7 à 5 min)
  - tachycardie fœtale ≥ 160/min pendant > 10 min et persistante
  - liquide amniotique méconial (ou liquide teinté + autre facteur de risque) sans cause obstétricale
  - chorioamniotite avérée
  - naissance en dehors d'une salle de naissance dédiée
  - prélèvement vaginal de dépistage du 3e trimestre positif à streptocoque B sauf si la mère a reçu 2 doses d'antibioprophylaxie espacées de 4 h avant la naissance du bébé
  - grossesse non suivie

Appel du pédiatre

. Appel anténatal (information du pédiatre)

- Naissance d'un enfant d'âge gestationnel compris entre 23 et 34 SA + 6 j et/ou de poids fœtal estimé compris entre 500 et 1 800 g
- Césarienne sous anesthésie générale
- Césarienne code rouge
- Siège chez une primipare
- Grossesse gémellaire avec une présentation non céphalique ou risque de VMI
- Diagnostic anténatal d'une pathologie nécessitant une prise en charge immédiate (cardiopathie, malformation intrathoracique, allo-immunisation Rh, etc.)
- Réanimation néonatale prévisible (hématome rétroplacentaire, procidence, extraction difficile, anomalies importantes du RCF)
- Soins palliatifs validés en prénatal

2. En postnatal immédiat

- Toute détresse vitale
- Naissance avec pH < 7 : appel immédiat après la naissance pour évaluation et protocole hypothermie
- pH < 7,10 : appel avant de remonter le bébé dans sa chambre pour évaluation (et hypothermie ?)
- Allo-immunisation anti-Rh (possibilité de photothérapie précoce)
- IMG
- Soins palliatifs validés en anténatal
- Détresse respiratoire
- Tout enfant qui inquiète ! (pâleur, cyanose, malformations)

96 DÉLIVRANCE DIRIGÉE

Rappel

La prise en charge active de la délivrance diminue par 2 à 3 le risque de survenue d'une hémorragie du post-partum.
Elle raccourcit le délai de la délivrance.
⅔ des hémorragies sévères surviennent en l'absence de facteur de risque

1. Indications

Sa réalisation est préconisée **pour tous les accouchements** et, tout particulièrement, en cas de risque hémorragique :

- surdistension utérine : grossesse multiple, macrosomie fœtale, hydramnios
- utérus polymyomateux
- antécédents d'hémorragie de la délivrance (récurrence : 20 à 25 %)
- contexte infectieux (chorioamniotite)
- travail prolongé ou trop rapide (dystocie dynamique ou mécanique)
- allongement de la 3e phase du travail (> 30 min)
- césarienne (surtout en cours de travail)
- HRP, MFIU
- anomalies de la coagulation
- âge maternel > 39 ans, obésité
- causes iatrogènes favorisant l'inertie utérine (β-mimétiques)
- autres facteurs (discutés) :
  - prééclampsie sévère
  - grande multiparité
  - utérus malformé

2. Technique

- Oxytocine (Syntocinon®) 5–10 UI (1–2 amp) en IVL ou IM
- IVD possible en l'absence d'antécédent cardiovasculaire
- Injectée au moment du dégagement de l'épaule antérieure ou rapidement après la naissance
- Associé à une traction douce sur le cordon
- Une délivrance artificielle (*cf.* fiche 98) est licite si la délivrance n'est pas obtenue après 15 à 30 min (RPC 2017)

97 Révision utérine

Indications

- Rétention placentaire partielle (délivrance incomplète)
- Doute sur l'intégrité du placenta lors de son examen systématique
- Hémorragie de la délivrance (1er geste, même si placenta complet)
- Contrôle de cicatrice si douleurs, métrorragies, anomalies du RCF

Modalités

- Vidange vésicale
- Anesthésie (réinjection péridurale ou anesthésie générale)
- Désinfection du périnée à la polyvidone iodée (Bétadine® 10 %) en l'absence d'allergie ou chlorhexidine et badigeonnage de la main dominante gantée à la solution antiseptique
- Introduction intra-utérine de la main dominante permettant l'exploration de la cavité utérine, la 2e main bloquant le fond utérin
- En fin de geste, massage utérin et injection de 5 UI d'oxytocine (Syntocinon®) IV, alors que la main est encore *in utero*
- Antibioprophylaxie en flash IV en cas de facteurs de risque :
- céfazoline 2 g IVL ou amoxicilline + acide clavulanique (Augmentin®) 2 g IVL
- en cas d'allergie aux β-lactamines : clindamycine (Dalacine®) 600 mg en perfusion IV sur 20 min

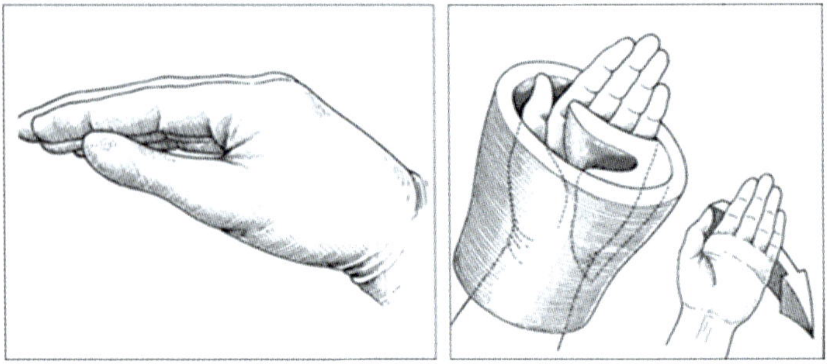

Position de la main lors de la révision utérine

98 Délivrance artificielle

Indications

- Rétention placentaire complète ou partielle, 30 à 60 min après l'expulsion, en l'absence de saignement (15 min après une délivrance dirigée ou si facteurs de risque d'hémorragie)
- Hémorragie de la délivrance en l'absence de délivrance spontanée

Modalités

- Vidange vésicale +++
- Anesthésie satisfaisante (en dehors d'une urgence extrême) :
  - réinjection dans le cathéter de péridurale
  - anesthésie générale
- Désinfection du périnée à la polyvidone iodée (Bétadine® 10 %) en l'absence d'allergie ou chlorhexidine et badigeonnage de la main dominante gantée à la solution antiseptique
- Insertion de la main dans l'utérus et décollement progressif de la masse placentaire, la 2e main bloquant le fond utérin :

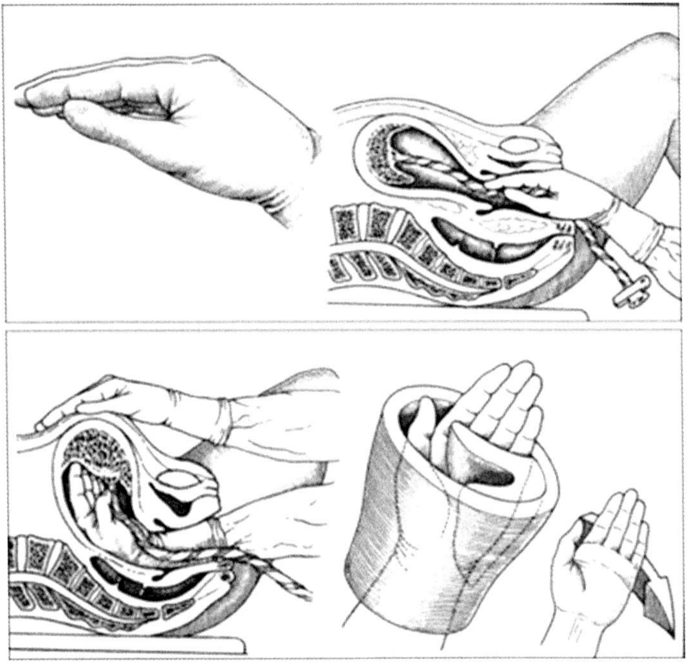

Technique de la délivrance artificielle

- Révision utérine systématique
- Massage utérin
- Oxytocine (Syntocinon®) 5 UI en IVD juste après la délivrance, alors que la main est encore *in utero*
- Antibioprophylaxie systématique en flash IV :
  - céfazoline 2 g IVL ou amoxicilline-acide clavulanique (Augmentin®) 2 g IVL
  - en cas d'allergie aux β-lactamines : clindamycine (Dalacine®) 600 mg en perfusion IV sur 20 min

99 HÉMORRAGIE DE LA DÉLIVRANCE

D'après les RPC du CNGOF 2014.

Rappel

Définition : saignements après l'accouchement > 500 cm^3 (grave si > 1 000 cm^3).

Pour tout accouchement

- Immédiatement après le clampage du cordon, un sac de recueil doit être glissé sous l'accouchée pour quantifier ses pertes sanglantes
- Traitement prophylactique systématique (délivrance dirigée, *cf.* fiche 96) :
  - oxytocine (Syntocinon®) 5–10 UI (1–2 amp) en IVL ou IM
  - IVD possible en l'absence d'antécédent cardiovasculaire
  - surveillance par la mise en place d'un sac à sang pour évaluer les pertes + surveillance des constantes (PA, pouls) et de la rétraction utérine

Pour toute césarienne

- Traction contrôlée du cordon
- Injection IVL 5–10 UI d'oxytocine en 1 min sauf risque cardiovasculaire avéré (> 5 min)
- Puis perfusion d'oxytocine 10 UI/h

En cas d'hémorragie : traitement curatif

1. Hémorragie ≥ 500 cm^3

- Obstétricien présent
- Anesthésiste présent
- Antibioprophylaxie (pour DA, RU)
- Monitorage, pouls, PA, oxymètre de pouls
- Vérifier RAI à jour (en théorie fait d'emblée pour tout accouchement)
- Bilan de coagulation (++) + numération plaquettaire + HémoCue®
- Voie d'abord +++ (2 voies d'abord de bon calibre)
- Remplissage par des cristalloïdes, oxytocine (Syntocinon®) IVD, IVL (5 UI IVD et 10 UI en perfusion relais) sans dépasser 40 UI, oxygénothérapie, lutte contre l'hypothermie
- RU ± examen sous valves du col et du vagin précédé d'une DA si placenta décollé
- Sondage à demeure
- Massage utérin, réfection de l'épisiotomie

→ Arrêt ou, si inefficacité, passer au « 2 »

2. Hémorragie ≥ 1 000 cm³ ou cataclysmique ou inefficacité après 15 min à 30 min ou persistance des saignements

- En plus de la prise en charge anesthésique, faire préparer le bloc opératoire
- Arrêt de l'oxytocine (Syntocinon®)
- sulprostone (Nalador®) : 1 amp/50 cm³ NaCl pendant 1 h puis 1 amp sur 5 h
- Méthode de tamponnement intra-utérin : ballon de Bakri + méchage vaginal
- Commander dérivés sanguins (CG, PFC, fibrinogène ± plaquettes)

→ Arrêt ou, si inefficacité, passer au « 3 »

3. Persistance des saignements après 15–30 min

- Acide tranexamique 1 g IVL renouvelable 1 fois
- Geste hémostatique :
  - embolisation → prévenir la radiologie si hémodynamique stable
  - sinon transférer au bloc opératoire pour laparotomie transverse :
    - ligature vasculaire → triple ligature étagée : ligament rond + artères utérines + ligament utéro-ovarien → artères hypogastriques (équipe entraînée : risque de plaie de la veine iliaque interne)
    - capitonnage utérin : points de Cho en cadre → plicature utérine : B-Lynch → Perreira
    - hystérectomie d'hémostase en cas d'échec
- Transfusion (anesthésistes), objectifs : Hb > 8 g/dL, fibrinogène > 2 g/L
- Prophylaxie thromboembolique par HBPM 7 à 14 j en cas de polytransfusion

Dans les hémorragies sévères, penser au maintien de la température corporelle (risque d'hypothermie élevée avec un effet délétère sur la coagulation.

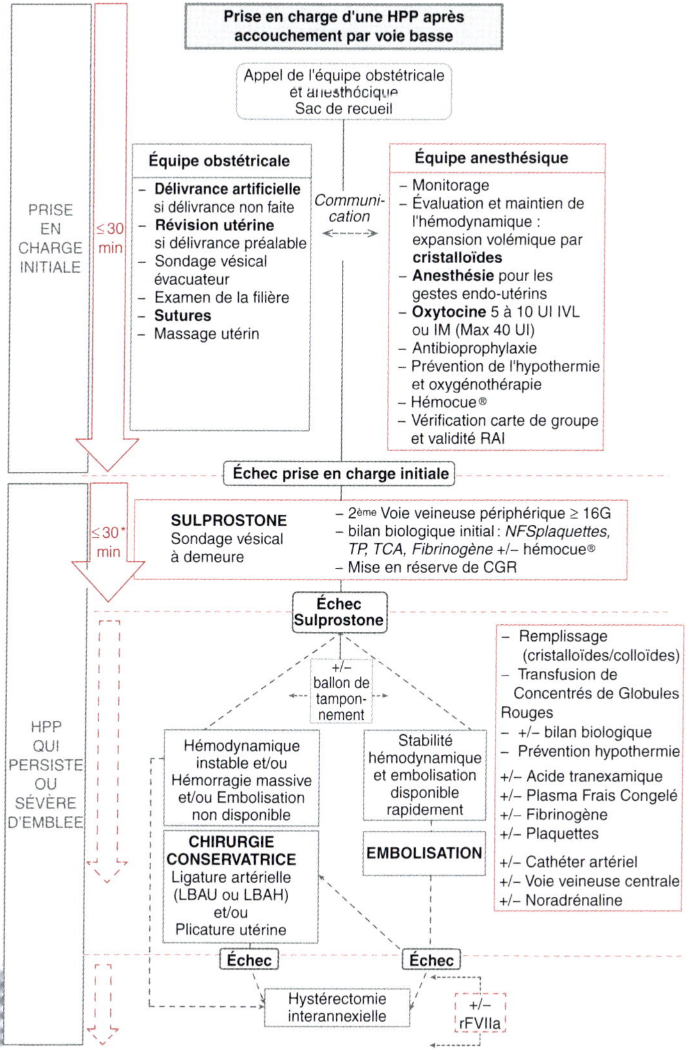

Algorithme de prise en charge d'une hémorragie du post-partum après accouchement par voie basse

CNGOF. Recommandations pour la pratique clinique. Les hémorragies du post-partum. 2014 : 601–620.

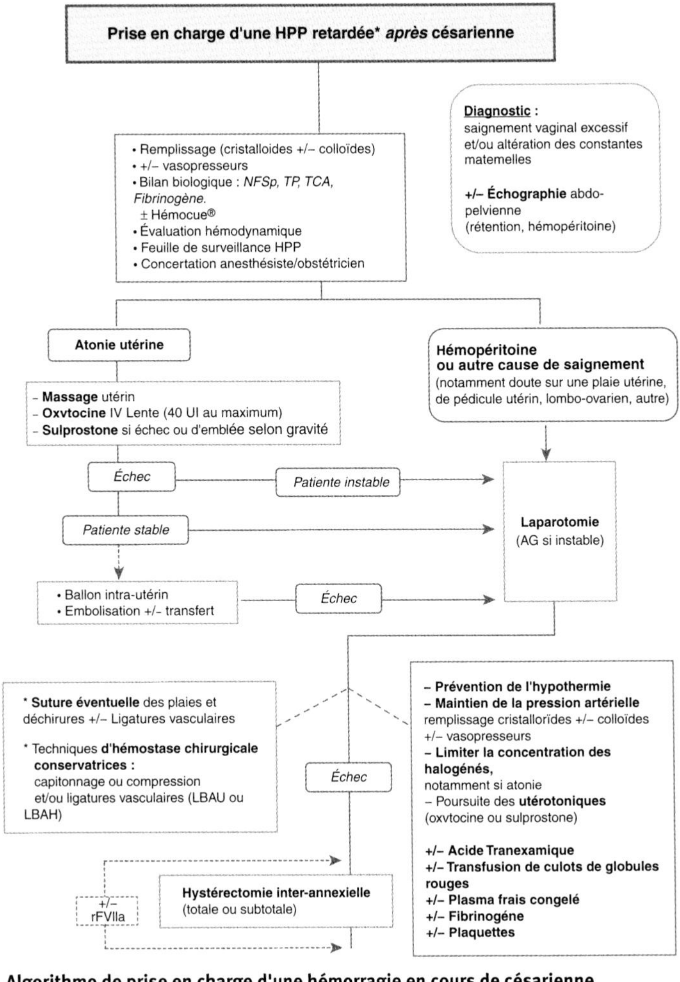

Algorithme de prise en charge d'une hémorragie en cours de césarienne
* HPP survenant en postopératoire (SSPI ou hospitalisation en post-partum). AG : anesthésie générale ; HPP : hémorragie du post-partum ; IV : intraveineuse ; NFSp : numération formule sanguine plaquettes ; LBAH : ligature bilatérale des artères hypogastriques ; LBAU : ligature bilatérale des artères utérines ; rFVII : facteur VII recombinant ; TCA : temps de céphaline activé ; TP : temps de prothrombine.
CNGOF. Recommandations pour la pratique clinique. Les hémorragies du post-partum. 2014 : 601–620.

100 MORT-NÉS – FORMALITÉS

Attention : certificat d'accouchement ≠ certificat enfant mort-né

Enfant mort-né < 22 SA

Il n'y a pas d'obligation à déclarer le fœtus à l'état civil. Un certificat médical d'accouchement peut être délivré par la sage-femme ou le médecin (décret n° 2008-798 du 20 août 2008). Ce certificat permet à l'officier d'état civil d'établir un acte d'enfant sans vie :

- ainsi l'inscription sur le livret de famille devient possible et un livret de famille peut être délivré si les parents en sont dépourvus
- des obsèques seront possibles
- reconnaissance symbolique de l'existence de l'enfant (sans modifier la réglementation vis-à-vis des droits sociaux)

Le fœtus doit être enregistré sur un cahier dédié avec un numéro d'identification (nom de la mère, date, âge gestationnel, poids, sexe si identifiable). Ces dispositions ne concernent pas les fœtus issus d'IVG ou de fausse couche < 15 SA.
Les examens complémentaires à prévoir dépendent du contexte et des protocoles de service (bactériologie, anatomopathologie placentaire, caryotype fœtal, radiographie fœtale, etc.).
Le fœtus est ensuite acheminé selon la demande au dépôt mortuaire ou en anatomopathologie.
Si un examen fœtopathologique est demandé, les renseignements cliniques, l'autorisation parentale et les documents institutionnels doivent être transmis.
Le choix des parents pour le devenir du corps après information claire doit être précisé :

- prise en charge familiale des obsèques (à la charge de la famille)
- crémation ou inhumation auprès de l'établissement

Pour toute grossesse déclarée, deux lettres types d'arrêt de grossesse sont à fournir aux parents (pour information auprès de la CAF et de la CPAM).

Enfant mort-né > 22 SA ou enfant né vivant et viable (> 500 g) puis décédé

1. Dans le bloc obstétrical

- Les sages-femmes remplissent le cahier d'accouchement en spécifiant « mort-né » s'il y a lieu, font la déclaration de naissance et les cotations
- Le certificat médical d'enfant sans vie doit être rempli
- Le corps identifié avec un bracelet bébé doit pouvoir être présenté aux parents selon leurs vœux. Puis habillage et acheminement vers la chambre mortuaire avec les documents
- Le certificat de décès néonatal n'est rempli que si le bébé est né vivant puis décédé
- Les informations sont notées dans le dossier de la patiente, la suite des formalités sera effectuée dans le service d'hospitalisation

2. Dans le service d'hospitalisation

- En cas de demande d'autopsie :
  - prévenir le service responsable
  - l'autorisation écrite et signée de la mère est nécessaire
  - l'autorisation administrative est délivrée par un directeur
- Devenir du corps :
  - prise en charge familiale des obsèques (à leur charge) ou prise en charge par l'établissement (inhumation ou crémation)
  - les parents signent le document précisant leur choix
  - si prise en charge familiale, les parents contactent le service de pompes funèbres de leur choix qui prend le relais pour l'organisation de la sépulture, la copie de l'acte d'enfant sans vie (état civil) est nécessaire
- La déclaration à l'état civil est faite selon l'organisation de l'établissement
- Que laisser aux parents qui le souhaitent ?
  - le document d'information
  - les photos qui leur sont destinées
  - un bracelet d'identité
  - les empreintes de l'enfant

L'équipe soignante se doit de tout faire pendant l'hospitalisation pour accompagner le deuil périnatal et mettre en place le relais nécessaire à la sortie (médecin de famille, psychologue, associations de parents endeuillés).

	Curetage	IMG ou MIU < 15 SA	IMG > 15 SA ou MIU < 22 SA et < 500 g	Né sans vie viable ≥ 22 SA ou ≥ 500 g	Né en vie puis décédé ≥ 22 SA ou ≥ 500 g
Fiche liaison bloc – hospitalisation	–	+	+	+	+
Cahier de déclaration	–	–	+ si souhait parental	+	+
Triptyque (anatomopathologie)	+ si pas autopsie	+ si pas autopsie	– si > 17 SA + si < 17 SA et non déclaré	–	–
Certificat médical d'accouchement	–	–	+	+	+
Certificat médical enfant né sans vie	–	–	+	+	–
Enveloppe suivi défunt	–	–	– si triptyque + si déclaré	+	+

Certificat de décès – fiche verte	–	–	+ si déclaré	+	+
Autorisation d'autopsie	±	+	±	±	±
Examen pédiatrique	–	–	+	+	+
Feuille de cytogénétique	±	±	±	±	±
Étiquette fœtus	–	–	+	+	+
Tracer cahier liaison	+	+	+	+	+
Anatomopathologie placentaire	± + si autopsie	± + si autopsie	± + si autopsie	± + si autopsie	± + si autopsie
Certificat médical d'enfants nés vivants et viables décédés avant leur déclaration à l'état civil	–	–	–	–	+

101 Conduite à tenir en cas d'accouchement sous X

Il s'agit pour une femme d'avoir la possibilité d'accoucher avec la préservation du secret de son identité, de pouvoir lever ce secret (même des années après), avec le recours à un accompagnement psychologique, social, la possibilité de confier son enfant en vue d'une adoption (en laissant ou non son identité), la possibilité de rétraction de 2 mois, la prise en charge administrative et financière (loi du 22 janvier 2002 n° 2002-93).
Quel que soit le moment auquel ce sujet est abordé par la patiente, il faudra qu'une personne désignée au niveau de la maternité (assistante sociale, sage-femme, psychologue ou médecin) puisse l'informer sur ses droits :

- informations sur la loi n° 2002-93 du 22 janvier 2002 (https://www.legifrance.gouv.fr/affichTexte.do?cidTexte=JORFTEXT000000593077)
- et remise commentée de la plaquette du CNAOP (Conseil national d'accès aux origines personnelles : www.cnaop.gouv.fr)

Accompagnement social

Un(e) assistant(e) social(e) propose un accompagnement avec l'évaluation sociale de la situation, des informations sur les possibilités de logement et sur les droits des femmes enceintes et des parents, l'élaboration d'un lien entre les différents professionnels concernés par la prise en charge de la mère et de l'enfant. Ce suivi est également possible en post-partum.

Surveillance médicale anté/postnatale

- La surveillance médicale anténatale dont les examens complémentaires est anonymisée.
- Une préparation à l'accouchement (projet de naissance) est proposée.
- Une surveillance postnatale anonymisée est possible.

Accompagnement psychologique

- Un accompagnement psychologique est proposé.
- Le passage d'un(e) psychologue est systématique pendant l'hospitalisation.
- Il fait le lien entre la mère et l'enfant. Si la mère n'est pas hospitalisée, il garantit l'accompagnement de l'enfant.
- Un suivi postnatal est possible.

Prise en charge de l'accouchement

- Aucun document avec l'identité de la patiente ne doit apparaître.
- La sage-femme prend connaissance des modalités d'accueil du nouveau-né.
- En cas de complications, les médecins peuvent consulter les documents anonymisés ou non mais ces derniers avec l'accord de la patiente.
- Toute information non transmise à l'équipe conduisant à une complication ne peut pas faire l'objet d'une plainte.

Prise en charge pendant la période post-partum

- La patiente est hospitalisée en chambre seule (gratuitement) avec un accueil anonymisé.
- Une enveloppe avec son identité et la personne à prévenir en cas d'urgence est laissée au cadre du service.
- La femme peut sortir, téléphoner mais assume le risque de rompre son anonymat.
- Si la femme sort dès la salle de naissance : un accompagnement psychologique, social est possible, avec mesures associées (inhibition médicamenteuse de la lactation, prévention de l'allo-immunisation rhésus).
- L'établissement d'une ordonnance nominative étant impossible, le traitement lui est remis en mains propres.

Nouveau-né

- L'équipe de néonatalogie vient chercher l'enfant en salle de naissance.
- Un dossier patient anonymisé est créé.
- Il est accueilli en chambre seule pour 3 à 7 j puis confié à une famille d'accueil ou à la pouponnière pendant les 2 mois durant lesquels la mère peut changer d'avis.
- Une visite par celle-ci (accompagnée par un professionnel du service) est autorisée jusqu'à la rédaction du procès-verbal.
- Le cadre de l'unité fait la déclaration de naissance.
- Le choix des prénoms de l'enfant revient à la mère et, en cas de refus, à l'équipe soignante.
- Le procès-verbal est rédigé par la mère (ou couple) en présence du représentant du CNAOP, ou par le cadre de néonatalogie et le représentant du CNAOP.
- La sortie de l'enfant est organisée avec l'assistante maternelle.
- Un album de naissance peut être remis au service adoption.

102 Examen clinique du nouveau-né en salle de naissance

Objectifs

- Vérifier la bonne adaptation à la vie extra-utérine
- Recherche de malformations
- Prise en charge des pathologies à début anté ou pernatal
- Déterminer si l'enfant a besoin d'un suivi spécifique en maternité

Connaissance du dossier médical de la mère

Pathologies et thérapeutiques maternelles, échographies anténatales fœtales

Inspection

- Coloration globale
- Vigilance, posture et motricité spontanée
- État cutané (hématomes, pétéchies, tâches, éruption, intégrité cutanée, œdème, etc.)
- Recherche de malformations externes ou d'éléments évoquant un syndrome dysmorphique
- Estimation de l'âge gestationnel
- Poids mesuré ; taille et PC à prendre avant sortie

Examen cardiorespiratoire

- **Cardiaque** : auscultation (fréquence, rythme, souffle)
  - temps de recoloration cutanée
  - pouls fémoraux
- **Respiratoire** : rythme, signes de lutte, asymétrie thoracique. Auscultation pulmonaire : qualité et symétrie, bruits surajoutés ou transmis

Examen abdominal

- Abdomen : ballonnement, recherche d'une hépatosplénomégalie et/ou d'une masse abdominale.
- Vérification ombilic et cordon
- Fosses lombaires
- Orifices herniaires
- Anus : positionnement du sphincter
- Émission de méconium ou des urines

Examen des OGE

- Détermination du sexe
- Recherche d'anomalies :
  - fille : hypertrophie clitoridienne, fusion des grandes lèvres, tumeur éventuelle, distance anovulvaire (normale > 10 mm)
  - garçon : taille et éventuelle malformation de la verge, position du méat, présence et position des testicules

Examen du crâne, de la face et du cou

- Forme globale, évaluation du périmètre crânien
- Palpation crâne, fontanelles, sutures (bosse sérosanguine, céphalhématome, hématome extensif)
- Bouche : inspection visuelle jusqu'à la luette, palpation au doigt du palais osseux, mimique symétrique ou non lors des cris
- Cloison nasale (déviation)
- Yeux et globes oculaires
- Oreilles : implantation, morphologie, conduit auditif visible
- Recherche d'anomalies du premier arc branchial (fistules, chondromes, etc.)
- Recherche d'un torticolis ou d'une attitude préférentielle de la tête

Examen orthopédique

- Recherche d'un plexus brachial ou d'une éventuelle fracture obstétricale
- Examen et palpation
  - des clavicules
  - de la colonne vertébrale (fossette sacrococcygienne)
  - des membres : anomalies digitales, malposition des pieds
  - des hanches (luxation)
- Recherche d'une anomalie posturale globale

Examen neurologique

À évaluer et interpréter selon l'âge gestationnel :

- attitude et motricité spontanée (mimique, mains)
- vigilance et état relationnel
- tonus passif
  - des membres : retour en flexion, manœuvre de l'écharpe, angles poplités, de dorsiflexion du pied, des adducteurs
  - de l'axe corporel : flexion supérieure à l'extension
- tonus actif : manœuvre du tiré-assis et de redressement
- réflexes archaïques

Conclusion

- Examen clinique à consigner dans le dossier médical
- Préciser si perméabilité de l'œsophage évaluée ou non
- Préciser les éléments pathologiques éventuels, les consignes de surveillance, les éventuels traitements et examens complémentaires à prévoir

103 Examens maternels dans le post-partum

Surveillance à la sortie de la maternité (HAS 2014)

- Objectif : dépister et prévenir les complications fréquemment retrouvées en post-partum.
- Après une sortie précoce ou après une durée de séjour standard, la surveillance en post-partum des mères doit comprendre les paramètres suivants :
  - risque hémorragique
  - risque infectieux
  - risque thromboembolique
  - signes fonctionnels d'HTA
  - troubles urinaires/digestifs
  - cicatrisation (périnée, césarienne)
  - troubles psychiques : fatigue, anxiété, *baby blues*, dépression
  - autres maux : lombalgies, céphalées, hémorroïdes
  - douleur
  - vaccinations (coqueluche, rubéole, rougeole, etc.) et injections d'immuno-globulines
  - allaitement maternel
  - accompagnement et information sur la contraception
  - évaluation du lien mère-enfant et de la relation parents-enfants
  - évaluation de la qualité du soutien dont bénéficie la mère

Visite du post-partum

Doit être systématiquement proposée entre 6 et 8 semaines après l'accouchement.

1. Objectif

Évaluer l'état physique de la mère : identifier les séquelles et les conséquences de la grossesse pour proposer une prise en charge adaptée

2. Éléments

- Rechercher des symptômes gynécologiques et généraux
- Rechercher des facteurs de risque pour une prochaine grossesse
- Évaluer l'état psychique de la mère et la relation mère-enfant
- Informer sur le retour au poids préconceptionnel dans les 6 mois suivant l'accouchement
- Informer sur la possibilité d'une reprise rapide de l'activité physique
- Soutenir l'allaitement
- Évaluer une contraception prescrite en post-partum immédiat. Prescrire ou modifier une contraception
- Prévenir les troubles de la statique pelvienne et l'incontinence urinaire
- Aborder le risque des grossesses rapprochées
- Encourager l'arrêt de tabac, d'alcool ou de drogues en cas de consommation

3. Interrogatoire

Il permettra d'analyser :

- vécu de l'accouchement/état psychologique
- douleurs périnéales, sécheresse vaginale
- retour de couches
- continence sphinctérienne
- allaitement
- lien avec le nouveau-né/état de santé du nouveau-né
- contraception
- reprise des rapports sexuels, dyspareunies secondaires

4. Examen clinique

On analysera :

- poids (discuter l'évolution depuis l'accouchement)
- mesure de la pression artérielle
- examen des seins
- examen gynécologique sur signes d'appel
- testing des releveurs non systématique
- FCV si le précédent était normal et datait de plus de 2 ans

5. Prescriptions

- En cas d'incontinence, prescription de rééducation périnéale si persistance des symptômes 3 mois après l'accouchement
- Contraception après discussion et information

Situations particulières

Rendez-vous avec un obstétricien (idéalement qui a suivi la grossesse ou qui a réalisé l'accouchement)

- **En cas de césarienne**
  - revenir sur l'indication de la césarienne, le vécu
  - vérifier que le CRO a été remis
  - discuter le délai de sécurité pour envisager une prochaine grossesse
- **En cas de déchirures périnéales sévères :** évaluer la continence urinaire et anale, les douleurs ainsi que la cicatrisation
- **En cas de prééclampsie :**
  - mesure de la pression artérielle et recherche d'une protéinurie
  - recherche d'un SAPL (anticoagulant circulant, anticorps anticardiolipines de type IgG et IgM, anticorps anti-β2-glycoprotéine 1) si PE sévère et précoce < 32 SA
  - la recherche d'une thrombophilie héréditaire n'est pas recommandée systématiquement
  - une consultation de néphrologie sera recommandée : si PE sévère et précoce, si persistance d'une protéinurie et/ou d'une HTA 3 mois après l'accouchement
- **En cas de retard de croissance intra-utérin :**
  - recherche d'un SAPL en cas de PAG < 3e percentile et naissance < 34 SA
  - recommander un délai de 18 à 23 mois avant une prochaine grossesse
- **En cas de mort *in utero* :** recherche d'un SAPL, d'un lupus systémique (facteurs antinucléaires), d'un diabète (glycémie à jeun) et d'une dysthyroïdie (TSHus et anti-TPO)

- **En cas de d'accouchement prématuré** avec ou sans rupture des membranes : rechercher une malformation utérine si naissance <34 SA (échographie, hystéroscopie, IRM pelvienne ou hystérosonographie)
- **En cas de diabète gestationnel :**
  - dépistage d'un diabète de type 2 par glycémie à jeun ou HGPO. L'allaitement ou la contraception ne justifient pas de différer les tests
  - glycémie à jeun annuelle tous les 1 à 3 ans, selon les facteurs de risque, pendant 25 ans
- **En cas de cholestase gravidique :** en l'absence de normalisation avant la sortie de maternité, contrôle du bilan hépatique (ASAT, ALAT, γ-GT, phosphatases alcalines, bilirubine) 8 semaines après l'accouchement
- **En cas de thrombose veineuse profonde ou embolie pulmonaire :** rechercher des facteurs de risque biologiques (déficit en inhibiteurs, antithrombine, protéines C et S) ; mutation du facteur V Leyden ou du facteur II G20210A, SAPL

104 POIDS GESTATIONNEL

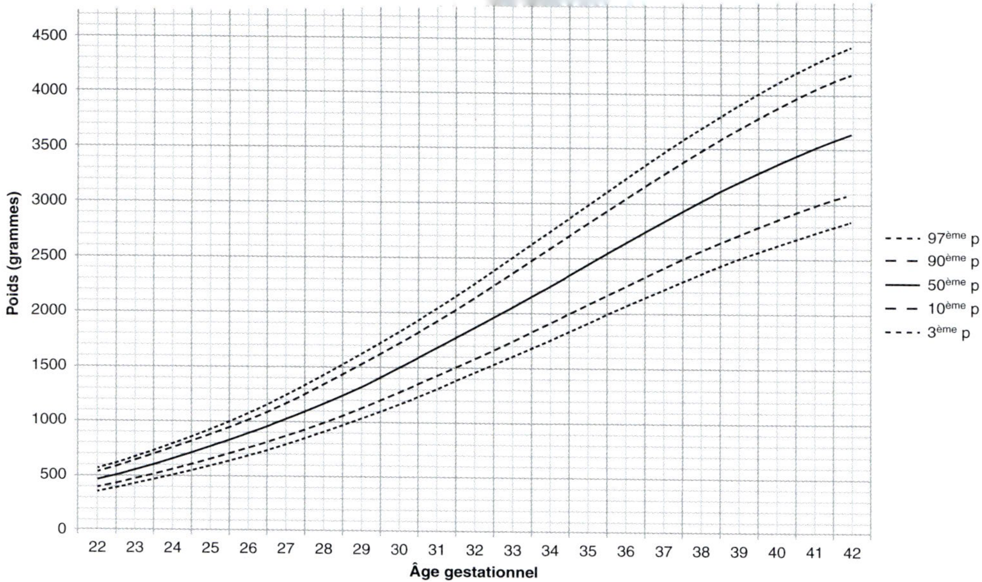

Courbes de poids des filles

Ego A, Prunet C, Lebreton E, Blondel B, Kaminski M, Goffinet F, Zeitlin J. Courbes de croissance in utero ajustées et non ajustées adaptées à la population française. I- Méthodes de construction. Journal of Gynecology Obstetrics and Human Reproduction. *2016 ; 45(2) : 155–164.*

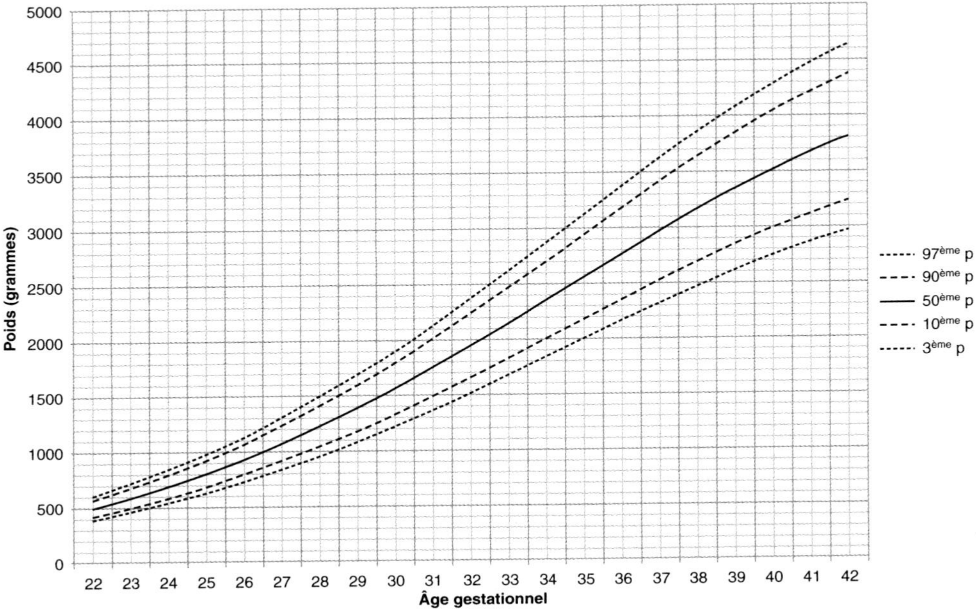

Courbes de poids des garçons

Ego A, Prunet C, Lebreton E, Blondel B, Kaminski M, Goffinet F, Zeitlin J. Courbes de croissance in utero ajustées et non ajustées adaptées à la population

105 Anémie du post-partum

NFS à J3.

Hémoglobine (g/dL)	Traitement
< 10,5	Tardyféron B9® 1 cp/j pendant 6 semaines
9–10	Tardyféron B9® 2 cp/j pendant 6 semaines
< 9	Fumafer® 1 cp 3 fois/j pendant 6 semaines Spéciafoldine® 1 cp 2 fois/j pendant 6 semaines Vitamine C 500 mg 1 cp/j pendant 6 semaines Contrôle de NFS + ferritinémie à 6 semaines
< 7-8	En fonction de la tolérance clinique Traitement par fer intraveineux : Venofer®, Ferinject®, etc. (de préférence, posologie en fonction des tables) Exceptionnellement : transfusion

106 Complications de l'allaitement

Prévention

- Accompagner +++
- Bien positionner le bébé
- Informer
- Grande souplesse dans la gestion de l'allaitement
- Importance d'un bon drainage des seins

Engorgement mammaire

Œdème par stase capillaire et augmentation du volume de lait produit. Il doit rapidement rentrer dans l'ordre avec des tétées efficaces et fréquentes. Un engorgement mammaire contemporain de la montée laiteuse est la conséquence d'un asynchronisme entre la lactogenèse, déjà opérationnelle, et les mécanismes d'éjection du lait, encore inefficaces. Il existe un sein douloureux, très dur globalement.

Prise en charge :

- douches chaudes sur les seins
- bien vider le(s) sein(s). Tétées fréquentes ou drainage (manuel ou par tire-lait)
- massage circulaire des seins avant les tétées
- pansements antiphlogistiques
- rassurer et accompagner +++

Crevasse

- Mamelon douloureux sans signes cutanés puis rouge, irrité et enfin apparition des fissures et érosions cutanées
- Favorisées par une mauvaise prise du sein ou plus rarement des troubles de succion
- Prévention par positionnement correct
- Traitement par correction de la technique de succion
- Topiques locaux

Lymphangite

L'association fièvre, douleur mammaire unilatérale oriente vers une complication de l'allaitement. La plus fréquente à ce stade est la lymphangite mammaire avec :

- accident précoce, souvent 5 à 10 j après l'accouchement
- début brutal, d'un jour à l'autre
- fièvre élevée à 39–40 °C avec frissons
- placard rouge, chaud, douloureux de la face externe du sein avec traînée rosâtre vers l'aisselle et adénopathie axillaire douloureuse
- le lait recueilli sur un coton est propre, sans trace de pus

On peut proposer :

- repos
- drainer le sein atteint : poursuivre si possible l'allaitement même du côté atteint, extraction du lait si la tétée est difficile (manuelle, tire-lait)
- paracétamol, chaud-froid, AINS (ibuprofène autorisé), massages
- antibiotiques à discuter selon les équipes

Galactophorite présuppurative

- Accident plus tardif, au moins 10–15 j après l'accouchement
- Début progressif, sur plusieurs jours
- Fièvre modérée à 38–38,5 °C
- Douleurs de l'ensemble du sein, qui est plus ferme que l'autre
- Signe de Budin : le lait recueilli sur un coton est mélangé à du pus
- On peut proposer :
  - antibiothérapie *per os* active sur le staphylocoque et compatible avec l'allaitement, type pénicilline pendant 8 j
  - suspension temporaire de l'allaitement avec le sein douloureux ; mais le lait doit être tiré et jeté pour bien vider le sein (location d'un tire-lait)

Abcès du sein

Devenu rare, il complique une galactophorite.

1. Diagnostic

- Début progressif par un tableau de galactophorite
- Puis majoration des douleurs et fièvre élevée (40 °C), parfois oscillante
- À l'examen, le sein est volumineux, rouge, tendu, très douloureux
- Dans ce contexte, la palpation d'une tuméfaction fluctuante est souvent difficile
- En cas de doute, s'aider d'une échographie mammaire

2. Conduite à tenir

- Hospitalisation, consultation d'anesthésie et bilan préopératoire, hémocultures
- Le traitement classique est chirurgical, incision-drainage, suivi d'une antibiothérapie adaptée au germe
- Aujourd'hui, on propose un traitement par ponctions évacuatrices + antibiothérapie adaptée à l'antibiogramme permettant dans la grande majorité des cas d'éviter l'incision-drainage
  - la poursuite de l'allaitement n'est pas contre-indiquée mais certaines femmes sont réticentes, surtout s'il y a du pus ou si la cicatrice est proche du mamelon. Dans ce cas, suspension temporaire de l'allaitement du côté du sein atteint ; mais le lait doit être tiré et jeté pour bien vider le sein (location d'un tire-lait). L'allaitement avec l'autre sein est poursuivi
  - aspirine ou AINS
  - pansements antiphlogistiques
  - antibiothérapie *per os* active sur le staphylocoque et compatible avec l'allaitement, type pénicilline pendant 8 j à adapter secondairement à l'antibiogramme
- Surveillance de la fièvre et des douleurs

Évolution généralement favorable avec régression en 24 à 48 h, autorisant la reprise de l'allaitement.

107 Inhibition de la lactation

Rappel

Montée laiteuse = processus physiologique.
Si la femme n'allaite pas, la lactation s'interrompt en 1 à 2 semaines.
Inconfort ou douleurs transitoires (quelques jours) chez 30 à 40 % des femmes.

Prise en charge d'une demande d'inhibition de la lactation

- Accompagnement et explications +++
- Pas de bandage des seins
- Si inconfort important = antalgiques (paracétamol)

Si engorgement = anti-inflammatoire

L'utilisation d'un médicament inhibant la lactation doit être réservée aux situations où l'inhibition de la lactation est souhaitée pour raison médicale (ANSM). La prise systématique d'un médicament inhibant la lactation pour prévenir ou traiter l'inconfort ou l'engorgement pouvant survenir lors de la montée laiteuse n'est pas recommandée.

Si une méthode médicamenteuse est choisie :

- lisuride (cp à 0,2 mg, 2 cp/j pendant 14 j)
- cabergoline (cp à 0,5 mg, 2 cp en une seule prise)

Méthodes médicamenteuses

1. Bromocriptine

- Effets indésirables rares mais parfois graves :
  - cardiovasculaires (accident vasculaire cérébral, infarctus du myocarde et hypertension artérielle)
  - neurologiques (principalement convulsions)
  - psychiatriques (hallucinations, confusion mentale)
- **Position de l'Agence européenne du médicament :** rapport bénéfice/risque de la bromocriptine favorable dans l'indication « inhibition de la lactation », indication restreinte uniquement aux situations où l'allaitement doit être arrêté pour raison médicale : fausse couche, interruption thérapeutique de grossesse, décès du nouveau-né ou infection VIH de la mère
- **Position de l'Agence nationale de sécurité du médicament :** le rapport bénéfice/risque de ces médicaments n'est plus favorable dans la prévention ou l'inhibition de la lactation physiologique
- Contre-indications de la bromocriptine :
  - HTA non équilibrée
  - hypertension du post-partum ou puerpérale
  - troubles hypertensifs de la grossesse : éclampsie, prééclampsie, HTA liée à la grossesse
  - antécédents cardiovasculaires graves dont maladie coronaire
  - troubles ou antécédents de troubles psychiatriques sévères

2. Lisuride ou cabergoline

Bien que ces deux médicaments soient également des agonistes dopaminergiques, les données de pharmacovigilance et de la littérature ne montrent pas d'effets indésirables graves cardiovasculaires ou neuropsychiatriques lors de leur utilisation après un accouchement ou une interruption de grossesse.
Contre-indications :

- hypersensibilité au maléate de lisuride ou à d'autres alcaloïdes de l'ergot de seigle
- association aux neuroleptiques antiémétiques et neuroleptiques antipsychotiques (sauf clozapine)
- troubles circulatoires artériels sévères au niveau périphérique et cardiaque (insuffisance coronarienne)
- toxémie gravidique, hypertension du post-partum ou puerpérale
- antécédents de troubles psychiques (détérioration intellectuelle, accès confusionnels, hallucinations visuelles) ou psychiatriques, association avec la phénylpropanolamine

3. Dihydroergocryptine

La dihydroergocryptine, utilisée hors AMM, n'est pas indiquée dans l'inhibition de la lactation et ne doit donc pas être utilisée.

4. Diurétiques

L'utilisation des diurétiques est à proscrire.

108 Contraception du post-partum

Rappels

Post-partum = moment privilégié pour recevoir une bonne information sur la contraception. Choix de la méthode contraceptive en fonction du désir de reprise de vie sexuelle et de l'existence d'une pathologie gravidique (diabète, HTA, hépatopathie, etc.). Chez une femme qui allaite, même en cas d'aménorrhée, une ovulation est possible. 60 % des couples ont repris une activité sexuelle dans le mois suivant l'accouchement. Toutes les contraceptions hormonales passent dans le lait maternel.

Risque thromboembolique majeur pendant les 21 premiers jours. Normalisation des paramètres de l'hémostase dès J21 post-partum mais persistance d'un surrisque thromboembolique veineux modéré jusqu'à 6 semaines après l'accouchement.

Méthodes

1. Contraception locale

- Spermicides à base de chlorure de benzalkonium (Pharmatex®, unidoses de préférence) : ne traversent pas la barrière vaginale, autorisés pendant l'allaitement
- Préservatifs masculins ou féminins

2. Microprogestatifs

- Désogestrel (Cerazette® et ses génériques remboursés Antigone®, Desopop®, Claréal®, Optimizette®, etc. : effet « anti-glaire » + anti-ovulatoire) ou lévonorgestrel (Microval® : « anti-glaire »). Ces contraceptions induisent également un certain degré d'atrophie endométriale
- Mode d'administration : à prendre en continu à heures fixes (max. 3 h de retard pour Microval®)
- Effets indésirables : troubles du cycle (spottings, métrorragies environ 20–30 % des cas, voire aménorrhée), syndrome prémenstruel, hyperandrogénie modérée (séborrhée, acné)
- Contre-indication (relative) en cas d'hépatopathie gravidique ou d'accident thromboembolique veineux datant de moins de 3 mois

3. Œstroprogestatifs minidosés (EE ≤ 30 µg ou œstrogènes naturels)

- Formes orales :
  - 2e génération : Minidril®, Leeloo®, etc.
  - 3e génération : Harmonet®, Mercilon®, Mélodia®, etc.
  - Autres : Jasmine®, Yaz®, Belara®, Qlaira®, Zoely®
- Formes extra-orales (3e génération) : patch Evra® et anneau vaginal Nuvaring®
- Contre-indication en post-partum immédiat si pathologie gravidique : diabète, HTA, hépatopathies, tabagisme, etc.
- Contre-indication absolue comme tout OP si antécédent thromboembolique veineux ou thrombotique artériel
- Attendre la rééducation périnéale pour l'anneau vaginal Nuvaring®

4. DIU (cuivre ou hormonal) et implant contraceptif Nexplanon®

Visite postnatale ou avant si cas particuliers

Choix = information – adaptation

- En cas de pathologie gravidique ou du post-partum immédiat → discussion avec le médecin référent (*cf.* tableau ci-après)
- En cas d'allaitement maternel :
  - allaitement exclusif (c'est-à-dire plus de 6 tétées d'au moins 10 min et une tétée nocturne) : risque moins élevé d'ovulation mais 5 % de grossesses spontanées à 6 mois...
  - allaitement incomplet : ovulations possibles +++
  - ce qui est possible sans restriction :
    - la contraception locale (préservatifs, spermicides) → éducation des patientes +++
    - les microprogestatifs à initier entre J10 et J15 post-partum
- En l'absence d'allaitement maternel :
  - les œstroprogestatifs :
    - ils peuvent être prescrits à partir de J42 post-partum (en l'absence des contre-indications habituelles ou liées à certaines pathologies gravidiques)
    - selon l'OMS, ce délai peut être raccourci à J21 post-partum chez les patientes de moins de 35 ans, non fumeuses, non obèses (IMC < 30 kg/m^2) et qui n'ont pas accouché par césarienne
  - les microprogestatifs à commencer entre J10 et J15 post-partum

	Contraception œstroprogestative (pilule, patch, anneau vaginal)	Microprogestatifs	Implant sous-cutané progestatif	DIU au cuivre	DIU au lévonorgestrel	DMPA intramusculaire ou sous-cutané
Diabète gestationnel	Attendre la normalisation de la glycémie (consultation postnatale)	Oui, sans restriction				Attendre la normalisation de la glycémie (consultation postnatale)
Syndrome prééclamptique	Attendre normalisation de la PA (consultation postnatale) S'assurer de l'absence de thrombophilie en cas de forme sévère Surveillance tensionnelle	Oui, sans restriction				Attendre normalisation de la PA (consultation postnatale) S'assurer de l'absence de thrombophilie en cas de forme sévère Surveillance tensionnelle
HTA gravidique	Attendre normalisation de la PA (consultation postnatale) Surveillance tensionnelle	Oui, sans restriction				Attendre normalisation de la PA (consultation postnatale) Surveillance tensionnelle

Hépatopathies gravidiques hors stéatose hépatique aiguë gravidique	Attendre normalisation du bilan hépatique (consultation postnatale) Surveillance du bilan hépatique après l'instauration		Oui, sans restriction	Attendre normalisation du bilan hépatique (consultation postnatale) Surveillance du bilan hépatique après la pose	Attendre normalisation du bilan hépatique (consultation postnatale) Surveillance du bilan hépatique après l'instauration
Stéatose hépatique aiguë gravidique	Contre-indication de principe en attendant l'avis d'un hépatologue		Oui, sans restriction	Contre-indication de principe en attendant l'avis d'un hépatologue	
Accidents thromboembo-liques veineux de la grossesse et du post-partum	Contre-indication définitive	Possible si l'accident thromboembolique veineux date d'au moins 3 mois	Oui, sans restriction en théorie, mais risque de ménorragies sous anticoagulants	Possible si l'accident thromboembolique veineux date d'au moins 3 mois	Contre-indication définitive
Chorioamniotite et/ou endométrite du post-partum	Oui, sans restriction		Attendre d'être à au moins 3 mois de la phase aiguë		Oui, sans restriction
Césarienne	Oui, mais initiation au moins 6 semaines après la césarienne	Oui, sans restriction	Oui, pose lors de la consultation postnatale (possible également en cours de césarienne)		Oui, mais instauration au moins 6 semaines après la césarienne

Elsevier Masson S.A.S
65, rue Camille-Desmoulins
92442 Issy-les-Moulineaux Cedex
Dépôt Légal: novembre 2018

Retirage: janvier 2025

Imprimé en Pologne par Dimograf